歯周矯正 GPがすべき五つの矯正治療

前田早智子

謝辞

歯周治療に対する矯正治療の有用性を早くから指摘して，多くの治療に際して惜しみないご助言とご指導を賜りました小野善弘先生，ならびに，咬合と補綴治療に関して貴重なご助言を頂きました中村公雄先生に心よりお礼を申し上げます．本書に提示しました症例の治療は，他に，浦野智先生，松井德雄先生，佐々木猛先生とともに行いました．資料の整理にご尽力いただきました貴和会歯科診療所の先生方ともども厚くお礼申し上げます．

著者

はじめに

　歯科のなかで矯正歯科は古くから専門医の仕事として分化して発達した．米国では1900年に米国矯正歯科学会が設立され，2000年には100回の記念大会を開催している．その機関誌である『American Journal of Orthodontics and Dentofacial Orthopedics』は1915年に発刊されている．その歴史からか，ともすれば矯正歯科は独立独歩で，一般歯科のなかに浸透しない傾向がある．矯正専門医のほうも一般臨床に携わらないのが専門医の証という気風があるような気がする．ちなみに米国矯正歯科学会 American Association of Orthodontists という名称からも，歯科矯正学の学会というより矯正専門医の団体であるとの主張が感じられる．

　筆者は，矯正の臨床を始めて数年経過した頃，成人の矯正治療を行うには歯周組織と歯周治療についてもっと知らなければならないと感じ，まず母校の歯周病学講座において研究生として初歩を学んだ．次に臨床において歯周治療および補綴の専門医とのコラボレーションを通してさまざまな知識と経験を得ることができた．初めはあくまで矯正治療を行うためであったが，その経験のなかで，成人患者にいかに歯周病が多いか，そして歯周病のために正常な咬合や審美性を損なっている患者さんが多いか，そして歯周治療のために矯正治療の考え方や技法を役立てる機会が多いかを痛感した．その時から歯周治療のための矯正治療すなわち"歯周矯正"という考えが芽生えた．

　矯正治療では，あらかじめ決められた理想の咬合を目指して，可能な限りすべて天然歯によって大臼歯関係を Angle Class I にし，適切なオーバージェット，オーバーバイトおよび正中の一致を有する緊密な咬頭嵌合の咬合（Andrews による六つの咬合の鍵）を再構築する．しかし，歯周矯正では，場合によっては現実的に可能な咬合をできるだけ負担の少ない方法で再構築することが求められる．

　たとえば，歯周組織に対する負担を少なくするために，天然歯を維持しつつ矯正のみで治療するよりも補綴治療を積極的に組み合わせることがある．そのためには，歯を歯列内の本来の位置に移動させるよりも補綴に必要な位置を優先することがある．なぜなら，歯周病を有する患者の多くは，複雑な補綴物の存在や保存に適さない歯をかかえており，矯正治療の型にはまらないことが多い．また，わずかな歯の移動により咬合や歯周組織にさまざまな変化をきたし，思いがけない破壊がもたらされることもある．

　歯周矯正という概念は，新しいものでも特殊なものでもなくかなり以前から指摘されてきたが，矯正治療の独自性のゆえか，一般臨床になかなか生かされてこなかった．しかし，歯科治療においてインプラントや再生療法のような高度な治療テクニックが広がってきている現在，それらを活用した包括的治療の必要性が叫ばれるようになって，改めて歯周矯正の意義が再認識されるのではないだろうか．

　これまで歯周矯正の分野における臨床的な参考書で，矯正専門医の立場から書かれたものは非常に少ない．筆者は，矯正専門医としてはおそらく稀なほど多くの歯周病患者，それも症状の重い症例に対処してきた．その経験から，歯周矯正の意義と応用について一般臨床医の役に立つようにまとめて，「ザ・クインテッセンス」に1年間連載した．今回単行本として出版するに当たって，連載時にページの都合で割愛しなければならなかった基本的な部分や具体例を加筆した．

2007年春
前田早智子

歯周矯正 GPがすべき五つの矯正治療

目　次

はじめに　　　　　　　　　　　　　　　　　　　　　3

1 歯周矯正とは　　　　　　　　　　　　　　　　8

　歯周矯正の歴史　　　　　　　　　　　　　　　　　8
　歯周治療に関わる矯正治療の役割　　　　　　　　　8
　生物学的コストの概念　　　　　　　　　　　　　 10
　包括的矯正治療と限局矯正治療　　　　　　　　　 11
　限局矯正の治療手順　　　　　　　　　　　　　　 15
　包括的な治療計画の立案　　　　　　　　　　　　 17

2 歯周矯正の診査・診断　　　　　　　　　　　 20

　治療の流れを把握する　　　　　　　　　　　　　 20
　矯正治療の視点による問題点のピックアップ　　　 22
　診査　　　　　　　　　　　　　　　　　　　　　 25
　分析　　　　　　　　　　　　　　　　　　　　　 36

3 矯正治療の生物学的基礎　　　　　　　　　　 40

　矯正する歯や歯周組織の状態は？　　　　　　　　 40
　どのような移動様式が必要か？　　　　　　　　　 45
　歯を動かす力の大きさ・時間　　　　　　　　　　 48
　成人の矯正治療の注意　　　　　　　　　　　　　 52

4 フォースシステムの基礎知識　　　　　　　　 54

　フォースシステム　　　　　　　　　　　　　　　 54
　装置の選択―とくにエッジワイズ装置について　　 61
　リンガルアーチおよび床装置　　　　　　　　　　 69
　後戻りと保定　　　　　　　　　　　　　　　　　 71

5 歯周矯正を成功させるキーポイント　　　　　 74

　成人に対する矯正治療の問題点　　　　　　　　　 74
　矯正治療の前処置　　　　　　　　　　　　　　　 78
　矯正治療中の口腔管理　　　　　　　　　　　　　 82
　矯正治療とインプラント　　　　　　　　　　　　 86
　歯周矯正を成功に導くキーポイント　　　　　　　 90

6 前歯部の治療目標を決定するために　92

- 治療目標とすべき歯の位置を決定する要素　92
- 歯周組織の解剖学的形態　99

7 挺出の臨床応用　102

- 挺出の適応症　102
- 挺出の条件　106
- 外科的処置法と挺出との比較　109
  - *Case 7-1*　深い歯肉縁下う蝕に対する挺出　113
  - *Case 7-2*　歯根分割と挺出による根分岐部の問題への対処　114
- 治療の手順　115
- 治療にあたって配慮すべきこと　120
- 治療方法の例：歯肉縁下う蝕や破折によってわずかな挺出が必要な場合　121
  - *Case 7-3*　矯正的挺出による残根の保存　125
  - *Case 7-4*　挺出と歯冠修復による歯頸線の調和の回復　126
  - *Case 7-5*　破折歯の挺出と審美修復　127
  - *Case 7-6*　埋伏歯の挺出　129

8 臼歯の歯軸傾斜の改善　130

- 下顎大臼歯の近心傾斜と整直　130
  - *Case 8-1*　両側下顎第二大臼歯左右同時の整直　143
  - *Case 8-2*　下顎第一大臼歯の整直と歯根分割　145
- 第二大臼歯の頰舌側傾斜　146
- 小臼歯の頰舌側傾斜（転位）　154
  - *Case 8-3*　小臼歯の頰舌側傾斜症例　158
- 上顎第一大臼歯欠損に伴う第二大臼歯の変化　159
  - *Case 8-4*　上顎大臼歯の近心傾斜症例　160

9 前歯部叢生と空隙の改善 — 162

- 叢生と空隙の問題点 — 162
- 下顎前歯部叢生の改善 — 164
  - *Case 9-1* 反対咬合を伴う叢生のストリッピングによる改善 — 179
- 前歯部空隙の改善 — 181
  - *Case 9-2* 唇側傾斜の著しい空隙歯列に対するエッジワイズ装置を用いた舌側移動 — 190
  - *Case 9-3* 重度の局所的歯周疾患を伴う叢生への対応 — 192

10 前歯部反対咬合の改善 — 194

- 反対咬合の問題点 — 194
- 前歯部反対咬合の分類 — 196
- 前歯部反対咬合の鑑別と難易度 — 199
- 前歯部反対咬合の治療方法 — 202
  - *Case 10-1* 4前歯の反対咬合（骨格性 III 級） — 205
  - *Case 10-2* 前歯・臼歯の部分的な反対咬合 — 207
  - *Case 10-3* 上顎4前歯の欠損補綴を伴う前歯の反対咬合の改善 — 209

11 フレアアウトの改善 — 210

- 病的な歯の移動とその診断 — 210
- フレアアウトの治療計画 — 216
- フレアアウトの治療方法 — 221
  - *Case 11-1* 叢生を伴う部分的な唇側転位に対してストリッピングと舌側移動の後，補綴処置で対処した症例 — 227
  - *Case 11-2* 叢生と唇側転位を伴う限局性侵襲性歯周炎に対して包括的矯正治療を応用した症例 — 229

参考文献 — 232

歯周矯正

GPがすべき五つの矯正治療

前田 早智子

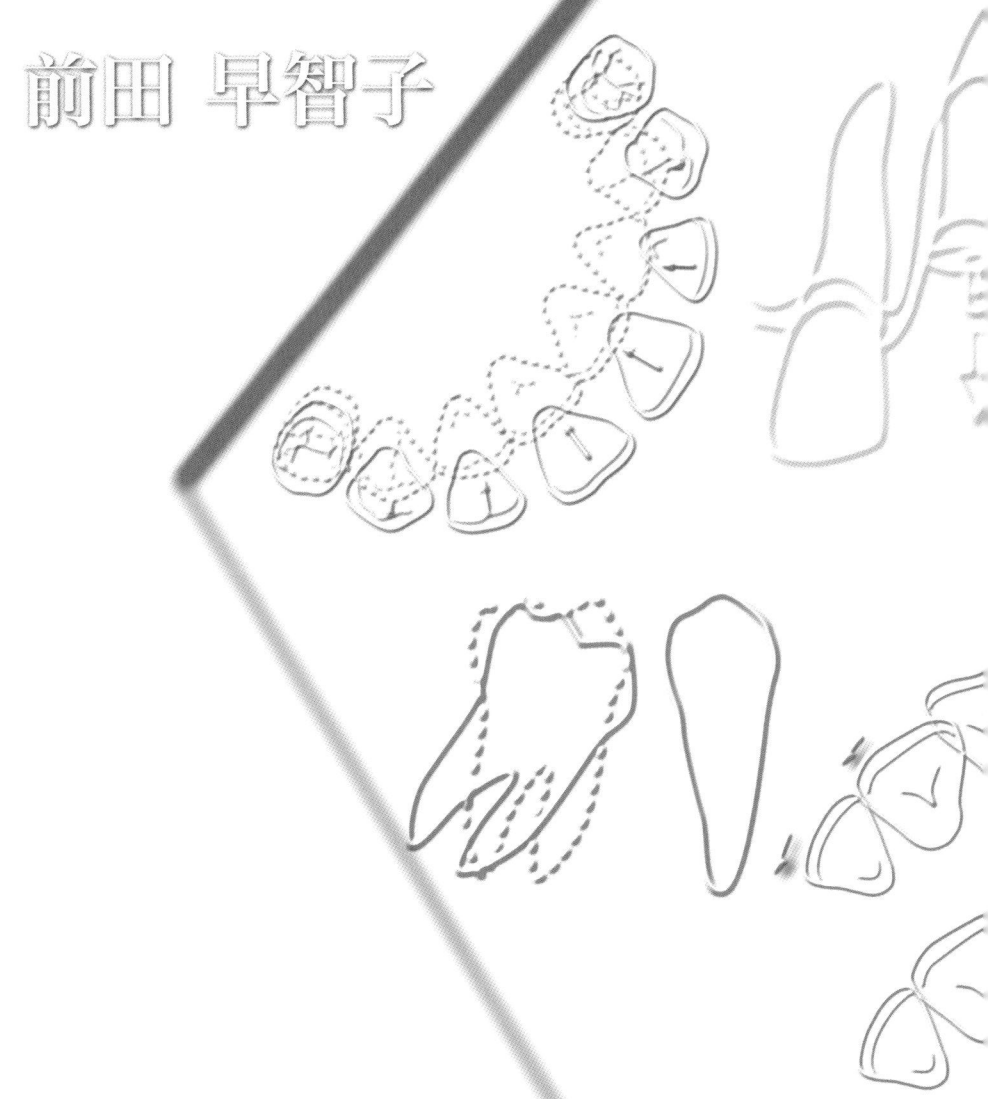

クインテッセンス出版株式会社　2007

Tokyo, Berlin, Chicago, London, Paris, Barcelona, Istanbul, Milano, São Paulo, Moscow, Prague, Warsaw, New Delhi, Beijing, and Bukarest

1 歯周矯正とは

歯周矯正の歴史

　歯周治療の分野では歴史的に非常に早い時期から，歯の位置異常は歯周組織の破壊につながる要因になることが指摘されてきた．それと同時に歯周病の結果として歯の位置異常が起こることも認識されている．すなわち歯の位置異常は，歯周病の原因と結果の両方の位置を占めるのである．そして，この位置異常を改善することは，歯周病を改善し予防するだけでなく，歯周組織を長期間メインテナンスするためにも重要であることが報告されている．

　1930年においてすでに，歯の位置異常と歯周病との関連を指摘する文献がある．1950～60年代の『Journal of Periodontology』には，重度の歯周疾患において矯正治療を行って骨欠損が減少した症例や，付着歯肉を増大させた症例，あるいは骨形態を改善させたことを示す多くの臨床例が報告されている．この時代には，『The Angle Orthodontists』に発表されたReitenの研究に代表されるように，矯正歯科学の分野でも歯周組織に関連する歯の移動のメカニズムが解明されてきた．1970年代になると，種々の組織学的実験や動物実験が行われて，進行性の歯周病変に対する限局的な矯正治療のプロトコルがほぼ確立された．1980年代に歯周治療における再生療法や補綴治療におけるインプラントなどの革新的な治療方法が開発されてからは，それらを組み込んだ新たな研究成果の発表が相次いでいる．

歯周治療に関わる矯正治療の役割

▶歯周組織への為害性の除去
▶歯周組織のリモデリング

　歯周治療に関わる矯正治療の役割として，不正咬合がもたらす歯周疾患のリスクを除去する働きが取り上げられてきたが，最近は歯周組織を積極的にリモデリングする働きがクローズアップされている．

1）歯周組織への為害性の除去

　歯ならびの異常がある場合には，歯周疾患のリスクが高まると考えられる．まず，歯の叢生や傾斜などによってプラークコントロールが不良になるため，歯肉の炎症が起こりやすくなる．加えて歯軸や歯の位置の異常は，異常な側方圧や外傷性咬合の原因となると考えられる．矯正治療は，このような状態を改善することで歯周治療に貢献できる（図1-1）．

歯周治療に対する矯正治療の役割

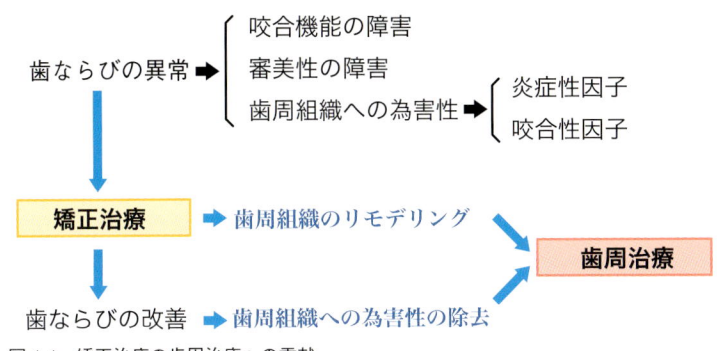

図 1-1　矯正治療の歯周治療への貢献

2) 歯周組織のリモデリング

　矯正における歯の移動は，歯に加えられた力が，歯根膜を介して歯槽骨に働き，歯槽骨の吸収・添加を招くという機序による（図 1-2）．すなわち矯正治療とは，正常な歯周組織のリモデリングの過程である．この過程で，骨が添加する仕組みを積極的に利用することができれば，歯周治療に寄与することができる．

　歯周治療の分野においては，根面被覆，GTR，GBR，補綴治療ではインプラントによる咬合回復など，喪失した組織を再生させるダイナミックな治療方法が広まりつつある．矯正治療は，これと同様に，現状を積極的に変える治療であり，歯周組織のリモデリングを促すことで再生療法ともなるのである．

矯正における歯の移動機序

矯正治療とは歯周組織のリモデリングの過程である．

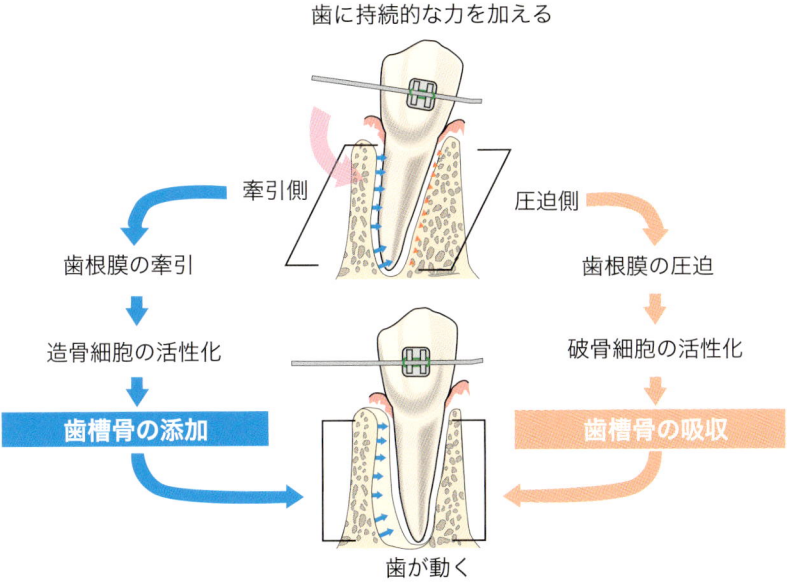

図 1-2　歯の移動は，歯に加えられた力が，歯根膜を介して歯槽骨に働き，歯槽骨の吸収・添加を招くという機序による．

生物学的コストの概念

歯周矯正は，時間的経済的コストが高く生物学的コストが低い方法である（図1-3）．どちらのコストを取るか，最終的には患者の判断によるが，それぞれの治療方法を十分に説明し，患者の判断に委ねること（インフォームドコンセント）が重要である．その意味では，

- 歯周治療に重点をおいた歯周矯正
- 総合性と専門性のバランスを目指す包括的歯科治療
- 真の審美歯科

は名前は異なるもののその意図するところは同じといえるだろう．

患者の支払う生物学的コスト

たとえば歯の欠損とそのために傾斜した大臼歯を歯冠修復により処置することができる．このような方法は，確かにその時の時間的経済的コストを削減することができるかもしれない．しかし，長い目で見ると，患者は自己の歯周組織の緩慢な破壊というコストを払うことになる危険がある．これが生物学的コストである．

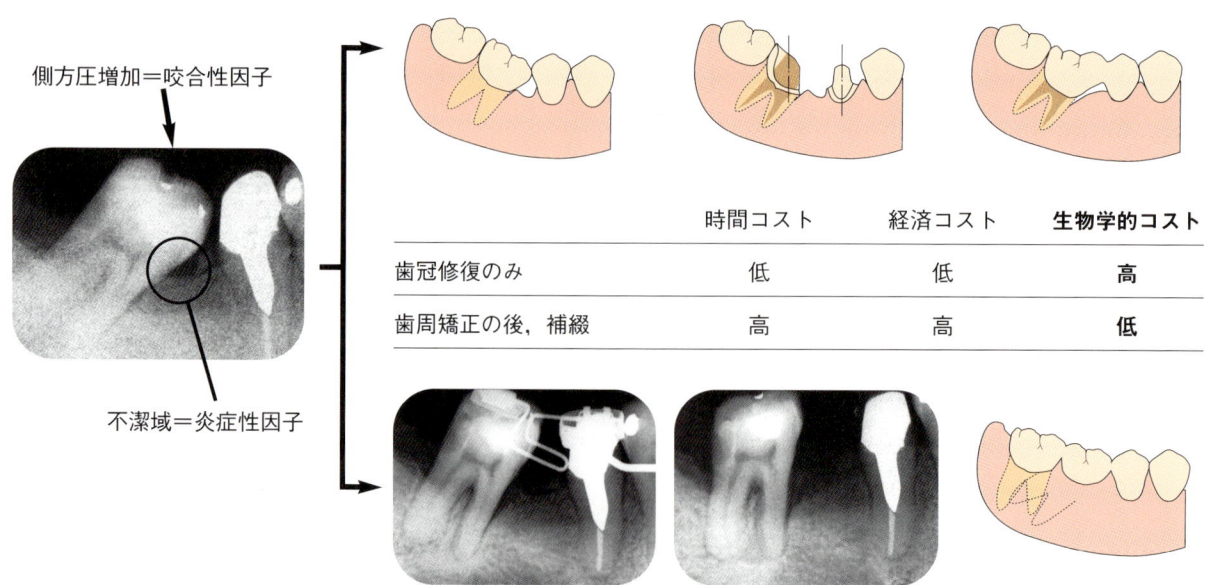

図1-3 傾斜歯を支台歯とする補綴治療は咬合性および炎症性因子を温存したままの治療であり生物学的コストが高い．

包括的矯正治療と限局矯正治療

・MTM か LOT か
・限局矯正の特徴
・限局矯正の利点
・限局矯正の目的
・誰が治療を行うのか
・歯周矯正の五つのパターン

歯周矯正に用いる矯正治療には，包括的矯正治療 Comprehensive Orthodontic Treatment（COT）と限局矯正治療 Limited Orthodontic Treatment（LOT）がある．包括的矯正治療は全顎の矯正治療であり，限局矯正治療は意図的に限局した矯正治療である．

限局矯正治療は，包括的矯正治療と区別して，口腔疾患をコントロールし，口腔機能を修復するのに必要な他の歯科治療を容易にするために行われる歯の移動と定義される．

限局矯正治療はあくまで包括的歯科治療の一環として取り入れるべきものである．歯周治療や補綴治療を考慮せずに成り立つ限局矯正治療はほとんどない．歯列の一部分に限局矯正治療を行うことで，その患者の口腔全体にとってどれだけの利益があるかを考えて取り組むべきである．

全顎的に問題があれば包括的矯正治療の適応症と考えると多くの症例が含まれてしまうが，そうではなく，歯周矯正では限局矯正治療がむしろ望ましい症例もある．

その理由として

①矯正力をかけることによって得られる改善の成果よりも，歯周組織に対する為害性が大きい場合がある．包括的矯正治療ではすべての歯に影響が及ぶ．

②歯を移動する時には，ほとんどの場合わずかでも歯の垂直方向の変化が起こる．挺出は早期接触を招き咬合性外傷を引き起こすことがあり，圧下は歯周ポケットを増悪させる可能性がある．包括的矯正治療ではそれらが複合的に生じることが避けられない．

③包括的矯正治療は咬合関係を変化させるが，現在の咬合位を変えることが好ましくない場合がある．

④咬合小面が形成されていてすでに長期間歯列の大部分が生体に適応した咬頭嵌合状態にある症例や，多くの歯に現在の咬合に合わせた補綴がなされている症例では，全体を変化させると大規模な咬合調整や補綴の修正が必要になる．

などが考えられる．

限局矯正治療は，矯正治療の負担に耐えられ必要な部分だけを変化させ，他の部分は移動による影響を受けないように厳密に部位と目的を選択して行う矯正治療である．その意味で，限局矯正治療は「最小限の介入 minimal intervention（MI）」による治療といえる．

(1) MTM か LOT か

1960年に発行された『Minor Tooth Movement in General Practice』（L. Hirschfeld & A. Geiger）に代表されるように，minor tooth movement（MTM）

という用語が限局的な矯正治療を表すものとして用いられている．しかしMTMという用語は，その意味のあいまいさから，1975年頃，MTMではなくLTM（Limited Tooth Movement）とするべきであるという意見があったが広まらなかった．その後，1993年度の米国矯正歯科学会の用語集（Glossary Dentofacial Orthopedic Terms Orthodontic Glossary）では，包括的矯正治療（Comprehensive Orthodontic Treatment）と区別して限局矯正治療（Limited Treatment）が用いられた．また1995年の米国矯正歯科学会雑誌（American Journal Orthodontics & Dentofacial Orthopedics）のなかで，COT（Comprehensive Orthodontic Treatment），LOT（Limited Orthodontic Treatment）という略語が発表されている．

日本では，子供の矯正治療に対して「成人のMTM」というかたちで，特に審美的もしくは補綴前処置として紹介された．現在では，成人矯正＝限局矯正という考え方はあたらない．もっとも，成人はほとんどの場合歯周病の問題があるので，成人矯正≧歯周矯正と考えられる．このような理由から，本書では限局矯正の略語を用いる場合には「LOT」としている．

(2) 限局矯正の特徴

限局矯正は，口腔疾患をコントロールし，口腔機能を修復するのに必要な他の歯科治療を容易にするために行われる歯の移動である．そのため，目的や範囲が限定される．歯周矯正症例では，歯の欠損や補綴状態および歯周組織の状態による制約が大きいだけでなく，治療時間や装置の種類など患者の社会的な制限も考慮しなければならない．

(3) 限局矯正の利点

- 矯正治療による負担に耐えられ治療効果の大きい必要な部分だけを改善し，他の部分は移動による影響を受けないように厳密に部位と目的を選択して行うことができる．
- 顎位を変えないで咬合関係や歯列を変化させることができる．たとえば，スプリントを使用しながら片顎ずつ治療することが可能である．
- 全顎に矯正治療が必要な症例でも，たとえば右側と左側に分けて行うことで，咀嚼部位を確保しながら早期接触や咬合性外傷を避けることができる．

(4) 限局矯正の目的

症例によっては個別の目的を優先して治療のゴールを設定することがあるので，表1-1に例を挙げてまとめた．

表 1-1　限局矯正の目的

1. 審美性の改善
    - 前歯部の歯間離開
    - 前歯部の唇側舌側転位，傾斜，捻転
    - 叢生（範囲限定）
    - 軽度の反対咬合（適応症を選ぶ）
    - 前歯部の歯肉形態改善（鼓形空隙や歯頸線の高さ，対称性，形）

2. 咬合機能の改善
    - 適切な咬合関係，咬合高径，ガイダンスの獲得
    - 外傷性咬合の改善
    - 不働歯を咬合に参加させる

3. 補綴の前処置
    - 歯軸の平行化や支台歯の整直を行い義歯やブリッジの装着を容易にする
    - 歯間の空隙の量を拡大及び縮小して調節する
    - 縁下う蝕，歯根破折の治療を容易にする
    - インプラント埋入のスペース確保

4. 歯周疾患の治療や予防
    - 口腔清掃性の改善
        - ブラッシング（口腔清掃）しやすい環境にする
        - 食塊の流れをスムースにして圧入や停滞しにくい状態にする
        - （適切な contact point の回復）
    - 外傷性咬合の改善
        - 早期接触の改善
        - 異常な側方圧の除去
    - 歯周組織の再生を図る
    - 骨の平坦化
    - 骨の新生
    - その他
        - 前歯の前突を改善し口唇閉鎖不全による歯肉の乾燥と歯周病の悪化を改善する

5. 顎関節症の治療や予防

（5）誰が治療を行うのか —— 矯正専門医から一般臨床医まで

　歯周矯正の場合は，矯正治療に加えて，歯周形成外科を含む歯周治療，歯周補綴治療，長期のメインテナンスが必要である．すなわち包括的歯科治療 interdisciplinary treatment が要求される．

　治療形態としては以下が考えられる．

1. 各分野すべての治療が専門医レベル
    このようなエグゼクティブデンティストがベストであろうが，治療できる患者の数は限られる
2. 複数の専門医によるチームアプローチ
    一人が治療の主体である主治医となり，全員が共通のコンセプトを持って

同じゴールを目指して協力することが不可欠である．そうでなければ治療のロスが多く満足する結果が得られない
3. 一般臨床医を主治医とし，専門医と協力するチームアプローチ
上記と同じく全員が共通のコンセプトを持って全く同じゴールを目指して協力することが不可欠である
4. 一般臨床医が単独ですべて行う

エグゼクティブデンティスト以外はチームアプローチとなる．歯周矯正における主治医は歯周治療を担当する歯科医である．
注意点としては，
1. 治療のゴールを決定しそれを目標とした治療計画をたてる．矯正専門医に対しても徹底させる．可能であれば治療計画の立案の段階から矯正医が関与することが望ましい
2. 初期治療はもとより必要な歯周治療は矯正医と連絡をとりながら必要な時期に行う
3. 矯正治療中も定期的な PTC は歯周担当医が行う
4. 補綴治療を予定しているならばそれに必要な歯の位置や歯軸を矯正医に詳細に伝える

などである．

(6) 歯周矯正の五つのパターン

歯周矯正症例の難易度はさまざまである．そのなかでも比較的容易な症例について，ある程度矯正治療の知識と技術と経験がある一般臨床医の役割は大きい．矯正専門医とのチームアプローチも可能であるし，技術的な習練と経験を積み症例を選択すれば主治医自身が手がけることも可能だろう．あくまでも専門医の指導があることが望ましいが，意思の疎通のよくないチームアプローチよりもすべてを把握した一人で行うメリットは大きい．

その適応症は，以下の五つで，歯周矯正のほとんどは次の五つのパターンと，その混合であると考えられる．

① 矯正的挺出
② フレアアウトの改善
③ 前歯反対咬合の改善
④ 傾斜歯の整直
⑤ 限局性の叢生と空隙の改善

すなわち，これらの適応症の選択と治療が確実にできれば，歯周矯正で必要なほとんどの治療をすることができる．

限局矯正の治療手順

　限局矯正が，最小限の介入による治療（minimal intervention）として評価されることは先に述べたが，限局矯正でも装置の種類や適用方法によっては，大きな為害性をもたらすことがある．特に，矯正力のコントロールができるエッジワイズ装置以外の治療ではそのことを忘れてはならない．

　限局矯正は，表 1-2 のような順序で進める．

表 1-2　限局矯正の治療手順

① どのパターンに分類されるかを判定
② 症例の問題点をリストアップ
③ 難易度の把握
④ 矯正治療の目的と範囲の決定
⑤ 矯正治療前の必要な処置
⑥ 固定源を決定
⑦ 装置の設計と装着
⑧ 歯周治療と補綴治療
⑨ メインテナンス

```
どのパターンに分類されるか
        ↓
症例の問題点をリストアップ
        ↓
    難易度を把握
        ↓
  矯正治療の目的と範囲
        ↓
   治療前に必要な処置
        ↓
     固定源の決定
        ↓
      装置の設計
```

(1) 症例がどのパターンに分類されるかを把握する

　まず，治療しようとする症例が五つのパターンのうちどれに当てはまるかを判定する．多くの症例は初診時の口腔内診査で明らかである（反対咬合，大臼歯の近心傾斜など）が，なかには模型やレントゲン診査の後に判定できる場合もある（挺出など）．また，補綴治療の概要が決まってから必要となる場合もある（叢生空隙，小臼歯の頰舌傾斜など）．

　分類は術者によって必ずしも同じではない．たとえば単純なう蝕治療なら誰が治療してもその方法は大きく変わることはないだろうし，歯周矯正症例でも問題がシンプルであればパターンの判定にそれほど迷うことはない．しかし，全顎的に歯周病が悪化して咬合にも多くの問題があるような症例では，同じ症例に対しても主治医の数だけ治療方法があると言える．

　主治医がどのような最終ゴールを目指して治療しようとしているかによって，必要とされる歯周矯正のパターンは異なる．

(2) パターンの判定後に症例の問題点をリストアップする

　パターンが決まれば，パターン別に取り上げた問題点のうちどれがその症例に当てはまるかをチェックする．問題点のリストアップは，矯正の治療目的とそれに伴う難易度を判定するために重要である．問題点が多くなるにつれて治療の難易度が上がるので，できるだけ多くの診査資料を用意して，もれなく取り上げる必要がある．次章以降，各パターンに特有の問題点を列挙した．

問題点のリストアップで，矯正治療でできることとできないこと，矯正で対処できることと補綴治療などで対応した方が良いことなどをはっきり認識する．

(3) 難易度を把握する

治療の難易度は術者の知識と技術と経験によって変わる．初心者が初めから難易度の高い症例に手をつけるのは危険である．特に歯周矯正症例は，矯正専門医でも矯正治療のみではゴールに到達できないことが多い．できる範囲を選ぶことが重要である．たとえば補綴治療を予定している症例を対象に，限局矯正で十分なメリットがある症例から始めるとよい．しかし，歯の移動を中途半端にして残る部分を安易に補綴でカバーするというのでは決してない．なし崩しに治療を組み合わせるのではなく，初めから最も適切な組み合わせの下で治療計画を立てて行う．

(4) 矯正治療の目的と範囲を決定する

たとえば，垂直性骨欠損に対する治療方法には，挺出による骨の再生，骨移植などの再生療法，もしくは挺出後抜歯してインプラント埋入などいろいろな方法が考えられる．治療範囲の決定には，自分の治療オプションと難易度を秤にかけて考える必要がある．矯正治療と他の治療を組み合わせる場合も，どの範囲を矯正で行うかは症例によって異なる．それだけでなく，患者の希望を考慮することも重要である．矯正は費用と時間がかかり，装置の審美性や違和感など患者の負担の大きな治療なので，十分なインフォームドコンセントを得た上で治療の目的と範囲を決定する．

(5) 治療前に必要な処置を必要な時期に行う

歯周矯正症例は，初期治療以外にも矯正治療の前にいろいろな処置が必要になることが多い．少なくとも装置が関与する部分では歯周組織が安定していなければならないので，前もって歯周外科が必要な場合もある．また，治療中の咬合（咀嚼部位）を確保するためにプロビジョナルレストレーションの作製やその連結処置が必要になることがある．固定源となる歯は必要な期間十分咬合力や矯正力に耐えられる状態にしておかなければならない．歯周外科や抜歯などの外科処置を行った場合は，その治癒期間を考えて矯正治療を始めなければならない．さらに，治療時期に関しては患者の都合も考慮する必要がある．

(6) 固定源を決定する

歯周矯正で最も重要なことは固定源の確保であるといっても過言ではない．歯周組織が不良な症例や欠損歯が多い症例は，複数の歯を連結して強化するか，遠くの歯に負担を求めるか，粘膜負担やインプラントを追加するかなどさまざまな工夫が必要になる．

（7）装置の設計と装着を行い治療を開始する

治療術式に応じた装置や材料を選択する．装置の設計で重要なことは，① 確実な固定源，② 移動させる歯に必要十分な矯正力を与えることができる，③ 咬合を変化させない（早期接触がない），④ 歯や歯周組織や粘膜に侵襲を加えない，⑤ 咀嚼や発音の機能や審美性を大きく阻害しない，⑥ できるだけ苦痛を与えない，ことなどである．装置の設計は，同じパターン分類であっても残存歯の数や状態，歯周組織の状態など症例によって異なる．歯周矯正症例を見るたび，通常の矯正治療をしている者にとっては考えられないような混沌状態であることに驚くものである．

包括的な治療計画の立案

・歯周治療計画
・矯正治療計画
・補綴治療計画
・診断用予測模型（セットアップモデル）

（1）歯周治療計画

① 矯正治療前の歯周治療
- 初期治療（深いポケットと炎症の改善）
- 直視下でのスケーリング，ルートプレーニング
- 再生療法
- プラークコントロールの訓練
- 付着歯肉の獲得
- 根分岐部病変（Ⅰ～Ⅱ度）の再生療法

② 矯正治療中の歯周治療
- 家庭におけるブラッシングなどのプラークコントロールの励行
- １ヵ月に１～２回の定期的なプロフェッショナルトゥースクリーニング

治療中に歯周組織の炎症などが生じた場合は，移動を中断して歯周治療を行う．

③ 矯正治療後の歯周治療

確定的な歯周外科処置は，矯正治療終了後症例別に求められる期間保定してから行う．

治療後はメインテナンスとしての定期的な治療が必要である．

（2）矯正治療計画
① フォースシステムの設定
② 必要な固定の量と固定源の設定
③ 歯の移動の量と方向
④ 保定の方法と期間
⑤ 装置の種類

セットアップモデルによる包括的な治療計画の立案 ①

上下前歯部に大きな空隙のある症例で実現可能な歯の排列の目標を探る.

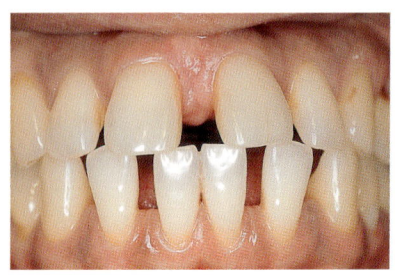
図 1-4a　上下前歯部に大きな空隙のある症例

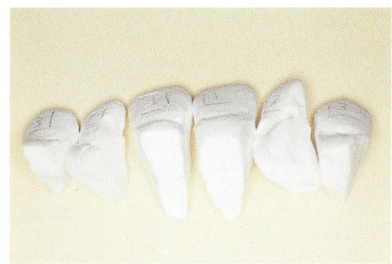
図 1-4b　副模型から 6 前歯の歯を切り離し，歯根部分をトリミングする.

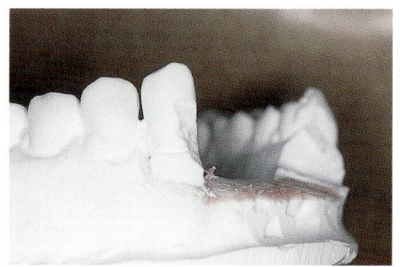
図 1-4c　模型本体の形態を整える.

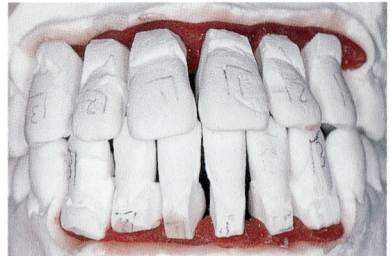
図 1-4d　上下前歯の舌側移動によって空隙をすべて閉鎖した場合の正面観

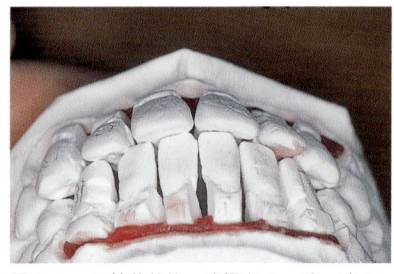
図 1-4e　同被蓋状態. 適切なオーバーバイトおよびオーバージェットは得られる.

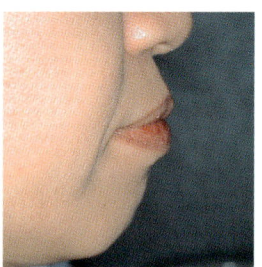
図 1-4f　口唇の突出感がある程度改善できる.

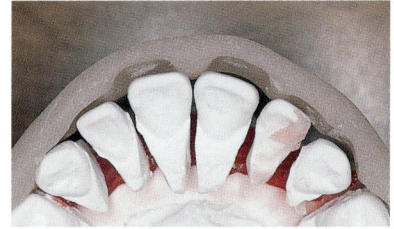
図 1-4g　レジンで示した初診時の上顎前歯唇面との差. 口蓋側移動の量を示す.

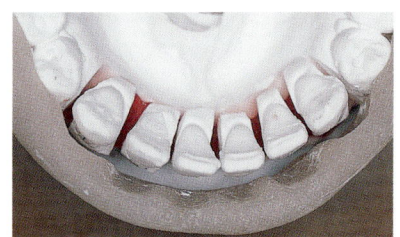
図 1-4h　下顎の場合は，これだけの舌側移動量が必要になると基底弓からのずれが大きくなる. また，犬歯間幅径を変えると後戻りの危険性が大きいので強い保定が必要である.

⑥ 審美性の確保
⑦ 開始時期, 要する期間, 治療間隔
⑧ 前準備
⑨ 矯正治療中の咬合機能の確保
⑩ 装置の装着
⑪ 装置を使った治療の終了と保定
⑫ メインテナンス

(3) 補綴治療計画

矯正治療前の補綴治療

① プロビジョナルの作製
② 審美性の改善
③ 咬合機能の改善
④ 固定源として
⑤ 連結固定として

セットアップモデルによる包括的な治療計画の立案 ②

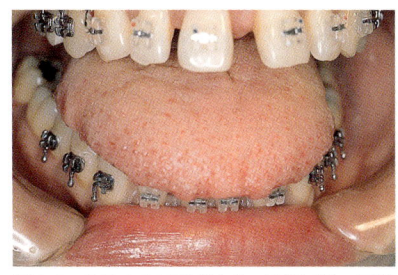

図1-5 このように舌が大きい症例では，口腔容積が小さくなると生理的安定が難しい．

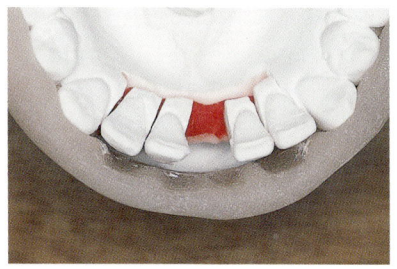

図1-6 4前歯の移動で正中に1歯分の空隙を集めた場合

セットアップモデルによる包括的な治療計画の立案 ③

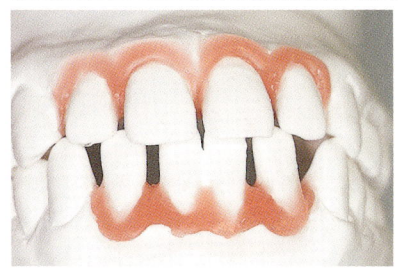

図1-7a 上下4前歯をわずかに舌側移動して残りの空隙は補綴によって改善した場合の正面観

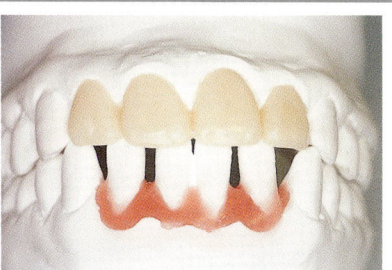

図1-7b 補綴物の審美性を確認することができる．

矯正治療後の補綴治療
① 咬合の再構築
② 連結固定
③ 審美性の改善（審美補綴）

　成人の限局矯正では補綴治療と組み合わせて行うことが多い．包括的な治療計画を立案するには，診断用予測模型（set up model）を作製すると三次元的な治療目標を設定することができる（図1-4～7）．

（4）診断用予測模型（セットアップモデル）

　移動しようとする歯を模型上で一つひとつ切り離し並べ替え，治療結果をシミュレーションする．この方法が，三次元的に排列を確認する最もよい方法である．

目　的
- ディスクレパンシー量とそれを改善する方法の選択
- 適切な前歯部被蓋が得られるか
- 再排列した位置で機能時に早期接触がなくスムースな誘導があるか
- 審美性の確認

2 歯周矯正の診査・診断

　患者が来院するとまず主訴を聞き，口腔内を診査する．その後の治療の流れは，どのような視点で症例を診査して如何に診断するかによって異なる．診断まではいわば科学的な手順であり誰が行ってもほぼ同じ結果となるだろう．しかし，治療方針の決定は患者側の希望と術者側の持つ知識，技術，経験によって大きく異なる．重要なことは，患者の希望するゴールと治療に対する態度を見極めることと，必要なゴールに達するためのオプションを術者が持っていることである．

治療の流れ

初診時
- 主訴，現症の把握
- ↓
- 原因の予測
- ↓
- 問題点のリストアップ
- ↓
- 治療ゴールの予測
- ↓
- 仮の治療計画
- ↓
- 診査（一般）

2回目以降
- 診査（歯周矯正）
- ↓
- 実際の治療計画の決定
- ↓
- 歯周矯正の治療開始

治療の流れを把握する（図 2-1）

患者さんの口腔内をみて主訴を聞く

下顎前歯部の叢生と歯肉の腫脹を主訴とする症例
　「下の前歯の歯肉がはれる，最近歯が動いてきた」などという主訴があったときを想定してみよう．

↓

原因は何か考える

歯の排列のスペース不足とプラークコントロールの不足
　叢生によってブラッシングがむずかしくプラークコントロールが不足していることがまず考えられるだろう．

↓

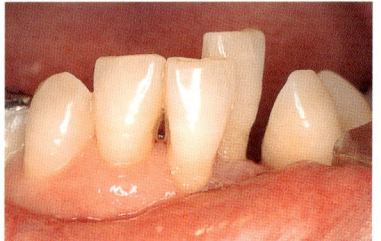

図 2-1a

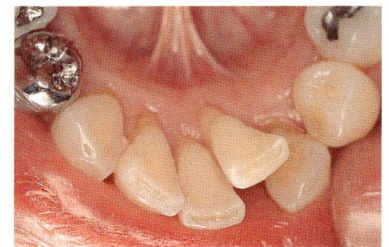

図 2-1b

どうすればよいか考える

上下顎左側側切歯と下顎左側犬歯によるロック状態

複雑な側方圧がかかるので歯周病が進行する危険性が高い．原因の解決のために矯正治療が必要．

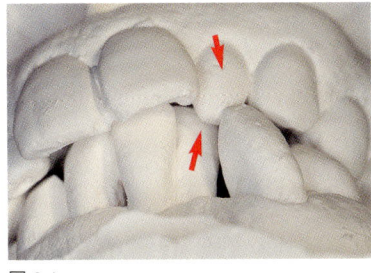

図 2-1c

治療ゴールをイメージする

矯正治療による下顎の排列

① 審美性，② 咬合機能，③ 治療結果（歯周組織，歯列）の長期保持が術者側の判断の基準であるが，患者側の希望（時間，費用，方法）と調和させる必要がある．

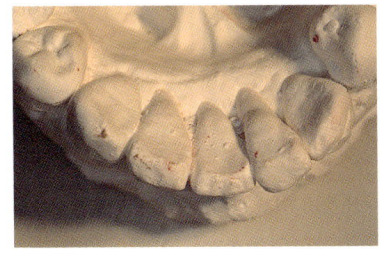

図 2-1d

ゴールにいたる治療術式をリストアップする

歯周治療として・矯正治療として・補綴治療として

歯周治療は，初期治療だけでなく歯周外科が必要であろう．矯正治療はエッジワイズ装置が必要である．最終的には接着による固定か補綴治療で長期のメインテナンスを図る．

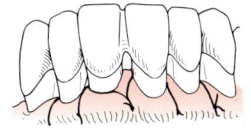 ① 歯周治療

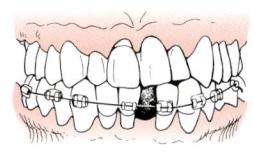 ② 矯正治療

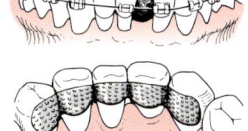 ③ 補綴治療

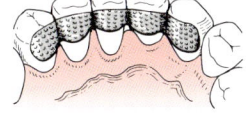

図 2-1e

診査によってどの方法が実行できるか調べる

実行可能な方法を選んで治療計画を組み立てる（図 2-1f）

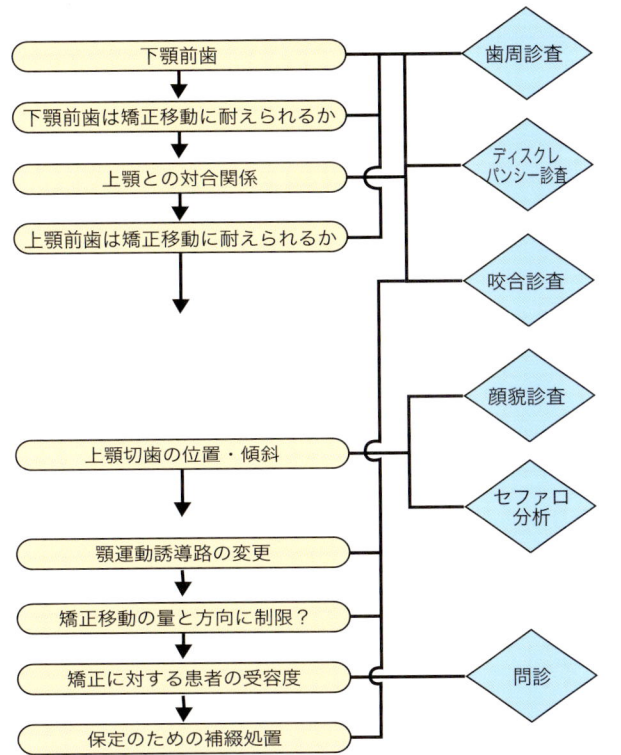

図 2-1f

2　歯周矯正の診査・診断

矯正治療の視点による問題点のピックアップ

　歯周矯正に関する矯正学的な問題点とそれに対応すると思われる歯周病学的な問題点を拾い出す（図2-2～9）．これらが単独でもしくは複雑に組み合わさって一つの症例に現れる．治療の難易度は症例によって異なり，また問題点の組み合わせによっても異なる．

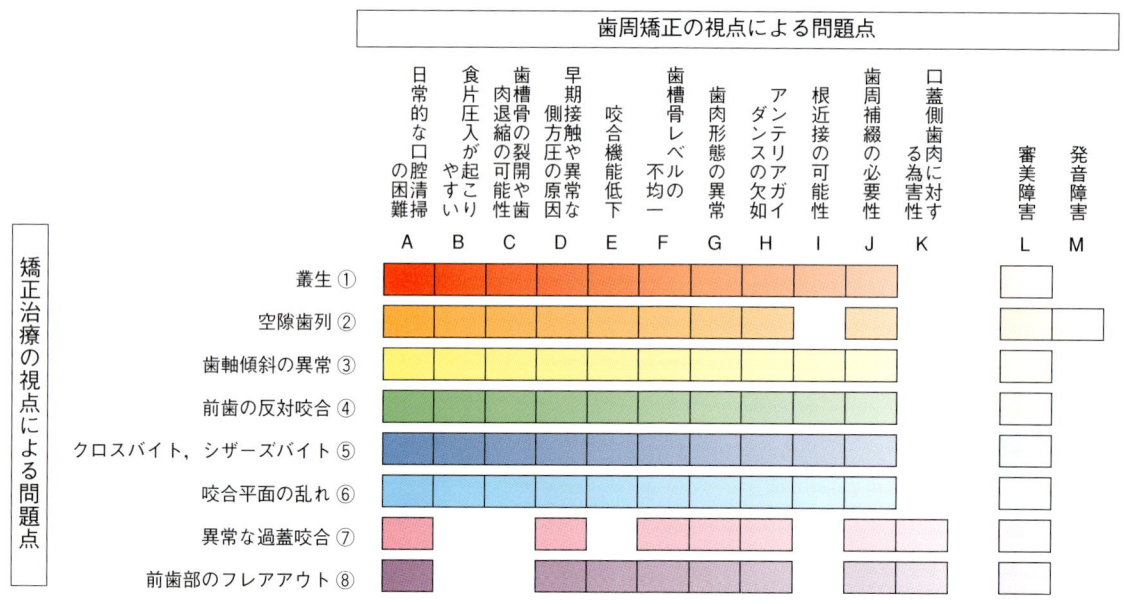

① 叢生

- A　日常的な口腔清掃の困難
- B　食片圧入が起こりやすい
- C　歯槽骨の裂開や歯肉退縮の可能性
- D　早期接触や異常な側方圧の原因
- E　咬合機能低下
- F　歯槽骨レベルの不均一
- G　歯肉形態の異常
- H　アンテリアガイダンスの欠如
- I　根近接の可能性
- J　歯周補綴の必要性
- L　審美障害

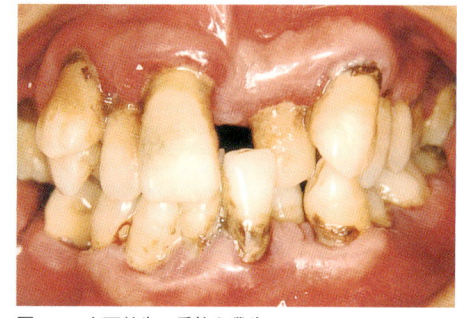

図2-2　上下前歯の重篤な叢生

② 空隙歯列

- A 日常的な口腔清掃の困難
- B 食片圧入が起こりやすい
- G 歯肉形態の異常
- H アンテリアガイダンスの欠如
- J 歯周補綴の必要性
- L 審美障害，発音障害

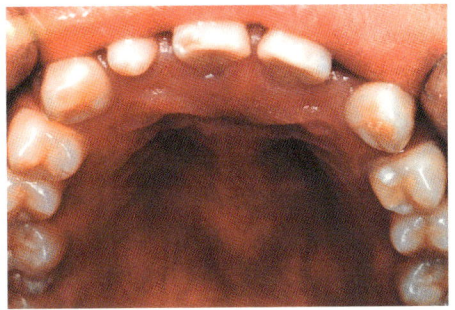

図 2-3 上顎側切歯の欠損および矮小歯による空隙歯列

③ 歯軸傾斜の異常

- A 日常的な口腔清掃の困難
- B 食片圧入が起こりやすい
- C 歯槽骨の裂開や歯肉退縮の可能性
- D 早期接触や異常な側方圧の原因
- E 咬合機能低下
- F 歯槽骨レベルの不均一
- G 歯肉形態の異常
- H アンテリアガイダンスの欠如
- J 歯周補綴の必要性
- M 発音障害

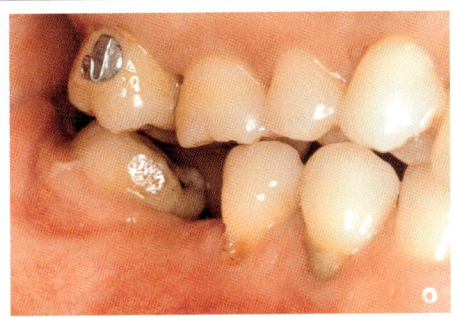

図 2-4 下顎第二大臼歯の近心傾斜

④ 前歯の反対咬合

- A 日常的な口腔清掃の困難
- B 食片圧入が起こりやすい
- C 歯槽骨の裂開や歯肉退縮の可能性
- D 早期接触や異常な側方圧の原因
- H アンテリアガイダンスの欠如
- L 審美障害

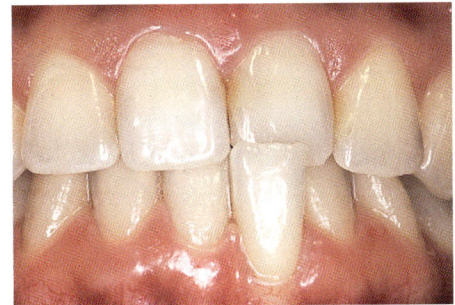

図 2-5 前歯の反対咬合

⑤ クロスバイト，シザーズバイト

- A 日常的な口腔清掃の困難
- B 食片圧入が起こりやすい
- C 歯槽骨の裂開や歯肉退縮の可能性
- D 早期接触や異常な側方圧の原因
- E 咬合機能低下
- F 歯槽骨レベルの不均一
- G 歯肉形態の異常
- H アンテリアガイダンスの欠如
- L 審美障害

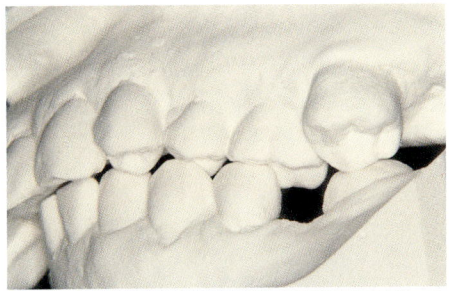

図 2-6 上下顎左側第二大臼歯におけるシザーズバイト

⑥ 咬合平面の乱れ

- A 日常的な口腔清掃の困難
- B 食片圧入が起こりやすい
- C 歯槽骨の裂開や歯肉退縮の可能性
- D 早期接触や異常な側方圧の原因
- E 咬合機能低下
- F 歯槽骨レベルの不均一
- G 歯肉形態の異常
- H アンテリアガイダンスの欠如
- I 根近接の可能性
- J 歯周補綴の必要性
- L 審美障害

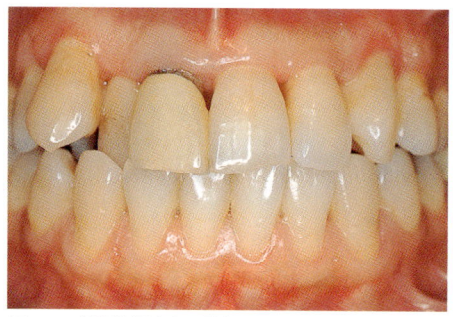

図2-7 上顎右側犬歯の低位唇側転位

⑦ 異常な過蓋咬合

- A 日常的な口腔清掃の困難
- D 早期接触や異常な側方圧の原因
- F 歯槽骨レベルの不均一
- G 歯肉形態の異常
- H アンテリアガイダンスの欠如
- J 歯周補綴の必要性
- K 口蓋側歯肉に対する為害性
- L 審美障害

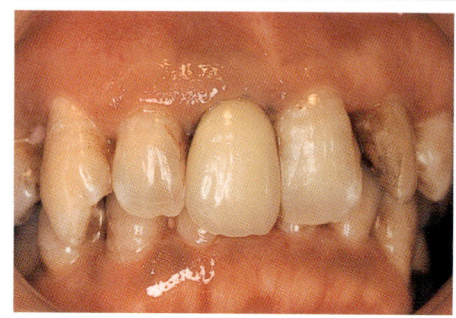

図2-8 下顎切歯がみえない重篤な過蓋咬合

⑧ 前歯部のフレアアウト

- A 日常的な口腔清掃の困難
- B 食片圧入が起こりやすい
- E 咬合機能低下
- F 歯槽骨レベルの不均一
- G 歯肉形態の異常
- H アンテリアガイダンスの欠如
- J 歯周補綴の必要性
- K 口蓋側歯肉に対する為害性
- L 審美障害

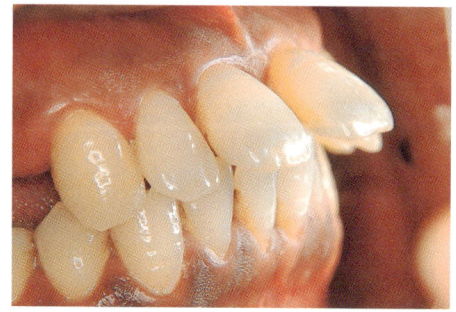

図2-9 上顎切歯にフレアアウト

診査

すべての症例に一律に同じ診査が必要ではないが，初診時に十分な診査を行い，模型やエックス線写真などの診査の記録を保存しておくことは重要である．初診時の写真やエックス線写真で治療に必要な部位や特定の方向などを記録していないと，きちんと診断できないだけでなく，治療の途中や後に比較することができないため，治療結果を正しく判定できないことがある．

次に主な診査項目をまとめた．ここでは矯正治療に必要な診査を挙げる．

1）問診

（1）主訴

歯周矯正の患者は歯ならびの異常が主訴ではないことがほとんどである．

前歯のフレアアウト，叢生空隙，反対咬合など主に審美的な問題を抱える症例であるが，最近では歯の叢生や傾斜がある部位がブラッシングしにくいという主訴もみられる．このように歯ならびの異常が主訴に結びついている症例（図2-10）でも患者側から矯正治療を求めることは多くはない．むしろ補綴的な改善を考えている場合が多い．

主訴が歯ならびと結びついていない場合（図2-11）でも歯周矯正が有益な治療オプションとなる場合もある．二次う蝕に対して歯を挺出させて治療することや，大臼歯の傾斜を治してから修復することなどは，術者からの説明がない限り患者にしてみれば理解できないだろう．このような症例では，その症例が有する歯周組織や咬合の問題に対して，主訴がどのように関係しているかを考えることが，さまざまな治療方法から望ましい方法を選択するカギである．

（2）既往歴

全身的な医学的既往歴および歯科的既往歴を確認する．全身的には糖尿病などの歯周組織に影響を与える全身疾患や，口腔の乾燥を招くアレルギー性鼻炎などを把握する必要がある．歯ならびに関しては，前歯のフレアアウトや下顎前歯の叢生のように成人後に起こる変化を知ることが重要である（図2-13）．そのような症例は，萌出時より空隙や叢生が存在する症例（図2-12）とは治療方法が異なることがあるので，鑑別診断が必要になる．また，歯への外傷の既往があると，骨との癒着を生じることがあり，その場合歯の移動はできない．既往歴は，不正咬合の原因を知るだけでなく難易度の鑑別にとっても重要な診査項目である．

▶問診
- 主訴
- 既往歴（全身的および歯科的）
- 患者評価
  - モチベーションの評価
  - 喫煙の習慣
  - 来院の都合
  - 社会的な環境
  - 趣味など特殊な習慣

▶臨床診査
- 顔貌の評価
  - 正面観における対称性
  - 側面観における突出や陥凹の程度
  - 正中線の関係
  - 顔面高
  - 上下口唇
- 口腔内診査
  - 歯（う蝕，咬耗，動揺度）
  - 歯周組織
  - 口腔軟組織の診査
  - プラークコントロールの状態
- 顎関節の診査
- 機能性診査
  - 運動時の側方偏位
  - CO-CRのずれ
- その他
  - 口呼吸の有無
  - 不良習癖

▶資料
- スタディーモデル，セットアップモデル
- エックス線写真
  - パノラマエックス線写真
  - 全顎口内法エックス線写真
  - 頭部エックス線規格写真
- 写真
  - 口腔内写真
  - 顔面写真
- 歯周検査チャート

主訴が歯ならびと強く結びつきやすいケース

フレアアウト．前歯の空隙や唇側傾斜は審美性を阻害し主訴に繋がりやすい．

前歯の反対咬合．同じく審美性の障害が大きいので主訴になりやすい．

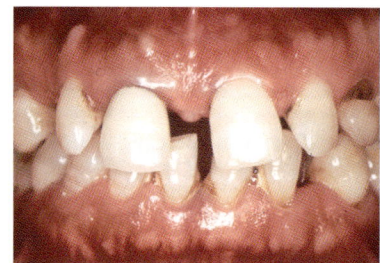
図 2-10a　前歯のフレアアウト

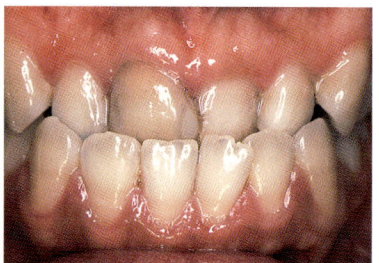
図 2-10b　前歯の反対咬合

主訴が歯ならびと結びつきにくいケース

歯肉縁下う蝕は挺出を必要とするが、挺出という治療方法は患者にとってわかりにくい．

臼歯の傾斜，挺出，空隙などの不正咬合は主訴となることはほとんどないが，歯軸傾斜を改善しない限り治療方法は極めて限られる．

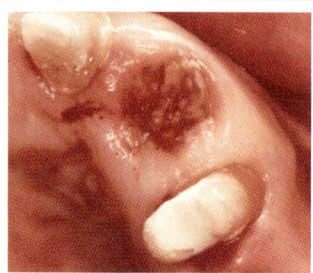
図 2-11a　歯肉縁下う蝕

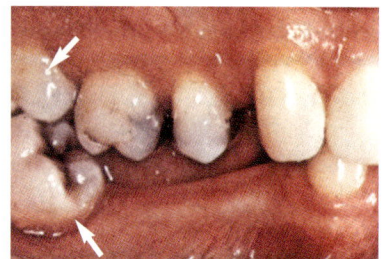
図 2-11b　臼歯の傾斜

成人する前からの空隙や叢生

先天欠如歯を原因とする空隙歯列は成人前から存在したと思われ，抜歯の既往がないことを確認する

永久歯列完成時より存在するディスクレパンシーによる叢生．

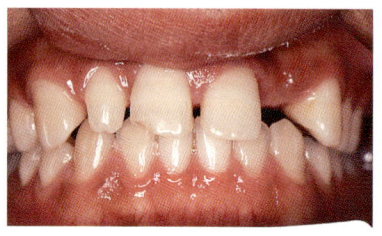
図 2-12a　先天欠如歯による空隙歯列

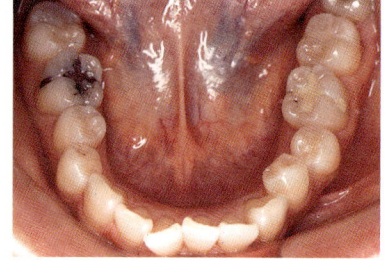
図 2-12b　ディスクレパンシーによる叢生

成人後に生じた変化

フレアアウトによる空隙．ここ数年以内に発現して徐々に進行していると思われる．

晩期叢生と思われる叢生．成人後に発症する．

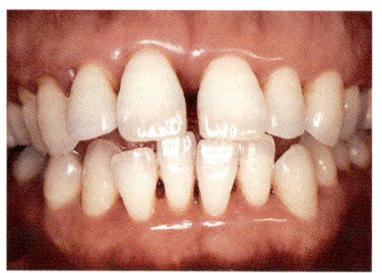
図 2-13a　フレアアウトによる空隙

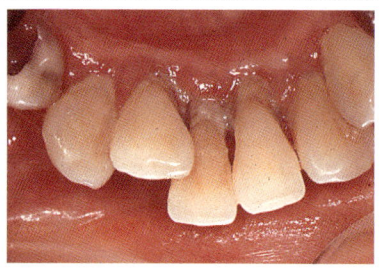
図 2-13b　成人後に発症した晩期叢生

(3) 患者評価
① モチベーションの評価

　矯正治療に対する理解とモチベーションについて考慮する必要がある．また，矯正治療時には，装置の違和感ならびに歯や粘膜に疼痛が生じることが多いが，このような状態に対してはその許容性に大きな個人差がある．さらに，矯正装置によって生じる会話の障害や審美性の問題についても，患者によっては治療を受け入れる際の障害になる．装置の選択について考慮が必要である．このような点で治療に対する態度や要求度または許容度を判定する．インフォームドコンセントを得るうえでも必要である．十分な理解を得ずに中途半端に開始することはトラブルの原因となる．

② 喫煙の習慣

　喫煙は歯周組織にとって有害であり，治療を妨げることが知られている．また，歯が移動する時には歯周組織のリモデリングが起こるが，そのような歯周組織の細胞活性に影響を与える危険性は否めない．禁煙が可能かどうかをみる必要がある．

③ 来院の都合

　矯正の場合，一般の歯科治療に比べると治療期間が長くかかる．治療間隔が長いので来院頻度としては少ないが，この間定期的な来院が確実であることが重要である．また，治療期間が長くかかることによるモチベーションの低下についても考慮が必要である．

④ 社会的な環境

　矯正装置によって生じる会話の障害や審美性の問題については，職業（受付，営業職など）によっては仕事に差し支えるとの理由で拒否されることもある．

⑤ 趣味などの特殊な事情

　矯正装置によって管楽器の演奏や声楽，スキューバダイビングなどの趣味あるいは生活が妨げられることがある．

2) 臨床診査
(1) 顔貌の評価

　成人を対象とする歯周矯正の場合，小児のように顔貌の改善を期待することはできない．しかし，フレアアウトや叢生のような前歯部の問題を治療することで審美性を改善することは可能である．また，顔貌を診査することで，セファログラムを用いなくても顔面の骨格性異常をある程度判断することができる．

① 正面観における対称性

顔面の非対称が大きい場合は，骨格性の異常であることが多いので，外科矯正などの大掛かりな治療が必要になる．咬合や顎関節に異常がないかを診査する必要があり，問題がなければ，治療については患者の判断に委ねる．また，顔面が左右非対称であることは珍しくないが，それに患者自身が気がついていないことが多い．治療によって非対称になったと訴えることがあるので，そのような誤解を防ぐためにも初診時の評価が重要である．

② 側面観における突出や陥凹の程度（図 2-14 〜 15）

いわゆる受け口や出っ歯などである．その原因が骨格性パターンによるものか，歯列の異常によるものかの判断が重要であるが，はっきり側貌に表われる状態であれば骨格性の要因が大きいといえる．矯正治療の適否を判断する．

顔貌の評価

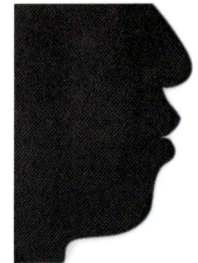
図 2-14a 口唇部の突出が顕著で，上顎前突様の顔貌

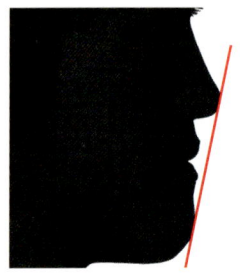
図 2-14b 口元の陥凹が明らかで下顎前突様の顔貌

いろいろな反対咬合特有の顔貌

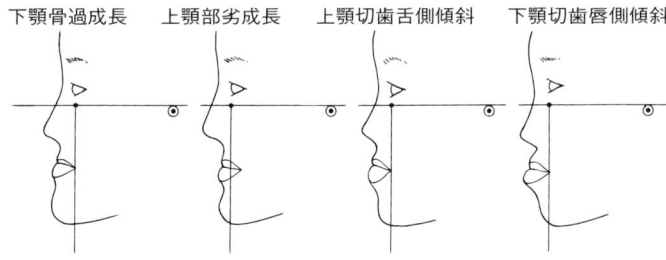

図 2-15 反対咬合の側貌
滝本和男監修『歯科矯正臨床シリーズ 1 反対咬合』より引用

③ 正中線の関係

顔面の正中と上下歯列それぞれの正中が一致しているか，一致していないならば，どこにどの程度のずれがあるかを評価する．また，ずれがある場合は矯正治療の適否や難易度に関わるため，そのずれが歯列内のずれか（排列の乱れによるものか），顎骨自体のずれかを診査する．

④ 顔面高

顔面高が大きいと面長になり骨格性のパターンが開咬になりやすく，小さい場合はえらの張った過蓋咬合になる傾向がある．それぞれ咬合力の大きさや方向に影響がある．

⑤ 上下口唇

上下口唇の突出度が大きい症例で前歯の叢生や唇側傾斜が関与するものであれば，治療の必要性が増すかもしれない．また，下唇が上下の切歯の間に入っている症例はオーバージェットが大きい場合が多い．

(2) 口腔内診査

① 歯

・う蝕

初期治療，前処置として必要かどうかの診査．治療計画に補綴治療や矯正治療を含む場合には，暫間処置にとどめることもある．

・咬耗や動揺度

異常な咬耗が認められる場合は，早期接触やガイダンス時の異常，歯ぎしりや食いしばりなどの習癖をもたらしていることがある（図 2-16）．歯の位置異常が原因の場合も多い．

口腔内診査

歯列
    う蝕
    咬耗の部位と程度
    ジグリング
歯周病の部位と程度
プラークコントロール

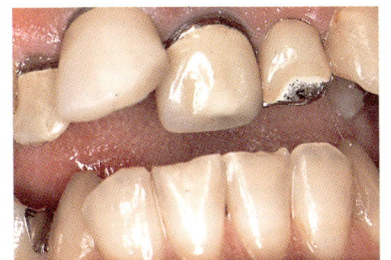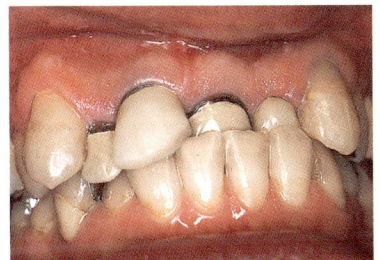

図 2-16 異常な咬耗や摩耗が認められることがあるが，これらは早期接触やガイドの異常によるものであるかどうかは口腔内を診査しなければならない．

② 歯周組織

矯正治療との関連で歯周外科や付着の獲得が必要かどうかを評価する．歯周治療のために，① 矯正治療が必要か，② 可能か，③ いつ，どこに，どのような治療を行うかを判断する．

③ 口腔軟組織の診査（舌，小帯など）

舌の大きさや活動によって開咬や歯列の空隙を生じることがある．小帯の付着状態によっても歯列の異常が起こることがあるので注意深い診査が必要である．

④ プラークコントロールの状態

多くの矯正装置は、口腔清掃を困難にしプラークの停滞を招きやすいので、プラークコントロールを徹底する必要がある。

（3）顎関節の診査

治療による咬合の変化が顎関節に影響を与える可能性がある。術前に症状の有無や程度を把握しておく。必要であれば、初めにスプリント治療を行うこともある。

左右顎関節のクリックの有無とその自覚があるかどうかを確認する。捻髪音についても本人に確認する。また、最大開口量を記録する。疼痛については、どのような時にどの程度の自発痛または、圧痛がどこにあるかを記録する。

（4）機能性診査

初診時の状態を把握する。必要であれば、初めにスプリント治療を行うこともある。

① 運動時の側方偏位

早期接触がある場合には、側方および前方運動時の側方偏位がみられることがある。たとえば機能性（仮性）反対咬合では、術者の手指で慎重に下顎を誘導すると、初めに前歯で切端咬合になった後に下顎が前方に移動して逆被蓋となる。骨格性（真性）下顎前突との鑑別のポイントの一つである。また、上顎前突症例では、患者が無意識に下顎を前方移動させることによって二態咬合が生じていることがある。いずれも本来の咬合を見極めることが重要である。

② CO-CR のずれ（図2-17）

歯の位置異常によって早期接触が起こり、それによって中心位と中心咬合位のずれが生じていることがある。

口腔内診査

歯周軟組織の状態
　付着の幅
　小帯
　口腔前庭
　舌
　頬粘膜
顎関節
　クリックの有無
　開口量
　疼痛
機能診査
　顎運動時の偏位
　CO-CR のずれ
その他
　口呼吸
　舌癖などの不良習癖

咬頭嵌合位と構成咬合位

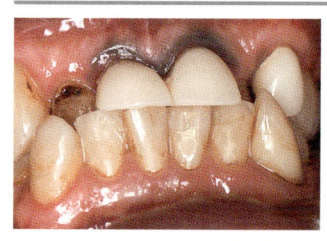
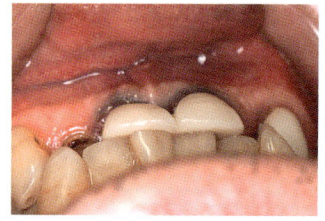

図2-17a　中心咬合時（咬頭嵌合位）の咬合

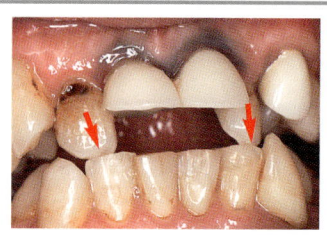
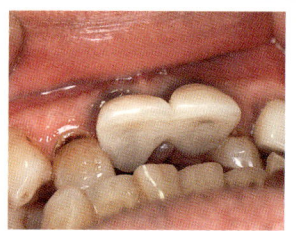
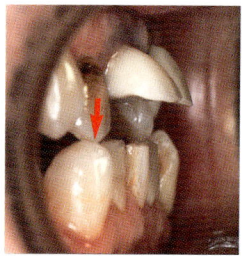

図2-17b　構成咬合位（上顎側切歯の舌側転位による早期接触時）の咬合

（5）その他
　①口呼吸の有無

　口呼吸は，口腔の乾燥の原因となり歯周組織に悪影響を与える．前歯の唇側傾斜によって口唇が閉鎖しにくいことによって口呼吸がもたらされることがある．

　②不良習癖

　舌癖，咬唇癖は，前歯部の排列を乱すことがある．また，歯ぎしり，食いしばりなどをチェックする．口腔周囲筋の異常な活動は，歯列や咬合を反映していることがある．

3）資料
（1）スタディーモデル，咬合器装着模型，セットアップモデル

　初診時と矯正治療開始時の模型は，治療中常にチェアサイドに置いておくのがよい（図2-18a）．特に初診時の模型は，一般歯科ではスタディーモデルとして作製しても6ヵ月が過ぎると処分してしまうことが多いが，少なくとも矯正治療が終了するまでは確実に保存するべきである．模型は，予定通りに歯が移動しているか，予定外の変化がないか，咬合の変化が起こっていないかなどを知るとき，何よりも分かりやすい資料となる．また，患者にとっても自分の状態を理解しやすい．ほとんどの患者は，以前の自分の口のなかがどんな状態であったかしっかりとは覚えていない．初診時の模型と比べることで，歯が動いているということに驚き，自分の歯が良くなっているという実感とともに治療のモチベーションが上がる．また，以前の状態をしっかりと理解していないために，治療によって不正咬合がひどくなったと訴える患者がいる．たとえば臼歯部を治療している症例で，前歯部の叢生状態がひどくなったと訴える例がある．歯ならびに対する関心が増した結果，以前は気にとめていなかった叢生に気がついたことによる誤解であるが，そのようなときも模型を見せることですぐ誤解を解くことができる．自分で叢生に気がついたことでさらなる治療の動機付けが生まれる．

　また，治療後の状態を予測して作製したセットアップモデルや治療用ワックスアップは，術者にとって良い目標となるだけでなく，患者にとっても分かりやすく動機付けが得られやすい（図2-18b）．

（2）エックス線写真
　①パノラマエックス線写真（パノラマトモグラフィー）（図2-19a）

　パノラマエックス線写真は，初診時にルーティンに撮ることが多く，治療中は必ず保存する．歯列の全体像や顎骨の状態を把握するのに重要である．

　②全顎口内法エックス線写真（図2-19b）

　歯周病が進行している症例や多数の補綴治療がなされている症例では，初

資料の分析

模型
　スタディーモデル
　咬合器装着模型
　セットアップモデル
　治療用ワックスアップ

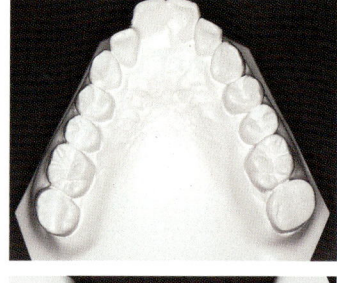
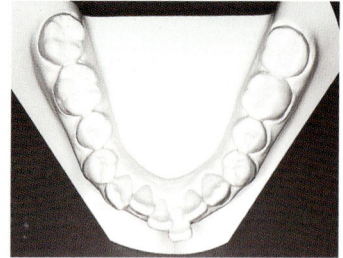

図 2-18a　スタディーモデル（平行模型）．このように土台を付けると歯列弓の左右対称性や特徴が分かりやすくなる．

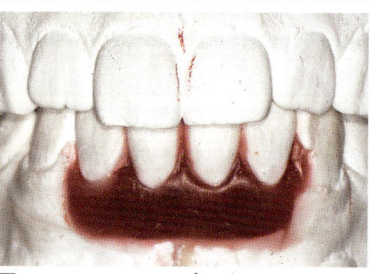

図 2-18b　セットアップモデル

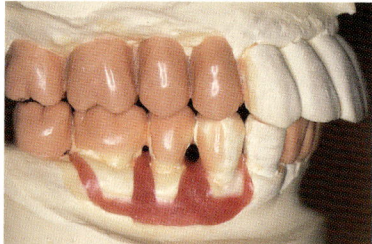

図 2-18c　治療用ワックスアップ

資料の分析

エックス線写真には，パノラマエックス線写真，口内法エックス線写真，セファログラムなどがあり，必要に応じて撮影する．

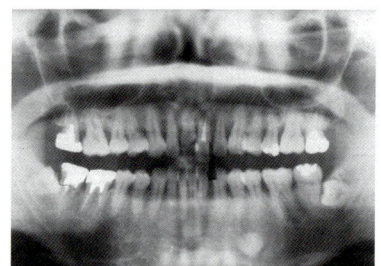

図 2-19a　パノラマエックス線写真

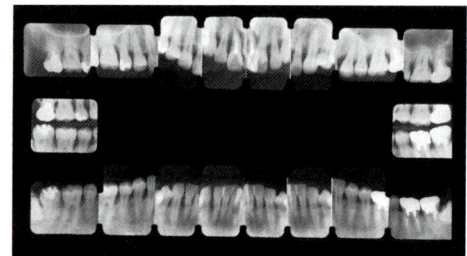

図 2-19b　口内法エックス線写真

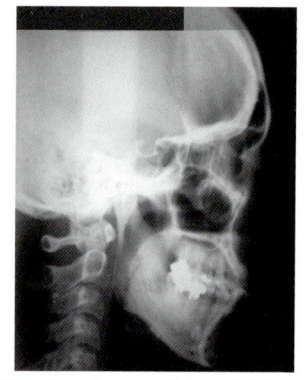

図 2-19c　セファログラム（頭部エックス線規格写真）

診時に全顎の口内法エックス線写真を撮影する．移動させる歯だけでなく，少なくとも矯正装置が関与している部位のエックス線写真が必要である．プロビジョナルレストレーションの装着などで初診時から状態が変化している場合は，矯正治療開始直前の資料を撮影しておく．歯周治療や根管治療の結果，また，治療中も随時経過資料として撮影する．治療終了時にも必ず撮影する．これらのエックス線写真は，初めの診断に必要であるだけでなく，矯正治療中の変化を確実に把握して，診断や治療方針が正しいことや治療が予定通りに進んでいること確認するために重要である．歯槽骨吸収の悪化や根尖病変の再発，歯根吸収などの病的な変化や，歯根の近接や平行性の確認，歯軸傾斜や根尖の位置が予定通りに変化改善しているかなどを評価する．歯軸の平行性や歯と歯槽骨との高さを見るにはグリッドが入ったフィルムを用いたほうが良い．矯正治療の進行に合わせて治療前と比較できるように，同じ部位，範囲，角度などでの撮影を行うように注意する．また，変化が比較できるようにはっきり特定できる指標（クラウン，根充剤などエックス写

真上ではっきり特定できるもの）があれば，それをいれて撮影するとより分かりやすい．

③ セファログラム（頭部エックス線規格写真）（図 2-19c）

　顔面写真によって，顔貌の垂直的および左右対称的な大まかなバランスを把握することができるが，軟組織によって覆い隠されているので，骨格の形状を分析することには顔面写真だけでは不十分である．歯は歯槽骨内に植立しているのであり，歯の位置と骨格とは本来調和を持っているはずである．その意味でも，患者個人の骨格がどのような形状であるのかを知ることは有用である．セファログラムは，規格化された条件の下で撮影されるために，頭部骨格を標準値と比較することでその患者個体の特徴を理解することができるツールである．しかし，多くの研究者によって各種の基準点が設けられている上に，それらの基準点の多くはエックス線フィルム上での読影に熟練を要する．さらに熟練者でさえも読影によって差の出る可能性がある．一般臨床医にとっては使いこなすのが難しいといわれるゆえんである．セファログラムからは多くの情報を得ることができるのはまちがいないことなので，このような限界を理解したうえで取り組む必要がある．

　セファログラムには多くの分析方法が考案されている．それによって，顎態の成長パターン（各部の成長方向，成長のスパートの時期，成長量など）や顔面のタイプ（水平的には convex, concave, 垂直的には開咬傾向，過蓋咬合傾向など）とその程度（正常か異常か，治療可能かなど）を判断することができる．

　一般臨床医による限局矯正でセファログラムが有用なのは，前歯の歯軸に異常がある症例である．

　一つは前歯部反対咬合である．反対咬合は，原因として上下顎骨に不調和がある症例（上顎骨の後退または下顎骨の前突）と前歯の歯軸に異常がある症例（上顎前歯の舌側傾斜または下顎前歯の唇側傾斜）に分けられる．骨格性の下顎前突は専門医でも難しいので一般臨床医は避けるべきである．しかし，上顎前歯の舌側傾斜または下顎前歯の唇側傾斜に起因する機能性反対咬合ならば，成人症例でも限局矯正で治療できる場合がある．顔貌のみから反対咬合の原因を診断することは困難であるが，セファログラムを用いることによってその原因と程度を特定することができる．

　二つ目の例は，切歯の唇側傾斜によるいわゆる出っ歯である．切歯が大きく唇側に傾斜していると口唇が突出した状態になり大きな審美障害となる．審美性を重視するならば切歯を後退させる必要がある．このような唇側傾斜歯の舌側移動は，歯槽基底の位置や対合歯との関係などの制約があるので簡単にできることではないが，切歯の歯軸傾斜がどの程度異常であるかを把握するためにはセファログラムが有用である．また，プロフィールの審美性を表わすエステティックラインの判定は，鼻尖 - 上下口唇 - オトガイの相対的な位置関係で決まるので，オトガイの位置が前突しているか後退しているか

によっても口唇の印象は変わってくる．セファログラムを用いることによってオトガイの頭蓋に対する位置を把握することができる．

セファログラムをとるには大掛かりな装置が必要なので，その分析の難しさとともに一般臨床医には取り入れがたいかもしれない．

(3) 写真

① 口腔内写真（図2-20）

口腔内写真は，① 初診時，② 矯正治療開始時，③ 矯正治療終了時に，一定の一組の写真（中心咬合時の正面観および左右側面観，上下別の正面観および左右側面観，上下咬合面観，その他）を撮影する．さらに症例に応じて特定の部位や角度の拡大写真を撮る．これらは常に一定の条件（撮影倍率，方向など）で行うことが望ましい．上記以外では，舌，小帯，頬，口蓋部などの軟組織や，舌癖，咬合干渉を起こしている早期接触部位などの症例に特有の状態もできるだけ多く記録しておく．さらに，必要であれば治療経過途中に必要な部分を撮影して歯の位置の変化を記録に残す．個々の歯だけでなく対合関係や歯肉の変化にも注目する．このように記録することによって治療経験が次につながる．

初診時口腔内写真

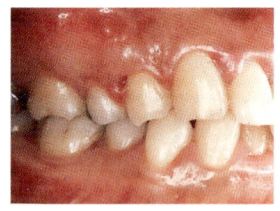
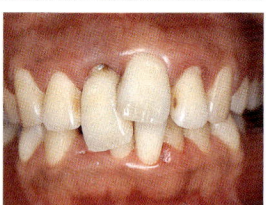
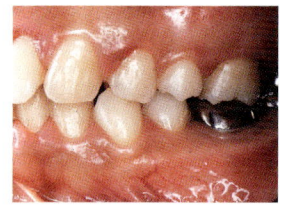
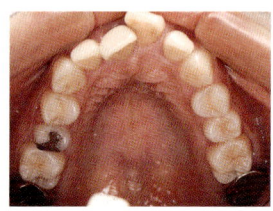
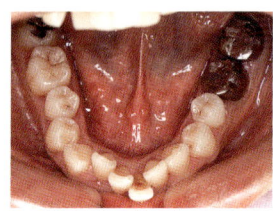

図2-20a　上段左から右側面観，正面観，左側面観，下段左から上顎咬合面観，下顎咬合面観（ミラー像は反転して示している）

矯正治療終了時口腔内写真

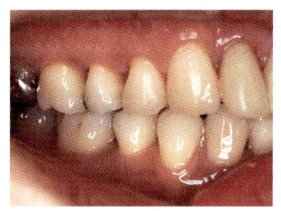
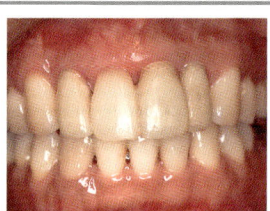
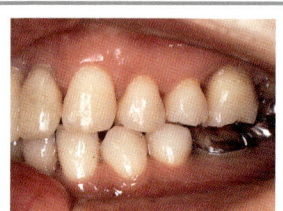
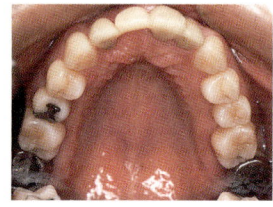
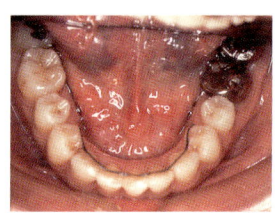

図2-20b　上段左から右側面観，正面観，左側面観，下段左から上顎咬合面観，下顎咬合面観

② 顔面写真（側貌，正貌，口唇）

矯正治療の場合は，顔面写真をルーティンに撮影する．前歯部の変化と口唇の状態は関連することが多いので，特に前歯の位置を変化させる場合は撮っておくほうがよい．正面および側面の顔面写真を撮る．さらに，鼻尖から口唇そしてオトガイにかけての部分の写真が有用なことがある．Eライン（エステティックライン）は，側貌の鼻尖とオトガイを結んだ線と上下口唇の位置関係によって口元の審美性を評価する基準となる（図 2-21）．前歯の前突や唇側傾斜があれば安静時には歯が見える状態になることがある．口唇閉鎖時の口唇周囲の緊張やオトガイの緊張が異常嚥下癖を表わすことがある．このような状態を記録する方法は顔面写真しかない．また，審美歯科にとっては軽く口唇が開いた状態（スマイル時）の顔面写真も有用である．

エステティックライン

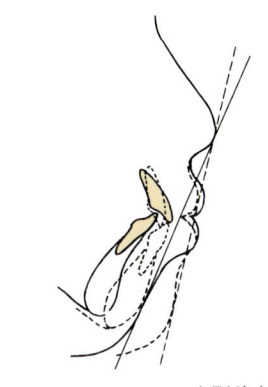

―――― 上顎前突症例のエステティックライン

------ 下顎前突症例のエステティックライン

図 2-21 側貌の審美性を評価するためのエステティックライン

(4) 歯周組織検査チャート（図 2-22）

① 初診時，② 矯正治療開始時（再評価時），③ 矯正治療終了時，④ 保定終了時に採得する．歯周ポケットのプロービング測定値，プロービング時の出血の有無，排膿の有無，付着歯肉の幅，歯肉退縮の程度，根分岐部病変などを記録する．

歯周組織検査チャート

Pretreatment pocket depth and bleeding on probing

Upper teeth	7	6	5	4	3	2	1	1	2	3	4	5	6	7
Pocket depth(Labial)	233	439	525	563	326	526	888	625	668	423	823	323	768	323
Bleeding on probing		* *	***	***	*	***	***	**	***	* *	*	***	***	* *
Pocket depth(Lingual)	333	326	323	313	325	334	628	635	626	323	823	323	623	335
Bleeding on probing	*	***	***	*	***	***	***	***	* *	* *	*		**	
Lower teeth	7	6	5	4	3	2	1	1	2	3	4	5	6	7
Pocket depth(Labial)	533	136	326	325	623	433	322	334	322	333	445	434	433	333
Bleeding on probing	***	***	***	***	***	***	***	***	***	***	***	***		
Pocket depth(Lingual)	422	226	216	326	423	743	333	653	535	523	323	422	334	333
Bleeding on probing			*	* *	***	***	***	***	***	***			*	

Posttreatment pocket depth and bleeding on probing

Upper teeth	7	6	5	4	3	2	1	1	2	3	4	5	6	7
Pocket depth(Labial)	112	223	311	312	212	222		211	112	212	312	212	123	211
Bleeding on probing		*				***				*	*			
Pocket depth(Lingual)	332	112	212	222	222	112		322	222	222	222	222	122	222
Bleeding on probing	*			*		*		**		***	*	*	*	
Lower teeth	7	6	5	4	3	2	1	1	2	3	4	5	6	7
Pocket depth(Labial)	222	222	111	111	111	111	212		112	212	212	123	223	222
Bleeding on probing	*	*		*		*	* *						*	*
Pocket depth(Lingual)	211	121	111	111	112	212	211		212	212	212	112	223	222
Bleeding on probing	*												*	

図 2-22 上段：治療前の歯周組織検査チャート．下段：治療後の歯周組織検査チャート．＊印は出血の有無を示す．

分析

1）模型分析

歯の排列余地を判断するときには，歯の大きさと歯列弓の大きさの不調和（ディスクレパンシー）を知る必要がある．それに要するのは，主に歯冠幅径と歯列弓長径である．また，審美性を重視する場合には，上顎左右前歯の歯冠幅径のバランスが重要である．

2）ボルトン分析

歯冠幅径の分析をボルトン分析という．限局矯正で必要なことは，6前歯の幅径の総和が上下顎で調和しているかどうかである．不調和があると，適切なバーティカルストップやアンテリアガイダンスが得られないので，補綴治療による調整が必要になることがある．

3）セファロ分析（図2-23）

セファログラムの分析を行うには専門的な知識と経験が必要である．分析を外注するサービスを行っている会社もあるが，ほとんどの分析方法が白人のサンプルから得られた資料から成り立っているので，その分析を治療に役立てるには患者に合わせて調整をしなければならない．また，全体を正常値に改善することを目的にして現状を分析するために行う方法なので，限局矯正のように限られた部分での治療や口腔組織の現状に合わせるような治療には，包括矯正治療に比べてメリットは限られると思われる．

▶模型分析
▶ボルトン分析
▶セファロ分析
▶歯周矯正と通常の矯正学的分析との違い
▶見落としやすい診査のポイント
・口腔内の状態は年齢相応か
・『お任せします』はうれしい言葉か
・顔の特徴をじっくり見たか
・安静時に前歯が外から見えるか
・顎の動きはスムースか

セファロ分析

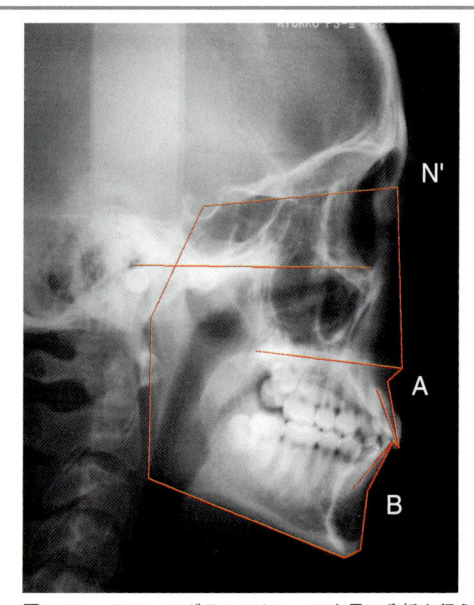

図2-23a　セファログラムのトレースを元に分析を行う．

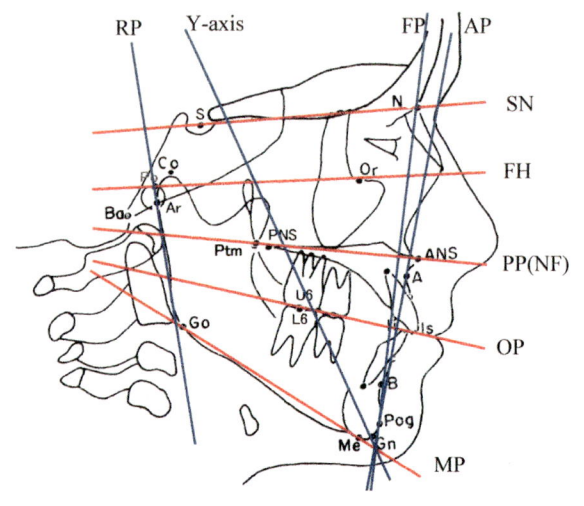

図2-23b　セファログラム分析の主な基準平面

治療前後の頭部エックス線規格写真分析値の比較

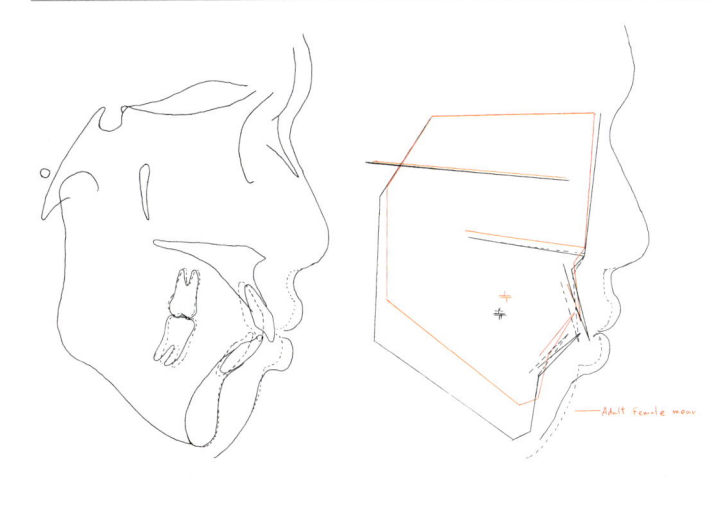

診査項目	平均値	標準偏差	治療前	治療後
skeletal pattern	MEAN	SD	Ptr-treatment	Post-treatment
SNA	80.8	3.61	78.2	79.5
SNB	77.9	4.54	75.2	75.9
ANB	2.8	2.44	3.0	3.6
MP/SN	37.1	4.64	36.1	36.4
Gonial A	122.1	5.29	122.5	122.0
Occ p/SN	16.9	4.40	16.8	16.6
SN	67.9	3.65	71.0	71.0
N-Me	125.8	5.04	139.5	140.0
A-Ptm/NF	47.9	2.80	47.0	46.5
Ar-Me	106.6	5.74	115.5	114.0
denture pattern				
Interincisal A	1236.6	10.64	107.4	123.4
U1-SN	105.9	8.79	111.0	105.5
L1-MP	93.4	6.77	105.5	94.8
FMIA	56.0	8.09	44.6	55.5
L1-AP	5.5	3.00	10.0	5.0

図 2-23c 実線は矯正治療前のセファログラムのトレース．点線は矯正治療後のセファログラムのトレース．治療前後の重ね合わせ

図 2-23d 基準点をつないだプロフィログラムの重ね合わせ．黒線は患者．赤線は同等年齢および同性の標準値

図 2-23e 治療前後のセファログラム分析値の比較．左から，診査項目，それぞれの項目の平均値（同等の年齢・性別），標準偏差，矯正治療前の患者の値，矯正治療後の値

4) 歯周矯正と通常の矯正学的分析との違い

矯正治療の診査法には有名なアングルの分類があり，これは一般臨床医にもよく知られている．またアングルの分類で欠落する情報を補完するため，いくつかの診査分類法が提案されている．代表的なものはアッカーマンとプロフィトの分類であり，これによって矯正治療上必要なほとんど全ての情報を把握することができる．しかし，歯周矯正では，このような矯正治療の診査だけでは不十分である．

矯正学的分析に加えて歯周矯正の診査に求められること
- 歯周病や補綴治療による後天的な咬合の不正の把握
- 歯周治療上マイナスのない咬合を求める必要がある
- 問題となる不正咬合の原因の鑑別診断

5) 見落としやすい診査のポイント

(1) 口腔内の状態は年齢相応か

歯周病の程度や補綴の状態が年齢相応かどうかは治療の必要性や予後に重要な要素である．若年者で切歯部に深いポケットが多くみられる場合は，侵襲性歯周病が疑われる．また中年以降に前歯部叢生を改善するならばブラックトライアングル（鼓形空隙下部の開大）が生ずることを予測しなければならない．

(2)『お任せします』はうれしい言葉か

初診時からの会話や対応を通して，患者の治療に対する理解度や精神的な状態を把握しておく．歯周矯正は，「痛くない，早い，安い」治療ではない．術者との相性も見極めて適応症を判断すべきである．

(3) 顔の特徴をじっくり見たか

セファログラムがなくても，顔貌からは多くの情報を読み取ることができる．

(4) 安静時に前歯が外から見えるか

口腔周囲筋が弱いと，上顎前歯が唇側傾斜しやすい（フレアアウト）．口唇閉鎖がしにくいと歯肉が乾燥し歯周病のリスクが高い．

ドリコフェイシャルタイプとブラキオフェイシャルタイプ

	面長顔（dolichocephalic）開咬傾向	エラ張り顔（brachycephalic）過蓋咬合傾向
咬合力の強さ	小さい	大きい
咬耗の程度	弱い	強い
下顎前歯部歯肉歯槽骨	薄い	厚い

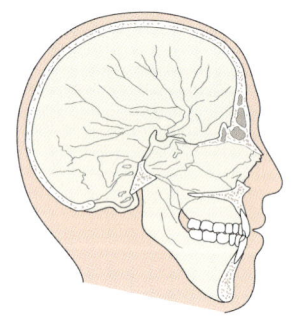

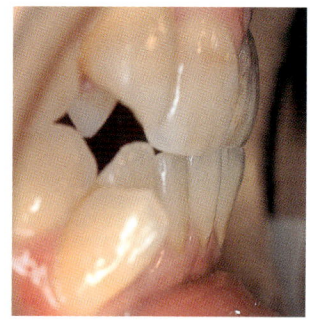

図 2-24a　面長で開咬傾向のある顎態は，下顎前歯部歯槽骨が薄く歯肉の退縮や歯槽骨の裂開のリスクが高い．

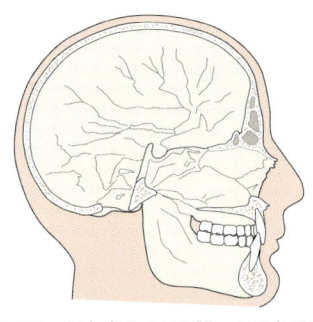

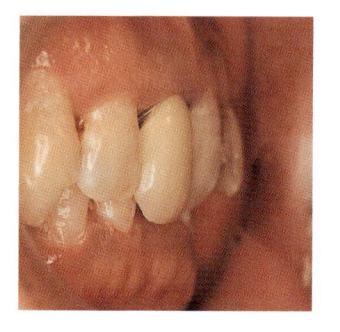

図 2-24b　いわゆるエラの張った四角形の顔貌の場合は，一般に前歯部被蓋が深く歯槽骨が厚く咬合力が大きい．

(5) 顎の動きはスムースか

　安静時や活動時の顔貌を観察すると，かなりの頻度で顎の偏位がみられる．機能している咬合状態を把握するためには口腔診査が欠かせない．下顎を手指で誘導しながら注意深く咬合小面を観察することにより，異常な歯列や筋活動によって誘導された習慣的な咬合を診査する．中心位と中心咬合位の大きなずれが疑われる場合はスプリントを装着して評価する必要がある．

3 矯正治療の生物学的基礎

矯正する歯や歯周組織の状態は？

　歯は，咀嚼や顎の動きによって歯槽窩内で微細な動きを繰り返すだけでなく，一生を通じて常に移動している（生理的な歯の移動）．このような自然のメカニズムによって，力が拮抗したところに歯は安定して位置する（能動的安定）．このような生理的な歯の移動に対して，矯正治療とは『歯に持続的な力を加えると歯周組織が改造されて歯が移動する』という原理に基づいて，設定した目的に向かってその過程をコントロールする治療である．矯正治療による移動が生理的な歯の移動と違う点は，移動の方向が任意に決定できることと変化がより速いことである．特に歯周矯正の場合は，歯周組織の種々の病態や骨支持の喪失の程度によって通常の矯正治療より複雑になる．また，歯周病によって能動的安定が失われて，歯が病的な移動を起こしている例も多い．

　『この歯を動かすにはどのくらいの力をかけたらよいか？』という問いに対して『x グラムの力をかけたら正常に動く』と答えることができれば簡単であるが，この x は，歯周組織の状態，歯根の形態，力のかけ方などによって異なる．この答えが 3 章と 4 章に解説する内容である．

▶生理的な歯の移動
▶正常な歯の矯正治療
▶炎症のある場合
▶骨支持が少ない場合
▶骨縁下ポケットがある場合
▶加齢による影響
▶再生療法を行った場合
▶歯根形態による影響

最小の為害性で最大の効果のある矯正治療を行うために知っておかなければならないこと

- 歯に力を加えたら歯や歯周組織はどうなるのか？
- 大臼歯と小臼歯の違いは？
- 平行移動と傾斜移動の違いは？
- 無髄歯だったら？
- 力の大きさと期間は？
- 為害性は？

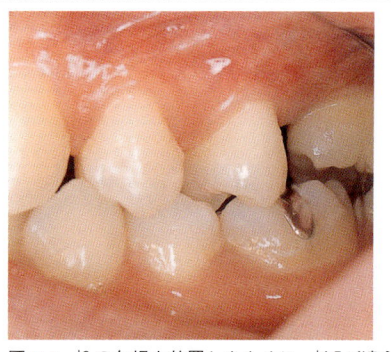

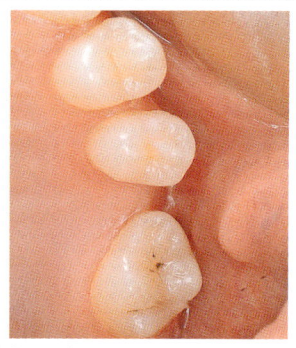

図 3-1 ⌊6 の欠損を放置したために，⌊4 5 が遠心移動して歯間空隙を生じ，また ⌊7 が大きく近心傾斜している．欠損を改善するには補綴が必要だが，補綴治療の前に矯正治療をすることが望ましいことは明らかである．まず，⌊7 を遠心に整直（近心傾斜している歯を遠心に傾斜移動）することで，⌊7 を正常な歯軸に改善するだけでなく近心にある歯周ポケットを改善することができる．さらに，⌊4 5 を近心に移動して元の位置に戻し空隙を欠損歯部に集めて補綴する．このようにすることで，審美性と咬合機能を改善し，さらには将来の咬合崩壊に繋がる因子の予防的治療となる．

矯正する歯や歯周組織の状態は？
歯周矯正の対象となる歯には，加齢による変化や歯周病に罹患している歯が含まれる．加齢や歯周病があっても，矯正力に対して生理的な歯の移動と同じ反応を示すのであれば治療は可能である．しかし，歯や歯槽骨の状態が悪くなると歯の移動に対するリスクが大きくなるので注意が必要である．

1）生理的な歯の移動

歯に持続的な力が加えられると，歯根膜が圧縮されることによってその部分の血流が減少する．この変化が化学的な信号となって細胞活性のパターン

歯に力（F）が加わった場合の歯軸の変化と歯周組織（歯根膜と歯槽骨）の変化

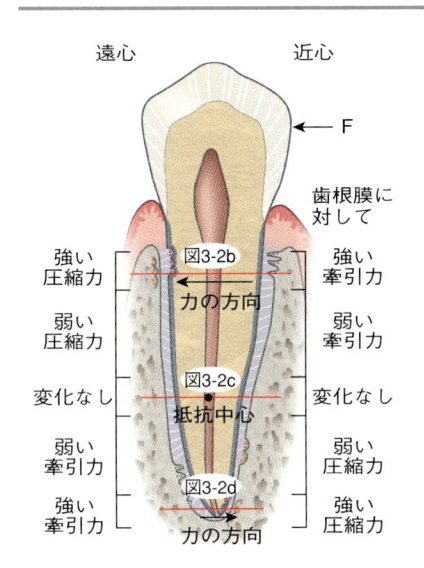

図3-2a　近心から遠心に力を加えると，歯は歯根部にある抵抗中心を回転中心として傾斜する．その結果，歯槽頂部遠心と根尖部近心に圧迫が，歯槽頂部近心と根尖部遠心に牽引が生じる．

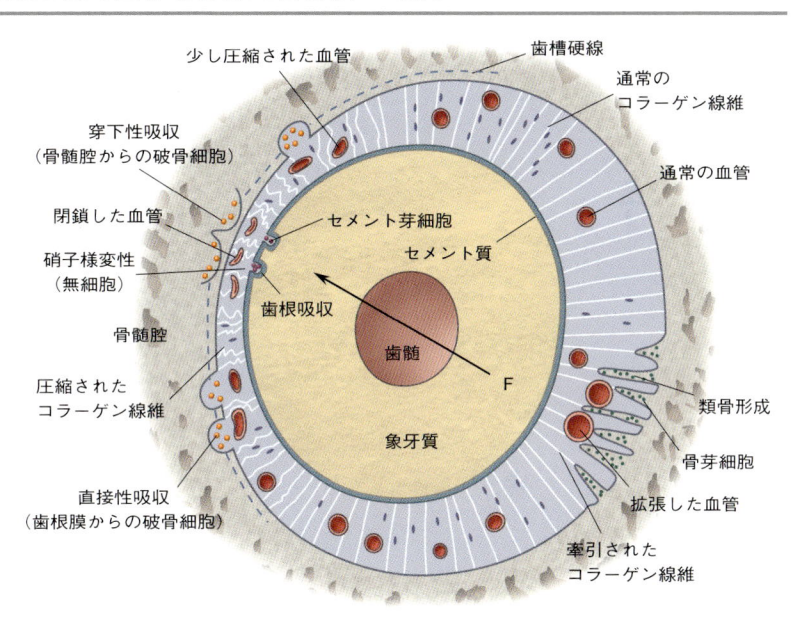

図3-2b　図3-2aの歯槽頂付近の歯根周囲断面．力の方向に歯根膜が圧縮されて骨吸収が起こり，反対側では牽引されて骨添加が起こる．適度な圧縮部では直接性吸収によって，強く圧縮されている部分では硝子様変性がおこり，その後，穿下性吸収によって歯が移動する．

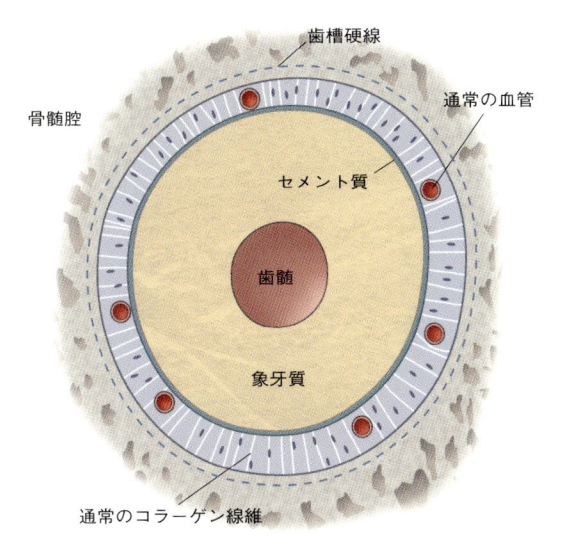

図3-2c　図3-2aの抵抗中心付近の歯根周囲断面．歯に加えられた力による変化はほとんどない．

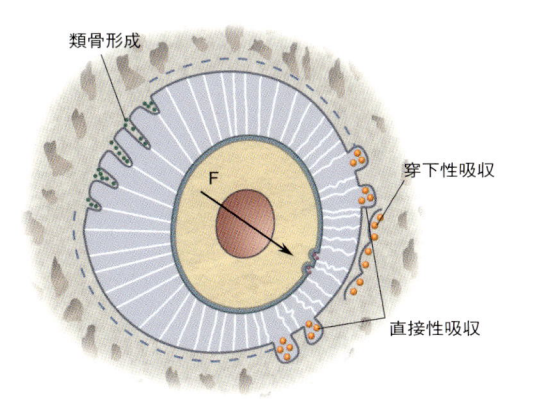

図3-2d　図3-2aの根尖付近の歯根周囲断面．3-2bとは反対の動き．力の方向と反対側で歯根膜が圧縮され骨吸収が起こり，力の方向では牽引されて骨添加が起こる．

を変化させ破骨細胞が分化する．動物実験によると，適度な力を持続的にかけて約4時間経過すると細胞活性が変化するきざしが現れ，36～72時間後に破骨細胞が現れる．破骨細胞はその部位の歯槽骨を吸収し，骨が吸収されたところに歯が動く．たとえば舌圧で唇側に押された歯は唇側歯根膜から吸収が始まる（直接性吸収）．この場合，舌側では歯根膜が牽引され，造骨細胞が分化して骨が形成される（図3-2a～d）．

一生を通じて起こる萌出と近心移動

萌出に伴う歯の移動や咬耗による垂直高径の減少に対する代償性の移動などは咬合面方向への移動である．また，コンタクトポイントの摩耗によって歯間が緩むが，これは歯の近心移動によって閉鎖される．これらは生理的な歯の移動であり，正常な成長や恒常性を維持する生体の仕組みのひとつである．

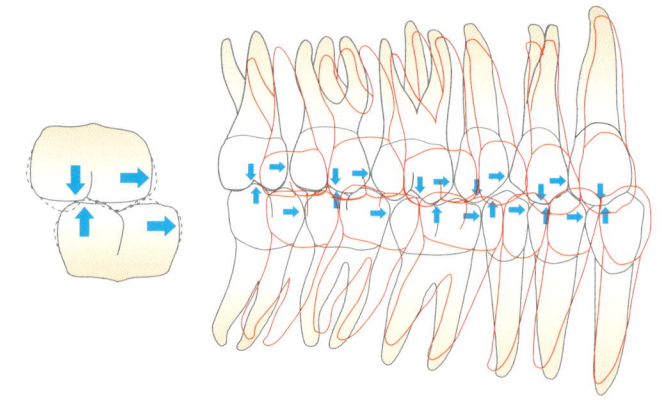

図3-3 歯は，一生を通じて咬合面および近心方向に移動する．

2）正常な歯の矯正治療

弱い矯正力で歯が動く場合は，生理的な歯の移動と同じように直接性吸収が起こるであろう．しかし矯正治療では，生理的な反応と異なる方向，距離に歯を移動させる場合も多く，能動的安定や咬合力に対抗するためにより強い力が必要である．歯根膜が強く圧縮された状態が続くと，血流が遮断され，その部位の組織は壊死する．数日後，壊死した部分の近くの骨髄から破骨細胞が現れて，吸収を始める（穿下性吸収*）．その部分が吸収された後に歯が動く．直接性吸収より吸収に時間がかかるので歯の移動は遅い．直接性吸収による移動が望ましいのは明らかであるが，歯根膜全体に一律に適切な力

* 穿下性吸収
強い圧縮のために歯根膜の血流が遮断されることによって，細胞が壊死し無細胞となる硝子様変性を起こす．その部分を除去するために，骨髄腔由来の破骨細胞によって骨がいわば下から吸収されること．

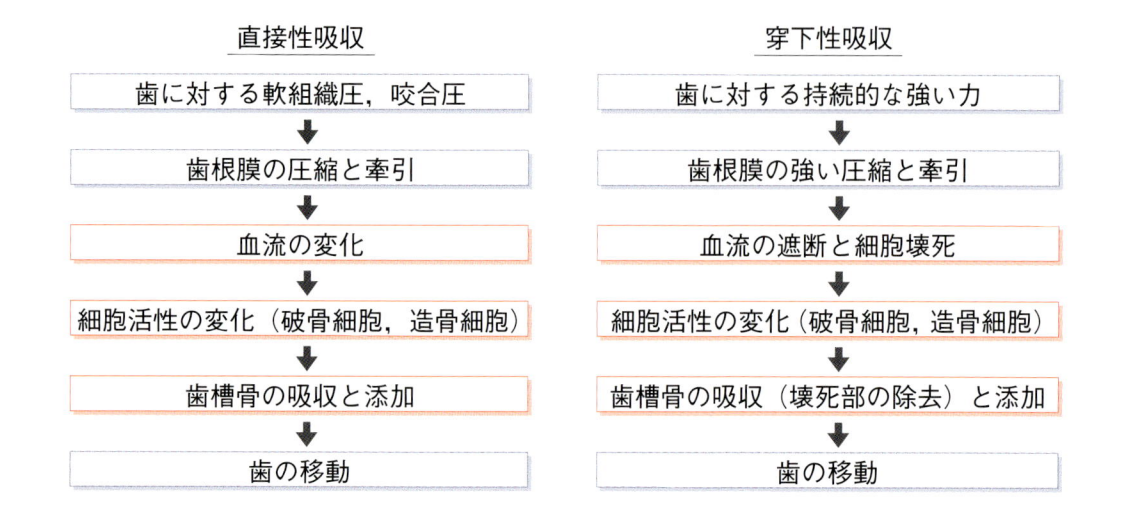

直接性吸収	穿下性吸収
歯に対する軟組織圧，咬合圧	歯に対する持続的な強い力
↓	↓
歯根膜の圧縮と牽引	歯根膜の強い圧縮と牽引
↓	↓
血流の変化	血流の遮断と細胞壊死
↓	↓
細胞活性の変化（破骨細胞，造骨細胞）	細胞活性の変化（破骨細胞，造骨細胞）
↓	↓
歯槽骨の吸収と添加	歯槽骨の吸収（壊死部の除去）と添加
↓	↓
歯の移動	歯の移動

をかけることは不可能である．なぜなら，歯根形態がいびつな上に，歯は歯根部の抵抗中心を回転の中心にして傾斜するので，歯根膜にかかる力の状態は場所によって異なるからである（図 3-2a 〜 d）．

3）炎症のある場合

歯周組織に炎症があると歯根膜の再生は起こらない（Ericsson ら；1977）．

炎症がある場合の矯正治療は急速で非可逆的な歯周組織の破壊を引き起こす（Lindhe ら；1974）．適切なプラークコントロールの下では，矯正力が歯肉炎を増悪させることはないし，付着の喪失を起こすこともない（Ericsson ら；1977, 1978, 1982）．

炎症を改善せずに矯正力を加えると…

矯正力は早期接触や歯ぎしりと同じく歯周組織に対して外傷性に働く因子のひとつである．そうした力に歯周組織が適応できるならば，咬合性外傷にはならない．歯周組織に深いポケットや炎症がある場合には，炎症性因子と咬合性因子の共同破壊作用によって歯根膜や骨を破壊する可能性がある．歯の移動の前に炎症を改善しておくこととプラークコントロールが確実に行われていることが必要である．

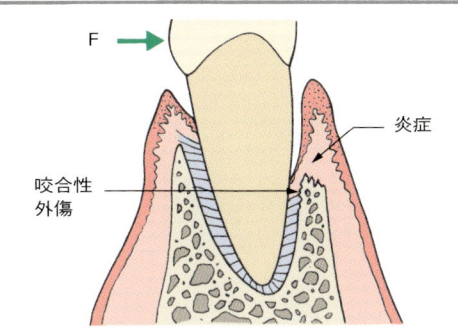

図 3-4 炎症の存在下で矯正力を加えると，付着を破壊し，上皮が根尖側へ増殖して骨縁下ポケットを形成する可能性がある．

4）骨支持が少ない場合

歯槽骨の水平吸収がある場合でも，炎症がなくプラークコントロールが維持されているならば健全な状態と同様の原理で歯は移動する．しかし，臨床歯根が短いので，歯根膜が単位面積当たり受ける圧は大きくなる．

骨支持が少ない場合の歯の移動

骨支持が少ない場合，移動の抵抗中心が根尖寄りになるために，歯冠に加えた矯正力は大きなモーメント（回転作用の大きさ）を生じて歯は容易に傾く．歯が傾斜すると一部の歯根膜に強い圧縮力が加えられることになる．これを防ぐためには，普通より弱い力で治療するだけでなく回転モーメントをできるだけ生じさせない方法を用いなければならない．

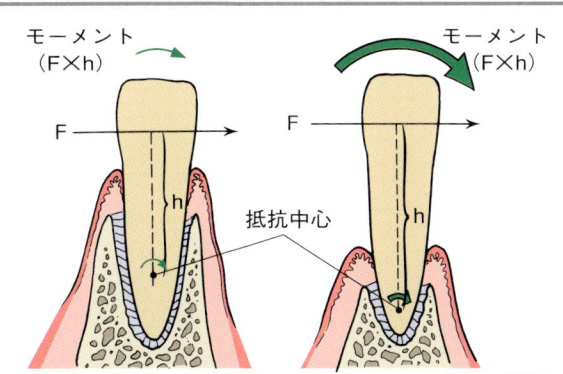

回転モーメント ＝ 力の大きさ（F）× 回転中心から作用点までの垂直距離（h）

図 3-5 回転モーメントをできるだけ生じさせない方法を用いなければならない．

5) 骨縁下ポケットがある場合

　Polsonら（1984）の実験的研究によれば，垂直性の骨欠損があってもプラークコントロールが維持されているならば付着の喪失なしに歯を移動することができる．しかし，歯周ポケットが深い症例で十分なプラークコントロールができるかどうかが問題である．そのため，矯正治療の前に外科的に起炎性物質および炎症性肉芽組織を除去すべきである．また，骨吸収によって歯の動揺が増加することがある．

6) 加齢による影響

　加齢によって歯根膜の細胞活性が低下して矯正力に対する反応が遅くなる．また，骨髄腔が狭くなっていることが多いので穿下性吸収に時間を要する．さらに，高齢者はセメント層の修復が遅れるので歯根吸収が起こりやすい．このような問題を考慮して，力を再活性させる間隔を十分にあけて，歯周組織のリモデリングの時間を与えることが重要である．また，少なくとも初めの1ヵ月は，歯を移動させるというよりも細胞活性をあげるための加圧と考えて非常に弱い力を用い，反応を観察しながら徐々に力を増加させる．

　　成人では細胞活性が低下し，コラーゲンの含有量が増加する．
　　加齢に伴い，矯正力による組織の改造現象が遅延する．
　　成人では硝子様変性が起こりやすい．（Reitan; 1985）

7) 再生療法を行った場合

　再生療法を行った部位への移動については，最近多くの症例が報告されている．Nemcovsky（1996）によると，GTR，GBRを行って8ヵ月から1年間経過観察した後に矯正移動を行った場合，ポケットの深さに改善がみられるとともに，エックス線写真上で骨様の不透過像が認められたと報告している．しかし，犬を使った組織学的な研究の一つでは，骨移植後3ヵ月で歯を移植部位に移動させた場合，歯槽頂の吸収が認められたと報告されている．今後，長期の経過観察と組織学的な研究が必要である．

8) 歯根形態による影響

　歯に対する力は，歯根膜の表面積が大きいほど単位面積当たりの圧が分散される．このため歯根が極端に短い歯や根形態が異常な歯は注意を要する．無髄歯でも移動できるが，根吸収が起こりやすいとされる．

- 歯根の彎曲
- 短い臨床歯根長
- 吸収歯根
- 骨性癒着歯（ankylosed tooth）

どのような移動様式が必要か？

歯の移動様式には，①傾斜移動，②歯体移動，③回転移動，④挺出移動，⑤圧下移動，⑥トルクがある．歯と歯周組織の状態により，移動の目的によって，用いる移動様式を決める．歯根膜にかかる力の分布はそれぞれの移動様式によって異なり，最適力の大きさも移動様式によって異なる．

▶傾斜移動
▶歯体移動
▶回転移動
▶挺出移動
▶圧下移動
▶トルク

1）傾斜移動

歯冠に力を加えると，その反対側に移動を阻害するものがなければ，臨床歯根の 1/2 から 1/3 の所にある抵抗中心を回転中心として傾斜する．この場合，歯根膜の圧縮は歯槽頂と根尖付近で最大で，抵抗中心付近ではほとんど 0 になる．動物実験や臨床経験から，通常歯を傾斜移動させる力は 50g 以下が適切と考えられているが，傾斜移動では，特定の部分に強い圧迫を生じるおそれがある．可撤式装置やエラスティックスなどを用いた治療では，矯正力のコントロールが難しいだけでなく傾斜移動によって局所的に強い圧が歯根膜に加わる．

傾斜歯を改善する……傾斜移動

抵抗中心（●）を回転中心として傾斜移動する．

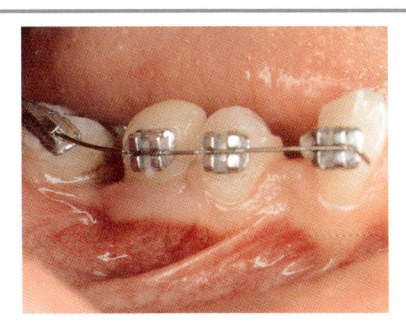

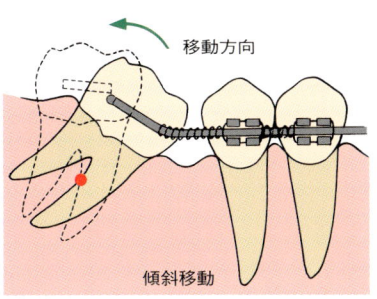

図 3-6

2）歯体移動

歯冠に力と偶力を加えることによって，歯を平行移動をさせることができる（実態はわずかな傾斜移動とその整直の繰り返しである）．原則的に同側の歯根膜全体に圧縮力がかかるので，最適力は傾斜移動の2倍になる．弱い力による歯体移動は単位面積当たりの圧が小さいので，傾斜移動（同じ期間同じ力）よりも歯根吸収が少ないと考えられている．限られた歯槽骨の範囲のなかで歯根歯冠ともに正しい位置にするには平行移動が必要となる場合が多い．平行移動は力のコントロールが難しくエッジワイズ装置が必要である．

歯軸が正常な歯の移動……歯体移動が必要

歯体移動は，傾斜移動に比べて歯根膜に加わる圧が分散される．

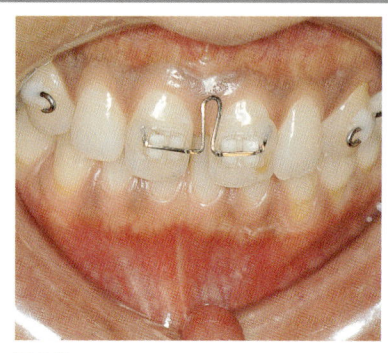

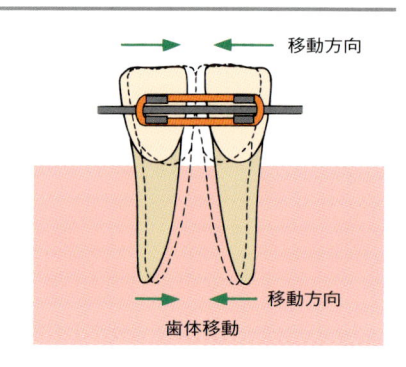

図 3-7

3）回転移動

回転移動は，歯槽窩のなかで歯の長軸を回転中心とした移動である．捻転歯の改善に用いる．理論的には歯根膜全体に牽引力が加わり，力が分散されるので大きな力が必要である．部分的に大きな圧縮力が生じる場合は，大きな力を加えてはならない．また，この方法は歯根膜が全周にわたって牽引されるので後戻りの危険性が高い．歯根膜線維は速やかに再排列するといわれるが，歯肉線維の適応は遅いので，後戻りを防ぐために歯肉線維を切断する方法も用いられる．

捻転歯の改善……回転移動

単根歯は頰舌側幅径が近遠心幅径より大きいので捻転の改善によって歯槽骨の裂開や歯肉の退縮を起こすことがある．

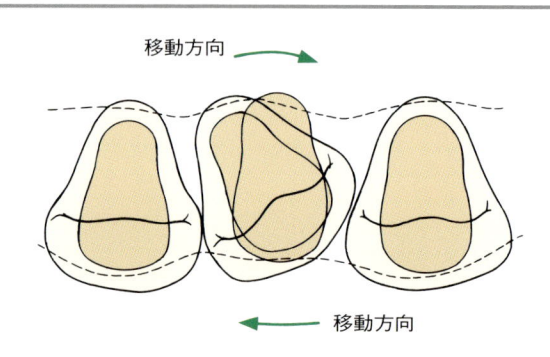

図 3-8

4) 挺出移動

挺出は，歯の長軸方向に沿って歯槽窩内から口腔に向かう移動である．理論的には歯根膜に圧縮力はかからないが，歯の長軸方向にまっすぐ牽引することは難しいので，実際は多少なりとも傾斜移動が加わる．傾斜移動と同じ位の力で行う．歯の咬合面が歯列の咬合平面に達していない場合や歯槽骨の新生を期待する場合に有効である．この方向の移動は生理的な歯の移動と同じなので比較的容易である．しかし安易に力をかけると，根尖部での歯髄組織の断裂を招くことがある．なお，歯が移動する場合には圧下力を加えていない限り挺出が起こっていると考えられる．

歯を歯槽窩から引き出す……挺出移動

歯根膜が牽引されて歯槽頂の骨や歯肉が新生する．

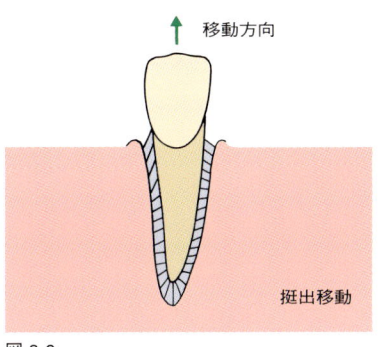

図 3-9

5) 圧下移動

圧下は歯槽窩に向かって歯を押し込む移動である．この場合は，原理的には根尖部の狭い範囲に力が集中するために，傾斜移動よりも弱い力でなくてはならない．通常は咬合力に対して根尖部を保護するように歯根膜が強く抵抗しているので圧下移動は難しく，実行しても周囲の歯が挺出したための見かけ上の圧下であることが多い．大きい量の圧下が必要であれば顎外固定やインプラント固定などの強い固定を用いる必要がある．

歯を歯槽窩に押し込む……圧下移動

斜線維群や根尖線維群によって圧下に抵抗しているが，根尖の吸収に注意しなくてはならない．

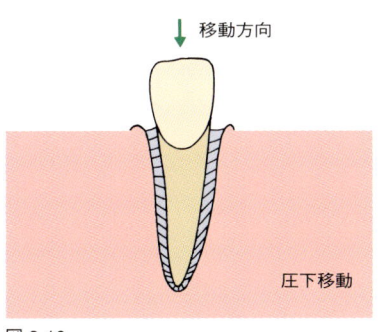

図 3-10

6）トルク

矯正学でいうトルクとは歯軸の頰（唇）舌的傾斜を改善するために根尖を頰（唇）側もしくは舌（口蓋）側に移動することである．たとえば前歯を舌側に牽引する場合は，歯軸が舌側に傾斜することを避けるためにリンガルルートトルク（根尖を舌側に移動するトルク）をかけることがある．補助弾線を用いる方法もあるが，エッジワイズ装置と角ワイヤーによる方法が効率的である．

頰（唇）舌的傾斜の改善……根尖に力を加える

頰（唇）舌的な傾斜移動とは異なる．
根尖に強い圧がかかる．

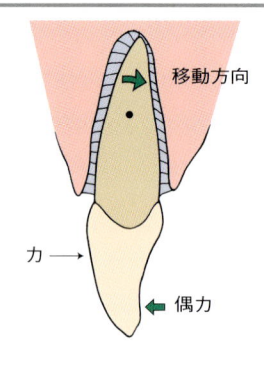

図 3-11 トルク

歯を動かす力の大きさ・時間

最適力の大きさの根拠となっているのは末梢血管圧（20〜26g/cm²）である．すなわち，『歯根膜の圧縮による血流の変化が化学的な因子となって細胞の変化が起こる』という理論から，末梢血管圧に近い圧が歯根膜に作用する必要がある．実際には，歯には口唇や舌や頰粘膜の軟組織圧および咬合圧がかかるだけでなく，歯肉線維による抵抗などがあって，歯冠部にかかる矯正力がそのまま歯根膜の圧縮力になるわけではない．また，歯の種類や支持骨の吸収程度によって歯根膜面積が異なることも考慮しなくてはならない．実験的および臨床的データから，図 3-12 のような力が推奨されている．20g/cm² という力は，プロービング圧と同程度で，非常に小さい力であることがわかる．

歯が動くために必要最小限の力でも，一部では強すぎる力となり硝子様変性が起こることは避けられない．歯根の形態は完全な円柱ではないので移動方向の歯根膜全体を均等に圧縮することは不可能である．移動の様式によって歯根膜にかかる力の分布や単位面積当たりの圧力が異なることに配慮する必要がある．力の作用する時間や移動様式と合わせて力の大きさを設計しないと，最適な力とすることはできない．

▶歯の移動様式と最適力
▶力の継続時間は？
▶力を加える間隔は？
▶移動期間は？
▶矯正治療の為害作用
　・歯根吸収
　・歯髄への影響
　・軟組織に対する為害性
　・歯槽頂の変化
　・疼痛
　・動揺

最適な矯正力の目安

① 自発痛がない
② 打診に対して著しい反応がない
③ 著しい動揺がない
④ 期待通りの方向と量の移動

Takahashi による

1）歯の移動様式と最適力

歯を動かす最適力

	弱すぎる力	適度な力	強すぎる力
歯根膜	わずかな圧縮	適度な圧縮	強く圧縮
血流	変化せず	変化する	遮断する
細胞変化	変化せず	破骨細胞の分化（歯根膜内）	細胞の壊死
骨の吸収	起こらず	直接性吸収	穿下性吸収
歯の移動	起こらず	効率よく動く	遅い
為害性			歯根吸収

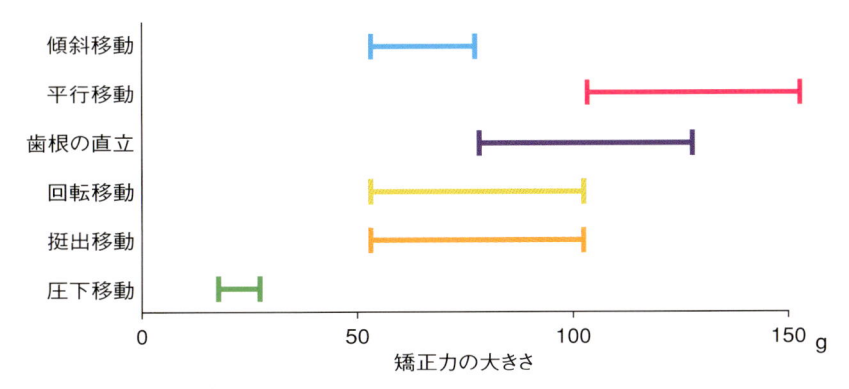

図3-12 切歯ではこれより小さく大臼歯では大きくなる．(Proffit WR『プロフィトの現代歯科矯正学』（クインテッセンス出版）より改変)

エラスティックスの伸びと牽引力の測定

エラスティックスやワイヤーが元の長さからどの程度伸張したらどの程度の力が加わっているかをあらかじめ測定しておくと，口腔内で使用するときの目安となる．この力は実際にばねばかりで測定することができる．歯は常に能動的安定化の影響下にあるので，加えた矯正力がそのまま歯根膜の圧縮力になるわけではない．

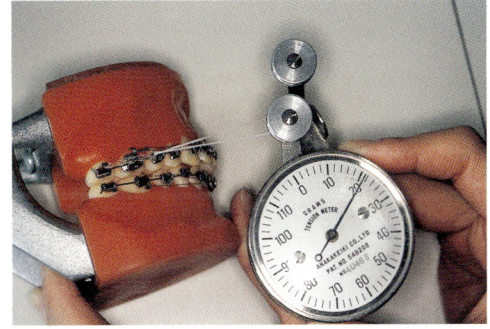

図3-13

2）力の継続時間は？

矯正力の時間的作用様式には，①持続力，②断続力，③間歇力がある（図3-14〜16）．歯に力を加えてから骨の変化が起こるまでには時間差があり，為害性を少なくするためには作用させる力の大きさだけでなく時間的要素を考慮する必要がある．

3 矯正治療の生物学的基礎

弱い持続力が望ましい

持続力とは，初めに作用させた力がほとんど減少せずに持続して働く力である．固定式の装置で用いる特殊なスプリング（Ni-Ti コイルスプリングなど）によって可能である．弱い持続力を加えると，36～72時間後に破骨細胞が現れて直接性吸収が起こると考えられている．移動が速く，為害性も少なく患者の痛みも少ないので最も望ましい．しかし，強い力を持続的にかけた場合は歯周組織や歯に重大な損傷を与える．

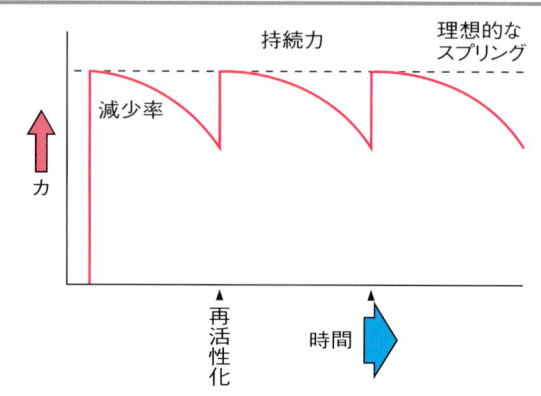

図 3-14 持続的矯正力

休止期間を設けた断続力は容認される

断続力とは，初めに作用させた力が歯の移動に伴って弱くなり，活性化した量が終了すると作用力がいったんゼロとなる力である．その後，休止期間を置いて再活性化する．ワイヤーなど牽引や圧迫の弾性を利用する固定式装置の作用力のほとんどが断続力である．比較的強い力でも断続的に短距離に作用する場合は，穿下性吸収によって骨が除去され，歯が動いた後，組織が再構成する休止期間が得られるので容認される．大きい距離に作用する場合は，歯周組織および歯根に対する損傷の危険性がある．

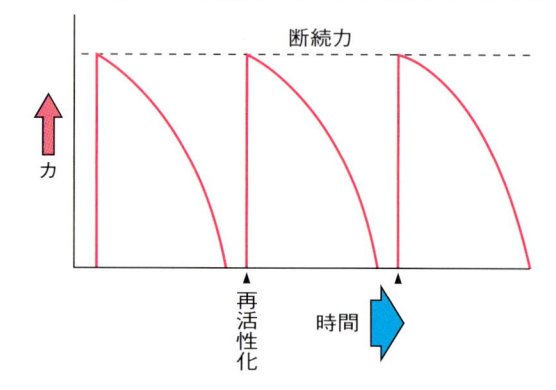

図 3-15 断続的矯正力

可撤装置は間歇力による

可撤式装置では，装置を付けたときにはいつも同じ力がかかり装置をはずしたときに作用力がゼロになる．断続力と同じく，比較的強い力でも間歇的に作用する場合は，穿下性吸収によって骨が除去され，歯が動いた後に組織が再構成する休止期間が得られる．動物実験によると，持続して力をかけて約4時間経過してから細胞活性の変化が現れる．このような実験的考察と臨床的な結果から，ヒトの歯の移動には1回に6時間以上の連続した装着時間が必要であるとされる．

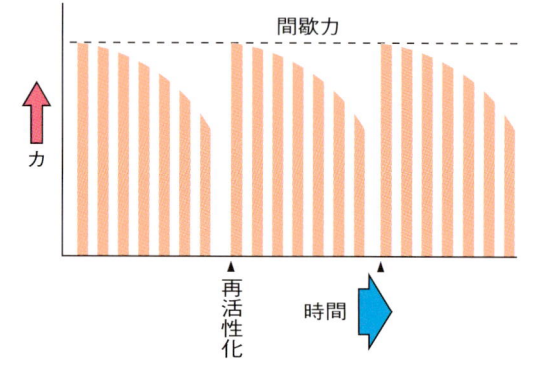

図 3-16 間歇的矯正力

いずれも Proffit WR『プロフィトの現代歯科矯正学』（クインテッセンス出版）より引用

3 矯正治療の生物学的基礎

3）力を加える間隔は？

歯の移動は直接性吸収によることが望ましいが，臨床的には，いくら弱い力を使ったとしても部分的には壊死領域ができるので，穿下性吸収が起きることは避けられない．傾斜移動の場合，穿下性吸収は2週間以内に終わるので，その後の組織の修復時間を考慮して力の再活性化は約4週間ごとに行う．頻繁に活性化を行うことは修復時間が不足して歯や歯周組織に大きなダメージを与える．

4）移動期間は？

細胞の壊死や穿下性吸収が起こるような強い力が持続的にかかれば類セメント層が破壊され著しい歯根吸収が起こる可能性がある．時間的要素も重要であり，長期間強い力が作用すれば歯根吸収の危険が増す．内分泌の問題がなく，適度な力による6～8ヵ月の移動であれば歯根吸収の危険はほとんどないといわれている．

5）矯正治療の為害作用

（1）歯根吸収

歯根吸収のメカニズムはまだはっきりわかっていない．歯に力が加わると歯根表面の類セメント層が一部喪失しセメント質に吸収がみられる．適切な力の場合は，この部分はセメント芽細胞で修復されると見られている．類セメント層は歯槽骨よりも吸収に対して抵抗力があるといわれるが，細胞の壊死や穿下性吸収が起こるような強い力が持続的にかかれば類セメント層が破壊され，著しい歯根吸収が起こる可能性がある．50～200gの力で行う歯体移動ではエックス線写真でわかるほどの歯根吸収はないという．長期間の傾斜移動は歯体移動よりも歯根吸収の危険が高い．彎曲した歯根や重篤な外傷の既往歴がある歯では吸収する危険性が高いといわれる（図3-17）．

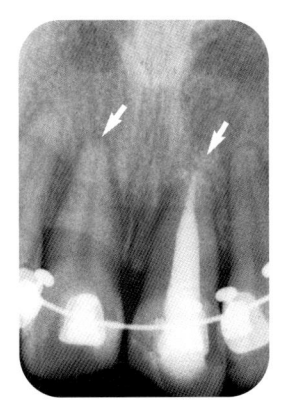

図3-17 根尖が吸収されてやや丸くなっている．

（2）歯髄への影響

矯正治療の初期には，一過性に歯髄内で炎症が起こっている．そのために数日間痛みを感じる可能性がある．根尖部に強い圧がかかると，この部分の歯根膜が圧迫され血流が減少するが，その程度によっては歯髄の変性をきたし，歯髄が壊死する可能性もある．Graberによれば，矯正治療中には電気歯髄診断の感度が落ちるが，治療完了後には歯髄反応は正常に戻る．無髄歯を矯正移動することに問題はないが，有髄歯よりも歯根吸収を起こしやすいといわれる．

（3）軟組織に対する為害作用

矯正装置による軟組織への機械的損傷は無視できない問題である．また装置によりブラッシングしにくくなり，自浄作用を妨げることから，食物残渣の停滞を助長し，歯肉炎が起こりやすくなる．歯肉退縮が起こる危険性もあ

(4) 歯槽頂の変化

矯正装置による刺激や清掃不良によって歯槽頂部が吸収する可能性がある．歯の挺出や圧下によって歯槽頂の位置が変わることはあるが，歯周病がコントロールされ口腔清掃が良好であれば臨床歯根の長さが変わることはないと考えられる．

(5) 疼痛

歯に力を加えてすぐに痛みがあるようであれば歯根膜に過度の圧がかかっていることなので力が強すぎる．適切な力であれば，力を加えた直後は痛みがなく，数時間後から痛みが現れ，特に咬合時に痛みが増し，数日以内に消失する．中程度の歯髄炎が痛みの原因である．

(6) 動揺

歯の移動時には隣接する歯槽骨が吸収し，エックス線診査では歯根膜腔の拡大が見られ，歯は動揺する．中程度の動揺は，矯正治療中において予想されるものである．歯周矯正において，咬合干渉によるジグリングによって極端な動揺が生じている場合は，速やかに咬合挙上や咬合調整を行う．咬合干渉がないにもかかわらず極端な動揺がある場合は，穿下性吸収が大きく起こっていると考えられるので，動揺が収まるまで力を除去して，固定するべきである．この動揺は，炎症性因子が絡まない限り非可逆的な障害を残すことはなく，3ヵ月以上の保定を行うことによって矯正前の動揺と同程度に戻ると考えられている．

軟組織に対する為害作用

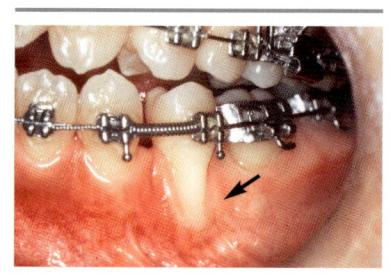

図 3-18　歯の移動中に起こった歯肉退縮

成人の矯正治療の注意

1) 施術上の注意
- 治療開始時は細胞活性を賦活化する程度の弱い矯正力にとどめる
- 矯正力の再活性化の間隔を十分にとる
- 歯の移動後に位置が安定するまで長期間を要する(保定期間を長く要する)
- プラークコントロールを徹底する
- 弱い矯正力を用いる
- 可能であれば傾斜移動を避ける

2) 診断上の注意点
- 骨格性の異常を改善するには，歯槽骨内での歯の再排列で対応できる範囲に限られる
- 大きな異常に対しては，補綴治療による補完か外科矯正を考慮する

- 術前にスプリント治療が必要な症例がある
- 二態咬合が潜在的にある例では歯の移動を契機として顎位の変化を招くことがある
- 咬合干渉が起こらないようにする
- 歯の移動によって顎関節症の発現もしくは一時的な悪化を招くことがある

3) 最小の為害性で最大の効果をあげる力の大きさと時間

① （正常な歯の場合）力の大きさは 20 〜 150g
② 移動様式は平行移動（エッジワイズ装置による）
③ 弱い力で持続的に，強い力は断続的，間欠的に
④ 4週間以上の間隔をあけて再活性化
⑤ 移動期間は 6 〜 8ヵ月で終了

4 フォースシステムの基礎知識

　最適力で為害性少なく歯を移動させるためには，大きく傾斜させずに，一定方向の力が持続するか，歯の移動に伴って徐々に減衰するようなフォースシステムを設計しなければならない．さらに，それらの装置は生体にとって為害性がないだけでなく，違和感が少なく発音や咀嚼の機能をできるだけ損なわないものでなければならない．

　歯周矯正の場合は，歯周病，欠損歯，複雑な補綴物などのために，通常の矯正治療よりもさらに問題は複雑であり，矯正力の大きさのみならずプラークコントロールのしやすさなどを十分に考慮しなくてはならない．

　金属ワイヤー，エラスティックス，レジンなどの物理学的特性，ループやスプリングなどの力学的特性を理解して初めて適切なフォースシステムを作ることができる．

　矯正治療は，歯に生理的でない力をかけて骨や歯肉の吸収と添加を促す原理を応用した治療である．このため，矯正治療は使い方によっては歯周治療にも応用できる．まちがいなく矯正治療＝歯周治療とするために，基礎をしっかり理解しなければならない．

フォースシステム

▶正中離開を例にフォースシステムを考える
　・モーメントと偶力
　・偶力との組み合わせ
▶固定
　・限局矯正における固定源の不動性
▶固定の種類
　・単純固定
　・不動固定
　・相反固定
　・加強固定
　・口腔内固定と顎外固定
　・顎内固定と顎間固定
　・複式固定
　・インプラントによる固定

　どの歯をどのように移動させるか，その移動量の大きさと方向，必要な期間などを考慮してフォースシステムを設計する．その中心となるのが固定という概念であり，固定源の設定である．固定源について十分理解して矯正装置を設計しなければ，目的どおりに歯が動かないだけでなく，動いてはいけない歯が動いたり，咬合干渉を生じる可能性がある．

　装置の設計では，フォースシステムと固定源の確保が重要である．

　単純に歯を牽引するならば，歯冠の位置が移動するだけで歯根の位置は変わらず歯軸は傾斜してしまうが，このような傾斜移動で目的が果たせる症例は少ない．また，ある期間持続して歯を移動させるに足る大きさがなければ矯正力にはならないが，大きすぎるとその歯に為害的に働くだけでなく，固定源が移動してしまう危険性がある．

1）正中離開を例にフォースシステムを考える

　主訴の多い上顎前歯部の正中離開を例に固定源を考えてみる（図4-1）．ブラケットとエラスティックスを使って行われることがあるが，この方法

4 フォースシステムの基礎知識

は歯周治療や審美治療では望ましくない結果を招く可能性がある．
　エラスティックスによる方法では歯軸のコントロールができない．唇側のブラケットにエラスティックスをかけただけでは，傾斜移動となるので，根尖が遠心に移動する．空隙が大きければ正中の歯肉が退縮してブラックトライアングルができる可能性が大きい（図4-2）．また，翼状捻転になることもある（図4-3）．いずれも審美的な問題や歯周組織の問題が生じるだろう．

正中離開の対称性／非対称性によるフォースシステムの違い

図4-1aと図4-1bともに同じ正中離開だが，顔面正中線（下顎正中と一致）に対する上顎前歯の正中が異なっていることがわかる．図4-1aは上顎前歯の正中と顔面正中が一致している左右対称な正中離開である．それに対して，図4-1bは離開部正中が左方に偏位している．このような左右非対称の離開は，歯や歯数に片側性の異常がある場合によくみられる．

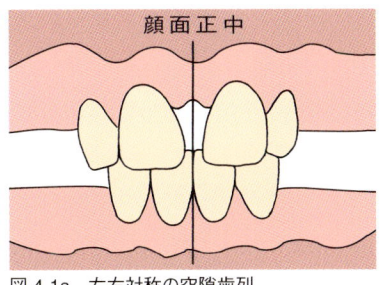

図4-1a　左右対称の空隙歯列

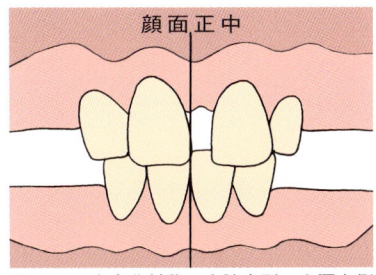

図4-1b　左右非対称の空隙歯列．上顎左側中切歯が位置異常

顔面と上下顎の正中を一致させて左右対称にするためには，図4-1aでは左右の中切歯を同様に近心移動させることが必要である（図4-1c）．図4-1bでは，右側中切歯はそのままの位置で，左側中切歯に対して離開している距離だけ近心移動させる必要がある（図4-1d）．図4-1aでは，固定の種類は相反固定であり，固定源は各々反対側の中切歯である．図4-1bでは，なんらかの加強固定が必要と考えられるので，固定源は上顎の複数の歯となる．

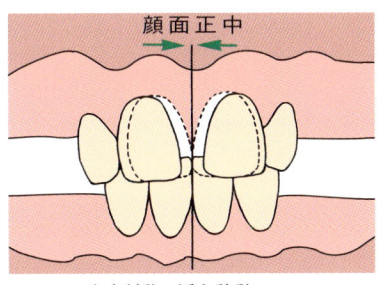

図4-1c　左右対称の近心移動

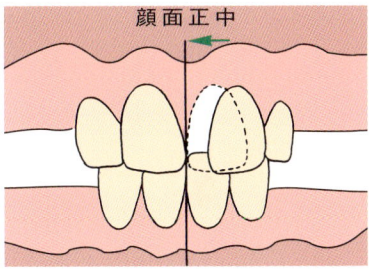

図4-1d　非対称の移動（左側中切歯の近心移動）

傾斜移動によって生まれるブラックトライアングル

エラスティックスによる方法では歯軸のコントロールができない．

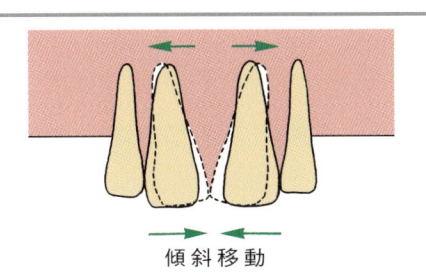

図4-2a　エラスティックスによる傾斜移動

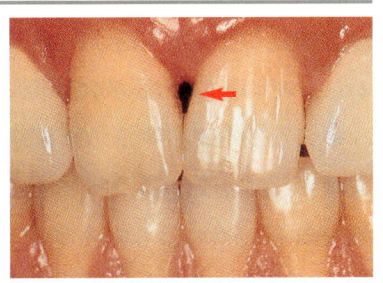

図4-2b　矯正治療後しばらくすると，ブラックトライアングル（←）が顕著となる．

55

4　フォースシステムの基礎知識

回転移動によって生じる翼状捻転

抵抗中心から作用点までの距離によって，近心への移動はモーメントを生じ，それによる翼状捻転が生ずる（図4-3）.

抵抗中心から作用点までの距離によってモーメントを生じ，回転する

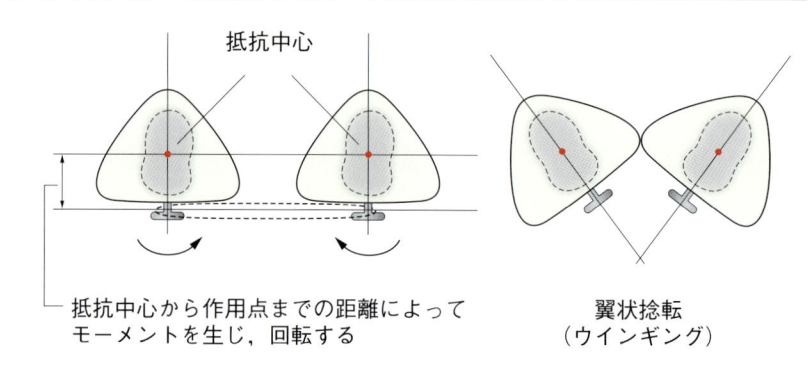

翼状捻転（ウイングキング）

図4-3　フォースシステムの誤りによる翼状捻転

平行移動

歯軸を正常に改善するにはブラケットとワイヤーを使って平行移動することが必要である.

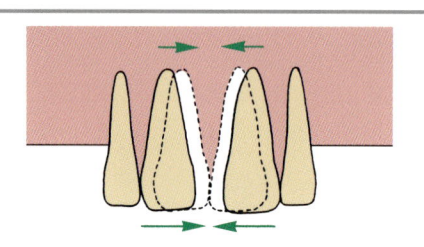

平行移動

図4-4a　セクショナルアーチによる平行移動

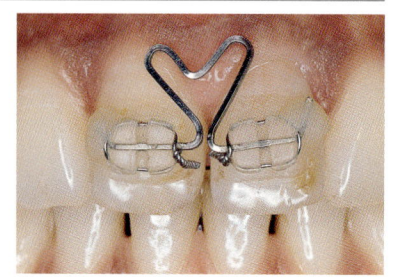

図4-4b　エッジワイズテクニックによって歯根と歯冠を平行に移動（歯体移動）することで歯軸を正常に改善する.

(1) モーメントと偶力

フォースシステムとは，歯に対する力とモーメントの三次元的な組み合わせである．モーメントは，抵抗中心から力の作用点までの距離と力の大きさの積で表され，回転力を生じる．

抵抗中心とモーメント

重さの均等な物体では，中央に抵抗中心があり，この抵抗中心に垂直な力を加えることができれば物体は平行に移動する．（図4-5a）
抵抗中心から離れた部分に力をかけるならば，抵抗中心を中心として回転が起こる．これがモーメントである．モーメントによって物体は抵抗中心を回転中心として回転して傾斜する（図4-5b）.

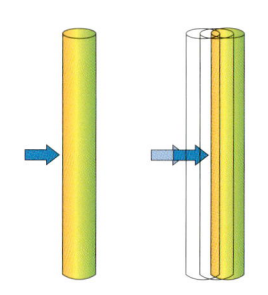

図4-5a　抵抗中心に直接力をかけることができるならば平行移動ができる.

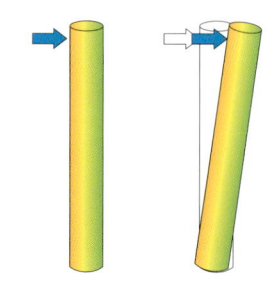

図4-5b　モーメントによる傾斜

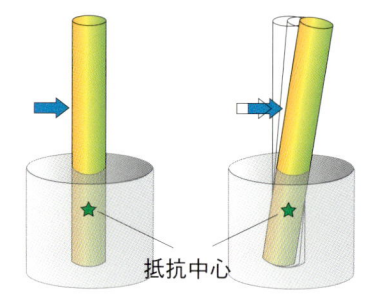

図4-5c　歯は抵抗中心が根尖寄りにあるのでかならずモーメントを生じる.

56

歯根部は移動に対する抵抗が大きいので，抵抗中心は根尖寄りに位置する．矯正力は歯冠部にかかるので抵抗中心からの距離が大きくなるほどモーメントは大きくなる．特に，歯槽骨が吸収して臨床歯根が短くなっている場合は，小さい力でもモーメントが大きくなるので歯は容易に傾斜する（図4-5c）．

(2) 偶力との組み合わせ

抵抗中心から離れた部分に力をかけながら，歯を傾斜させることなく平行移動させるためには，さらに偶力を追加してモーメントをゼロにしなければならない．偶力とは，作用点が異なり作用力と反対方向の力である．

偶力との組み合わせによる平行移動の仕組み

偶力とは，作用点が異なり作用力と反対方向の力である．
［F1］×［h1］＝［F2］×［h2］の場合は，モーメントの大きさが等しく方向が反対なので回転は生じない．図4-6のようにモーメントが等しい場合は，［h1］が［h2］より小さいので［F2］より［F1］が大きい．この力の差によって歯は左方へ平行移動する．

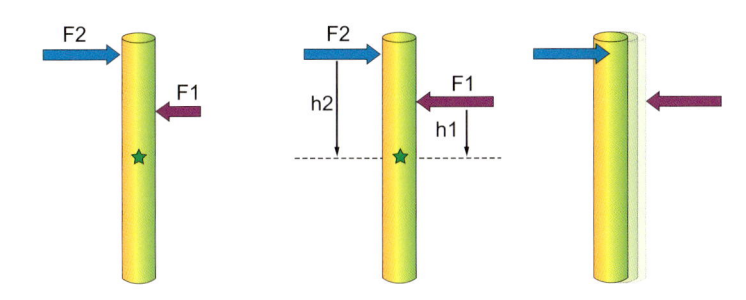

図4-6 平行移動の仕組み

偶力を利用した平行移動の原理を利用して歯根の移動を行うことも可能である（図4-7）．しかし，歯の場合は歯槽骨の抵抗が大きいので，非常に大きい偶力を長期間作用させなければならない（図4-8）．

偶力による歯根の移動

［F2］を［F1］より大きくすることで反対側を移動させることができる．

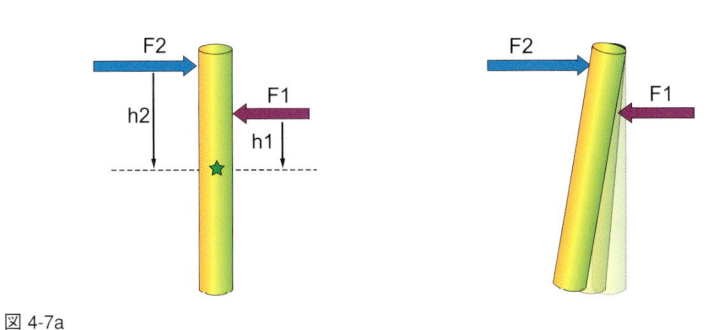

図4-7a

図4-7b 偶力による歯根の移動様式と歯冠部の傾斜

4 フォースシステムの基礎知識

偶力（ボックスループ）による歯根の移動

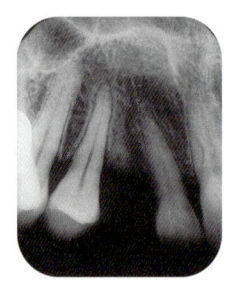

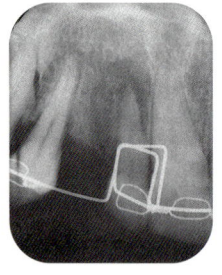

左：図 4-8a 初診時．2|の歯根が 3|部にずれている．
右：図 4-8b 犬歯欠損部にインプラントの受床部を作るために側切歯の歯根を近心に寄せた．

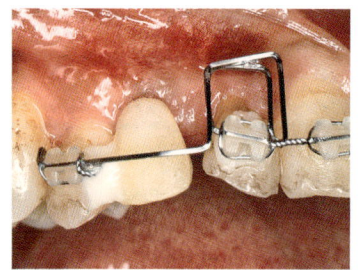

図 4-8c ボックスループによって偶力を加えて歯根の移動を行った．ブラケットスロットの傾きに注目．切端は異常な咬耗を示している．

2）固定

　矯正治療でいうところの固定（anchorage）は，「錨を降ろすこと」であり『矯正力をかけるときの移動に対する抵抗』を意味する．固定源とは，歯の移動に対する抵抗源のことで，主として歯であるが，それ以外にも歯槽骨，粘膜，口腔外の頭部や頸部などによって得られる．歯に加えられる力は，歯根膜の単位面積当たりの力（圧力）として計算できる．矯正装置によって力をかけて歯を移動させる時，移動する歯にかかる力（作用力）と等しい力（反作用力）が固定源にかかる（図 4-9）．

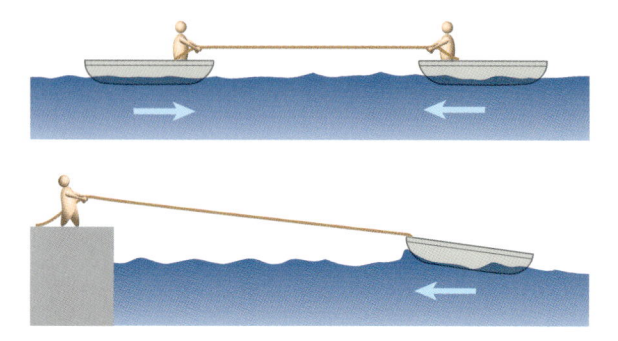

図 4-9　作用力と等しい反作用力が常にかかっていることを忘れてはいけない．

固定源の工夫

上顎の現存歯は 8|8 のみで，半埋伏している |8 を挺出させて 8| とともに義歯の鉤歯とする．（この症例は対合歯に固定源を設けた．）
歯周矯正では，歯の喪失や歯周病による骨支持の減少，あるいは義歯やブリッジなどの補綴物や欠損歯のために十分な固定源が得られないことがある．

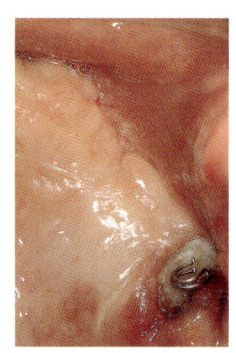

図 4-10a　半埋伏している |8 の咬合面にフックを接着した．

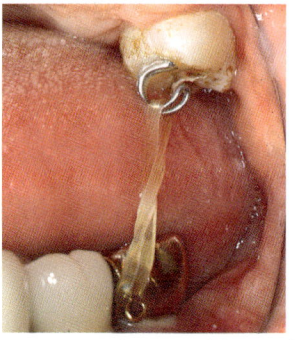

図 4-10b　固定源となる |6 および |7 はインプラントで，フックの接着が難しいので隣接面間に真鍮線を入れてフックの代わりとした．

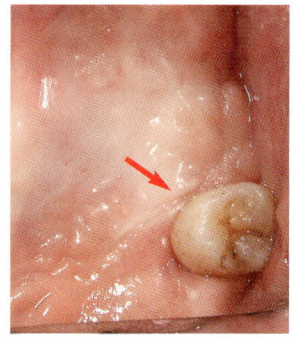

図 4-10c　矯正治療後の上顎咬合面観

限局矯正における固定源の不動性

反作用力に抵抗するには，できるだけ多くの歯を固定源に設定すればよい．固定源にする歯数が不足であれば粘膜負担も考慮する．固定源が変化することは重大な結果を招きかねないし，またいったん変化してしまうと固定源を元に戻すことはかなり困難な作業になる．十分に固定源を確保するためには，装置間の摩擦がない場合で少なくとも2倍の歯根膜面積，時には4倍の歯根膜面積を目安にすることが必要である（図4-11）．次のようないろいろな固定法を症例に合わせて選択して十分に固定源をコントロールすることが重要である．

固定源が変化することは極力避けなければならない．

全顎の矯正治療と限局矯正の固定の考え方で，もっとも大きく違うのは「固定源の不動性」である．全顎矯正では全ての歯をワイヤーでつなぎ同時に移動するので，固定源と移動部位の分かれ目がはっきりしない．上顎第一大臼歯を固定源の中心に持ってくることが一般的であるが，その場合，固定源のある程度の変化は治療計画に含まれている．それに対して限局矯正では，固定源と移動歯は厳密に区別し，移動する歯以外の歯列は変化させてはならないと考えたほうがよい．特に成人の場合は，咬耗によって歯列に咬合小面や咬合誘導面が形成されており，不正咬合であっても緊密に嵌合していることが多い．これがわずかでもずれると，全体の咬合状態が変化する可能性がある．また，時間が経てば適応が生ずるかもしれないが，それまでは早期接触となり咬合性外傷の原因にもなりうる．これは歯周病を有する患者にとっては重大な問題となる．

固定源が不動であるということは目的の歯がどれだけ動いたか，予定通り動いているか分かりやすく，治療にとっては問題が単純になる．すべての歯が変化する場合には，その動きをコントロールするのがどれだけ難しいことか想像できるだろう．

最終的に補綴を予定している部分は，削合による調整の助けを少し期待することができ，多少の接触点のゆるみや対向関係のずれなどを修復することができる．そのため，固定源の選択にあたって，矯正治療後に修復治療を予定している歯やその隣接歯を選択すると，万一固定源が変化した場合にも対応が可能である．

しかし目的とする変化以外の変化を全く起こさずに治療できると考えるのは現実的でない．矯正装置を入れただけでも咬合様式や舌の当たり方などが変わる．『隔離され，かつ孤立した矯正作用などというものは存在しない』（Thurow, RC）のである．

3）固定の種類

（1）単純固定

歯による固定．傾斜移動に対する抵抗力を固定源として用いる固定．たとえば，傾斜している小臼歯を整直するために第一大臼歯を固定源とする場合であ

歯根膜面積

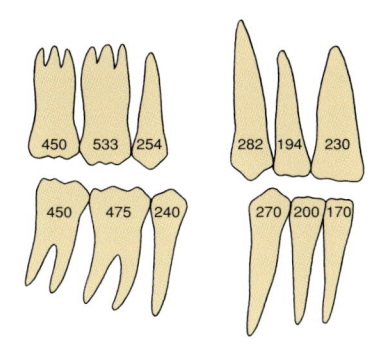

図4-11 正常な歯の固定値は歯根膜面積とほぼ等しい．（Proffit WR『プロフィトの現代歯科矯正学』（クインテッセンス出版）より引用）

る．小臼歯の傾斜移動に要する最小の力で行えば，歯根膜面積の大きさの差から考えて，大臼歯に加わる同量の反作用力は大臼歯を移動させる閾値には届かない．これが差動力の概念を用いた単純固定の考え方である．

（2）不動固定

歯による固定．平行移動に対する抵抗力を固定源として用いる固定．圧下力（歯の長軸に沿った平行移動である）に対する抵抗は最も強い．咬合力に抵抗しなければならないので，圧下に対して歯は元来強い抵抗をもっているからである．もし圧下したとしても矯正力が解除されればすぐに元の位置に回復する．挺出に対して左右の隣在歯を固定源とする方法は，固定源に加わる力が圧下力になるので最も有利である．

（3）相反固定

矯正力とその反作用が加わる2本の歯もしくは2群の歯の歯根膜面積が等しければ，各々の歯には方向が逆で同じ大きさの力が作用し，同じ距離だけ相対的に移動する理屈である．しかしこれが応用できるケースはあまりない．

（4）加強固定

図4-1bの場合，2|と|3または大臼歯を固定源に追加すれば，|1はほとんど移動することなく|1を近心移動させることができる．歯根膜面積の総和が大きく反作用の力が分散するために，単位面積にかかる圧の大きさが歯の移動する閾値に達しないためである．歯周矯正の症例では歯周支持に不安がある歯が多いので，ほとんどの場合加強固定が必要になる（図4-12）．

加強固定

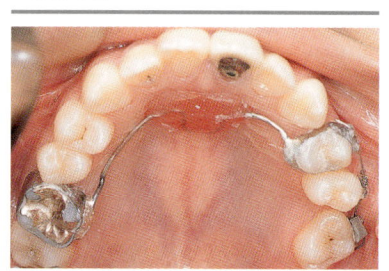

図4-12　大臼歯と小臼歯とともに口蓋粘膜にも負担を求めた加強固定

（5）口腔内固定と顎外固定

歯周矯正では，歯の喪失や臨床歯根が短いなどの条件によって義歯やプレートなど，粘膜負担の装置を使わなければならない場合がある．最近では，インプラントを用いた固定の研究や臨床応用が進んでおり，歯周矯正にとっても非常に有望であると考えられる（図4-14）．固定源を口腔外に求めるものを顎外固定と呼ぶ．ヘッドギアは頭部や頸部を固定源に利用した顎外固定のひとつである．可撤式装置の弱点として作用時間が不確実で審美性や装着感が悪い．

（6）顎内固定と顎間固定

顎内固定は抵抗源が移動する歯と同じ顎内にある固定で最も一般的である．顎間固定は上下顎いずれかの固定源によって対顎の歯を移動させる固定で，エラスティックスが代表的な方法である（図4-13）．歯周矯正症例では，同一歯列内に十分な固定源となる歯がない場合があるので，顎間固定を用いることも少なくない．エラスティックスは患者の協力度に左右される欠点があるが，最近では取り外しのできない特殊な顎間牽引装置も開発されている．

顎間固定

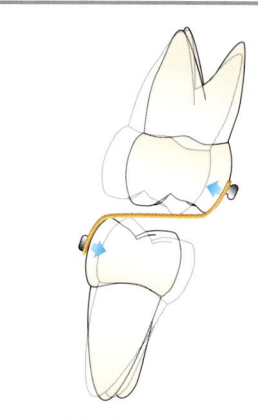

図4-13　顎間ゴム

(7) 複式固定

二つ以上のタイプの固定源を用いる固定.

(8) インプラントによる固定

オッセオインテグレーションしているインプラントは不動であり，固定源として非常に有効である．インプラントそのものを固定源にできなくても，インプラントと連結することによって十分な固定源となる．また，1980年代になって，矯正治療の固定源用のインプラントも開発された．通常のインプラントよりも径，長さともに小さく，簡便に埋入できるようになっている．まだ今のところ維持の確実性に問題があるが，急速に普及しつつある．口蓋部に埋入するタイプ（図4-14）と歯槽骨に埋入するタイプがある．

インプラントによる固定

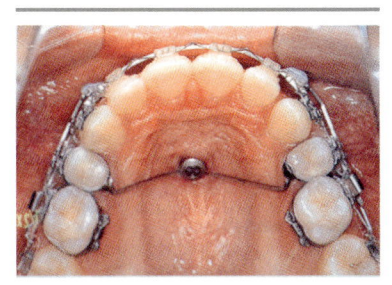

図4-14 口蓋インプラント（Straumann社資料より）

▶ エッジワイズ装置
▶ ストレートアーチワイヤーテクニックの材料と術式
 ・アタッチメント
 ・ポジショニング
 ・ボンディング用アタッチメントの装着
 ・溶接用アタッチメントの装着
 ・アーチワイヤー
 ・矯正力をコントロールする方法
 ・限局矯正のアーチワイヤーの作製法
 ・超弾性ワイヤーを使う場合

装置の選択 — とくにエッジワイズ装置について

装置選択の基準は，まず治療の能率そしてゴールに正確に到達できることである．しかし，審美性や装着感など患者の意向も汲み取る必要がある．装置自体の形態や大きさ，装置はシンプルであるに越したことはない．形が複雑になればなるほど，術者の手間が増えるだけでなく，患者にとっても違和感が大きく，プラークコントロールが難しく，審美性が悪いなどの悪条件が増える．

1) エッジワイズ装置

エッジワイズ装置は，為害性が少なく歯を適切に移動させる能力に最も優れている．移動を三次元でコントロールでき，歯根の位置もコントロールできる唯一の装置である．しかし，固定式の装置で構造が複雑であるため，清掃性が悪く，前歯部では審美性が悪い．また，術者サイドにおいてもテクニックが難しくチェアサイドの操作とチェアタイムが多いという欠点がある．

ブラケットとワイヤーを用いたエッジワイズ装置（エッジワイズテクニック）は，平行移動を最も効率よく行える方法である．大きく傾斜せず，わずかな傾斜と直立を繰り返すことで平行移動が起こるため（図4-15），歯根膜の広い範囲に力が分散されて単位面積当たりの力は小さくなる．

エッジワイズ法は現代矯正治療の中心となる方法で，近代歯科矯正学の父といわれるEdward H. Angleによって1928年に発表された．断面が四角形の唇側アーチワイヤーを個々の歯に取り付けたアタッチメント（ブラケットやチューブ）に結紮して用いる．ワイヤー断面が長方形の長いほうの辺（エッジ）を歯の長軸に直角になるようにブラケットスロットに挿入して用いることからエッジワイズ装置の名前がある．装置や材料などの発達につれて非常に多くの改良が考案されている．

限局矯正でよく用いられる矯正装置

① エッジワイズ装置
② リンガルアーチ
③ 根管内装置
④ アップライティングスプリング
⑤ 床装置

4 フォースシステムの基礎知識

ブラケットとワイヤーによる平行移動のしくみ（図4-15）

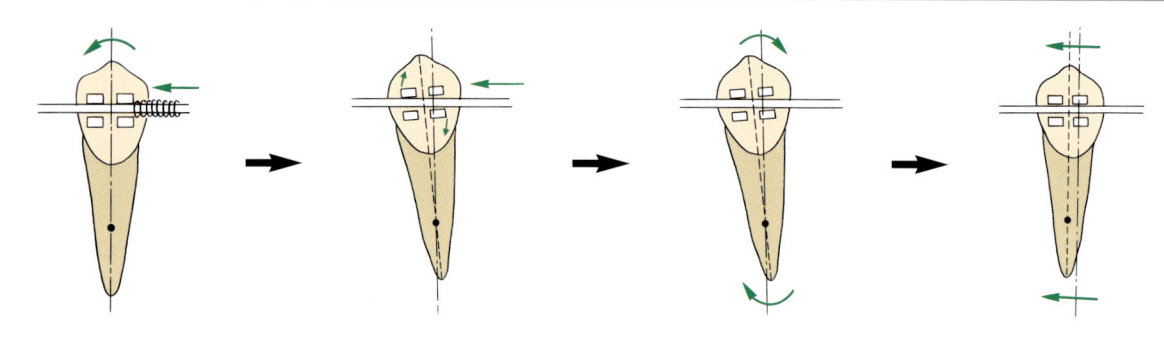

| 歯冠部に左方への矯正力が加わる | 歯冠が左方にわずかに傾斜し，ブラケットスロットとワイヤーの間で摩擦が生じて，矯正力と反対方向への回転を起こす力が生じる． | 矯正力は続いているので，歯冠に加わる力は相殺される．歯根部が左方へ移動する． | 全体として左方へ平行移動し直立した時点で摩擦がなくなり，次の傾斜が起こる．歯冠部に継続してる矯正力によってこの過程が繰り返されて平行移動が起こる． |

エッジワイズ装置の新しいものがプリアジャステッドエッジワイズ装置（これを使う方法がストレートアーチワイヤーテクニック）であり，これに対して旧来の方法は，スタンダードエッジワイズ装置（これを使う方法がスタンダードアーチワイヤーテクニック）と呼ばれるようになった．さらに，最近では治療中の審美性に配慮して舌側に装置を接着するタイプのもの（リンガルアプライアンス＝リンガルテクニック）も普及しつつある．

成人では切端に異常な咬耗がある例が少なくなく，特に叢生や反対咬合がある場合は切端が目安にならないことも多い（図4-16）．そのような場合は，パノラマエックス線写真を参考にする．また，歯冠修復がされている歯では，歯冠と歯根の歯軸方向が異なる場合があるので要注意である．

エッジワイズ装置の長所／短所

長所
- 為害性が少なく適切に歯を移動させることができる

短所
- 清掃性が悪い
- 前歯部では審美性が悪い
- チェアサイドの操作とチェアタイムが多い

歯軸傾斜とブラケットアンギュレーション

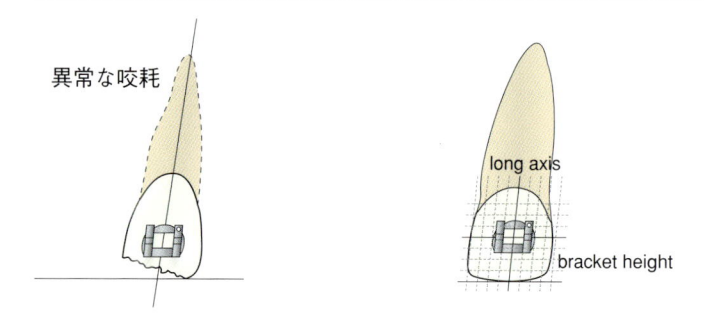

図4-16 上顎切歯は特有の近遠心歯軸傾斜を示しているのでそれを反映させる必要がある．成人では切端に異常な咬耗を有する切歯は珍しくない．歯冠形態だけでは正しい歯冠傾斜がわかりにくい．

矯正治療では，一般に咬合平面が一致するようにブラケットの垂直的な位置付け（bracket height）を設定するが，成人の場合は，切端や咬頭の咬耗や摩耗があるので調整が必要であり，辺縁隆線の高さをそろえるようにした方が良い．前歯部の歯冠修復の前処置では，切端よりも歯肉縁の高さを目安にブラケットの垂直的な位置を決定することもある（図4-17）．

ブラケットの垂直的な位置づけ（bracket height）

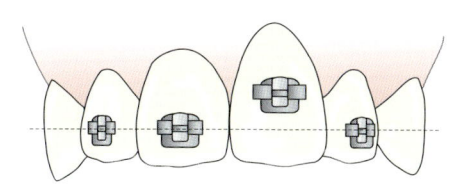

図4-17 歯肉ラインの審美的改善を切端のレベリングよりも優先したブラケットの垂直的位置づけ

　前歯部被蓋が深い症例では，上顎の歯との対咬関係から，下顎の歯に本来の位置より低位（歯肉縁寄り）に位置づけざるを得ないこともある（図4-18）．その場合は，ワイヤーで高さを調節してポジショニングのずれを解消しなければならない．さもなければブラケットポジションが低位の前歯が挺出することになる．限局矯正の場合でも，一つの主線で結紮される範囲の歯についてはこのような原則を考慮する必要がある．

被蓋が深い場合のブラケットの位置づけ

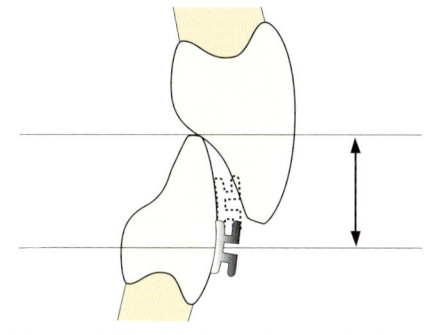

図4-18a　過蓋咬合症例の下顎切歯や舌側傾斜している下顎臼歯では，対合歯と干渉しないようにブラケットやチューブを低位に装着せざるを得ない．

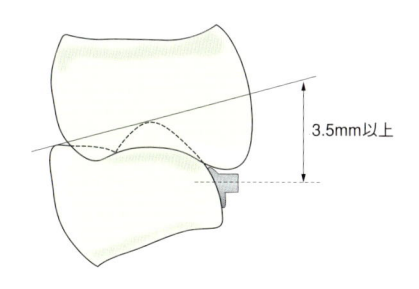

図4-18b　咬合状態によっては下顎大臼歯のチューブを歯頸部寄りに深く装着せざるを得ない場合がある．

① エッジワイズ用アーチワイヤーの種類と特性

　アングルは，歯列を拡大するために硬い（剛性が大きい）金ニッケル合金ワイヤーを使用したが，ステンレススティールワイヤーが使われるようになって，ワイヤーのたわみ（弾性）を利用し，ループを曲げ込むようになった．次に，ループを曲げるために成形性（塑性）が大きいコバルトクロム合金ワイヤーが，さらに弾性の大きいニッケルチタン合金ワイヤーが，そして弾性と塑性両面に有効なチタンモリブデン合金ワイヤーが開発され，矯正治療に大きな影響を及ぼすようになった．コバルトクロム合金ワイヤーの時代までは，ループのベンディングによって，弾性，剛性，塑性のバランスをとり，最適力を得ようとした．その後，一定の弱い持続的な力を発揮する超弾性のチタン合金ワイヤー（図4-19）を用いることでベンディングを省いたストレートアーチワイヤーが用いられるようになった．

ニッケルチタン合金ワイヤー

ニッケルチタン合金は，もともと米国海軍が通信衛星のソーラーパネルの枠に使用するために開発された合金である．温度による形状記憶特性を有し，地上の温度ではデッドソフトの状態で圧縮して持ち運びができ，宇宙空間で本来の形に回復するように設定された合金である．最初のNiTi系矯正ワイヤーはNiTinolという名称で売り出されたが，これは，ニッケル（Nickel）とチタン（Titanium）を原料とし海軍兵器研究所（the Naval Ordnance Laboratory）で開発されたことに由来する．

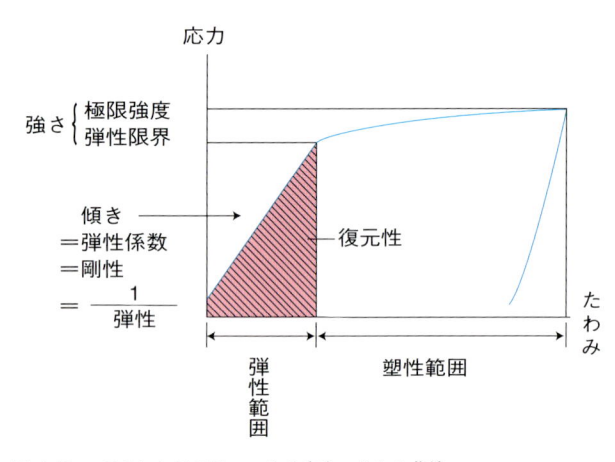

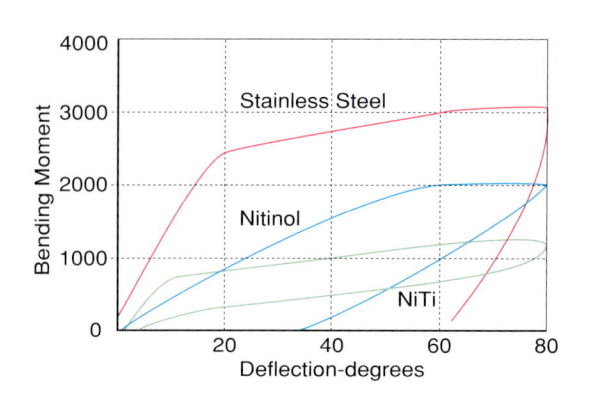

図4-19a　ステンレススティールの応力-たわみ曲線
　　　弾性は剛性の逆数で表される．カ-たわみ曲線の勾配が緩やかであれば弾性が大きく，勾配が急であれば剛性が大きい．
（Burstone, Am J Orthod, 1985 より改変）

図4-19b　ステンレススティールワイヤーとNiTi系ワイヤーの応力-たわみ曲線
　　　NiTi系ワイヤーはステンレススティールと比べて，たわみの大きさにかかわりなく非常に弱い一定の力が働くことが分かる．
（Burstone, Am J Orthod, 1985 より改変）

ワイヤーによる矯正力の性質と大きさは，その長さと断面の形態および直径に左右される．種類としては，ラウンドワイヤー（断面が円），スクエアワイヤー（断面が正方形），レクタンギュラーワイヤー（断面が長方形），マルチストランドワイヤー（数本の細いワイヤーをよって作られたワイヤー）がある（図4-20）．

ワイヤーの長さや太さの因子

ラウンドワイヤー　　スクウェアワイヤー　　レクタンギュラーワイヤー　　マルチストランドワイヤー

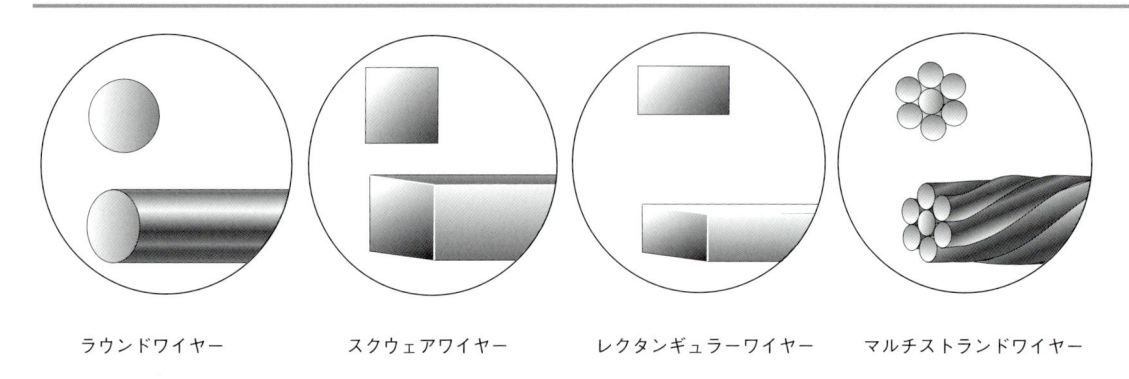

図4-20　ワイヤーの断面形状と性質

材料の物理学的特性を示す要素

強さ	材料の強さを表わす要素には（比例）限界，降伏強さ，極限引っ張り強さがあるが，最も代表的なものは弾性限界であろう．この範囲内では力とたわみは比例する（フックの法則）が，この大きさを超えると永久変形が生じる．
弾性	ワイヤーにたわむような力を加えた場合，力が小さい間は力を除去するとたわみは元に戻る．これを弾性といい，矯正力の大きさと持続性のコントロールにとって重要である．
弾性範囲	弾性限界までのたわみの量．矯正力の大きさと持続性のコントロールにとって重要である．
塑性	力がワイヤーの弾性限界を超えると永久変形し，元に戻らない．
塑性範囲	力がさらに大きくなると極限強度に達してワイヤーは破折する．弾性限界から極限強度までに起こるたわみの量を塑性範囲という．これが大きいと折れずに曲げることができる（成形性または賦形性が大きい）のでループを組み込む場合に必要である．
剛性	たわみに対する抵抗であり，一定のたわみを生じるのに必要な力の大きさ．弾性係数（応力－たわみ曲線の傾き）で表わされる．弾性の逆数．
復元性	たわみによってワイヤーに蓄積された弾性エネルギー．このエネルギーによって歯に力をかけることができる．
成形性（賦形性）	塑性範囲の範囲内であれば折れないで曲げることができる．
スプリングバック	ワイヤーに加えた力を除去した時のたわみの戻る量．移動中の歯に実際かかる力の大きさである．
超弾性	特殊なニッケルチタン合金ワイヤーが有する性質で，温度誘起か応力誘起によって金属内部の結晶構造が相の変態を起こし，その結果，たわみの大きさに関係なく一定の大きさの力を発揮する．すなわち，たわみが大きい時は剛性がより小さくすなわち弱い力がかかり，たわみが小さくなると剛性が比較的大きくなって有効な力が長続きする．非常に大きい弾性範囲を有し，その範囲内で力とたわみの関係は直線ではなく，さらに，同じたわみでも荷重した時よりスプリングバック時の力が小さい．

矯正用ワイヤーの特性と長所，短所

	物理学的特性				長所	短所
	剛性	弾性範囲	復元性	塑性範囲		
SS	大	小	小	大	安価 生体親和性 変形しにくい 成形性 鑞着可能	スプリングバックが小さい 鑞着部分の耐性が低いことがある 強い力が作用する
Co-Cr	大	小	小	大	比較的安価 生体親和性 熱処理前は成形性が大きい 熱処理後は変形しにくい 鑞着可能 腐食しにくい	SSと同程度強い SSよりスプリングバックが小さい
β-Ti	SSの1/3	SSの2倍	大	大	SSとCo-Crの中間の強さ 鑞着性が最もよい ニッケルを含まない	高価 摩擦が大きい
NiTi	小	大	大	小	一定の弱い力で作用する スプリングバックが大きい 超弾性や形状記憶特性	高価 摩擦が大きいものがある 鑞着不可能 ニッケル放散の可能性 ベンドが入れにくい

SS：ステンレススティールワイヤー
Co-Cr：コバルトクロム合金ワイヤー
β-Ti：ベータチタン（チタンモリブデン）合金ワイヤー
NiTi：ニッケルチタン合金ワイヤー

② アーチワイヤーの形態

エッジワイズ用ストレートワイヤーと，歯列弓形態があらかじめ付与されているストレートエッジワイズ用プリフォームドワイヤーがある．プリフォームドワイヤーは，ストレートアーチテクニックのために開発されたものだが，アーチブランク（いろいろな屈曲が入れられる前の基本形，半加工品）としてスタンダードエッジワイズでも用いることができる．全顎的な矯正治療では非常に便利であるが，小さい範囲の限局矯正ではあまりメリットはない．ストレートワイヤーは約 14 インチの長さの真直ぐなワイヤーで，必要な長さに切って用いる．

限局矯正でよく用いられるワイヤーのサイズ（018 スロットのブラケット用）

NiTi系	012, 014, 016, 016 x 022
SS系	016, 016 x 022, 017 x 025
Co-Cr系	016, 016 x 022, 017 x 025
βチタン系	016, 016 x 022, 017 x 025

(6) 矯正力をコントロールする方法

エッジワイズ法では歯の移動を三次元的にコントロールできる．
① 近遠心方向の移動
② 唇（頬）舌側方向の移動
③ 垂直（上下）方向の移動

さらに，近遠心方向と唇（頬）舌側方向への移動は，歯冠部の移動または歯根部の移動に分けて，それぞれ意図的に行うことがある．たとえばフレアアウトによって唇側傾斜している上顎切歯の改善には，歯冠部の舌側移動（傾斜移動）が必要であり，近心傾斜している大臼歯の整直には歯冠の遠心移動（傾斜移動）が必要である．大きな正中離開を改善するには中切歯の歯冠および歯根を近心移動（平行移動）させなければならないし，舌側転位している側切歯の改善には，歯冠および歯根の唇側移動（平行移動）が必要である．

歯の移動のコントロール方法

① アーチワイヤーによる調節
② ベンドによる調節
③ ループによる調節
④ アクセサリーによる調節

① アーチワイヤーによる調節（図 4-21）

NiTi系ワイヤーや断面積の小さいワイヤーは弾性が高く，ステンレス系や太いワイヤーは弾性が低く剛性が高い．この特性を利用して，排列の乱れが大きい治療開始時は弾性の高いワイヤーを使い，排列が整うにつれて剛性の高いワイヤーに変える方法が用いられる．たとえば，叢生の強い部分では，初めに 012NiTi ワイヤー，次に 014NiTi，016NiTi，さらに 016x 022NiTi（トルクが必要な場合），016SS ワイヤー（トルクが必要でない場合）というように，歯列の変化に応じてアーチワイヤーをおよそ 1 ヵ月ごとに取り換えていく．チェアタイムが短く簡便であり，患者にとっても違和感が少ない利点がある．このワイヤーによる調節力はブラケットポジションによって規定される．

アーチワイヤー使用上の注意

● ループの位置は変化する
　歯が移動するにつれてループの位置が変化し，歯肉に食い込むことがある
● ラウンドワイヤーのコントロールの難しさ
　細いワイヤーほど変形しやすく歯が傾斜しやすい
　断面が丸のワイヤーはスロットの中で回転しやすいので，ループやステップを入れた時予想した方向に力がかからないことがある
● 角ワイヤーの難しさ
　角ワイヤーを用いると必ずトルクがかかるので，トルクコントロールに注意する

ストレートワイヤーによる力

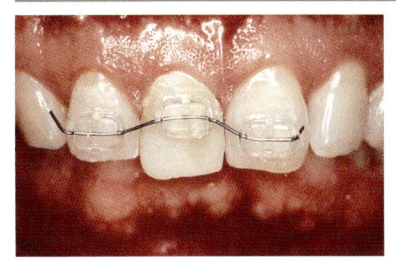

図 4-21a　1⏌の挺出のために超弾性ワイヤーを装着した．ワイヤーが変形している

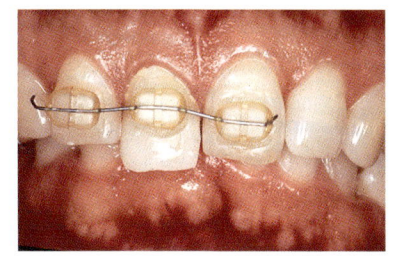

図 4-21b　歯が挺出しワイヤーはほぼストレートに戻っている．

②ベンドによる調節（図 4-22）

1歯のみを調整したい場合や，ブラケットポジションに関係なく歯を移動させたい場合は，ワイヤーに屈曲（ベンド）を加え，その弾力を利用する．

③ループによる調節（図 4-23）

ベンドでは対処できない場合は，ワイヤーにループを入れて弾力を増す方法を用いる．ループにはいろいろな種類があり目的に応じて使い分ける．ループのベンディングは煩雑でチェアタイムを要する．患者にとっても違和感が大きく，審美性の障害となりやすい．また，ループを入れたワイヤーを装着するとプラークコントロールが難しく，粘膜や歯肉への刺激も大きい．しかし，ループのよって特定の歯の移動を確実に行うことができる（図 4-24）．またループを用いると歯列弓長径が変化しやすい．

ワイヤーの屈曲による力

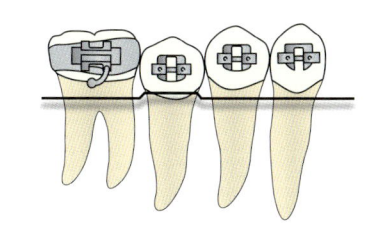

図 4-22　5⏌を挺出させるステップ

ループの力

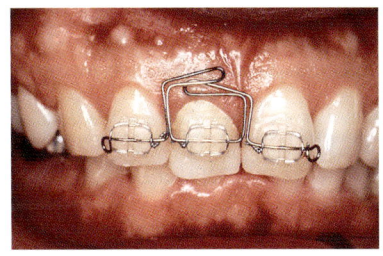

図 4-23a　1⏌の挺出のためにダブルホリゾンタールループを入れたワイヤーを装着した．ループが変形している．

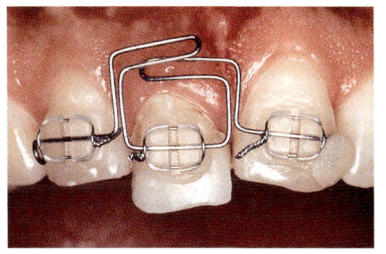

図 4-23b　歯が挺出しループは，ほぼ元の形に戻っている．

ループの活性化の原則

ループを活性化する場合は，屈曲した部分を同じ方向にさらに曲げるように変形させる方が，屈曲を戻す方向に変形させるよりスプリングバックや弾性範囲が大きい．

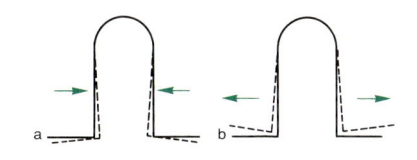

図 4-24
a：正しい活性化の方向
b：有効でない活性化の方向

ループの種類

バーティカルループ（図 4-25a）
　アーチワイヤーに対して垂直方向のループ．目的とする歯の近遠心に入れるダブルループによって頬舌方向の位置異常（頬舌側転位，捻転）を修正する．

ホリゾンタルループ（図 4-25b）
　アーチワイヤーに対して水平方向のループ．目的とする歯の近遠心に入れるダブルループによって頬舌，近遠心，垂直方向の全ての位置異常を修正する．

図 4-25
a：バーティカルループ（垂直ループ）
b：ホリゾンタルループ（水平ループ）

オープンループ（図 4-26a, c）
　ブラケット間の空隙を大きくするように働く．歯列弓長径を拡大する働きがあるので，前歯部では歯列を唇側に拡大する働きがある．

クロージングループ（図 4-26b, d）
　ループの脚が交差しワイヤーが重なるので，オープンループより違和感がある．空隙を閉じるように働く．歯列弓長径を縮小する働きがあるので，前歯部では歯列を舌側に移動する働きがある．

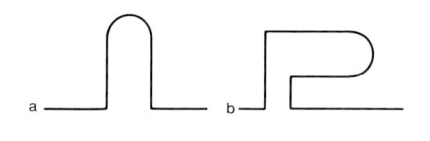

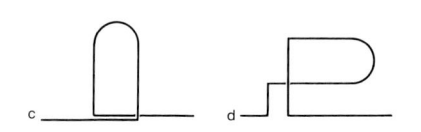

図 4-26
a：バーティカルオープンループ
b：バーティカルクロージングループ
c：ホリゾンタルオープンループ
d：ホリゾンタルクロージングループ

ボックスループ（図 4-27a）
　ボックスの形をしているループ．根が近接しているような症例すなわち歯根の近遠心移動が必要な歯軸傾斜の改善に有効である．ベンディングの難易度は高い．

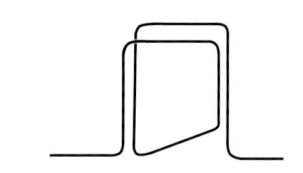

図 4-27a

オメガループ（ストップループ）（図 4-27b）
　オメガの形をしているループ．ブラケットに接して配置することにより歯の位置を固定する．歯列弓長径を変えたくない場合にアーチワイヤーの両端にオメガループを入れてアタッチメントと結紮する．

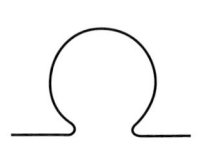

図 4-27b

ヘリカル入りループ（図 4-27c）
　ヘリカルは狭い場所でワイヤーの長さを増すことによって弾性を大きくするために用いられる．かさばるので違和感は大きくなる．超弾性ワイヤーの出現後はあまり使用されなくなった．

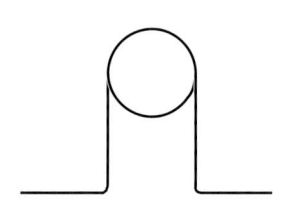

図 4-27c　ヘリカルを入れることによってワイヤーの長さを増す．

リンガルアーチおよび床装置

▶リンガルアーチ
　・適応症
　・構造
　・補助弾線の技工操作
▶床装置
　・長所特徴と適応症
　・構造
　・適用例

1）リンガルアーチ（図4-28）

　リンガルアーチは歴史の古い装置であり，症例を選べば非常に有効で，舌側に位置する装置なので審美性がよい．設計によりさまざまな大きさの力をいろいろな部位，違った方向に加えて歯を移動することができるので用途が広い．

　しかし，傾斜移動で治療できる症例に適応は限定され，一時に強い力が加わる移動様式で，一定の安定した力を加えることが難しく正確なコントロールができないので，治療効果はやや不確実である．バンドの作製，ワイヤーベンディング，鑞着などの技工操作が必要だが，エッジワイズ法よりもチェアタイムは少ない．2本の大臼歯が連結されるので比較的強い加強固定ともなる．

リンガルアーチ

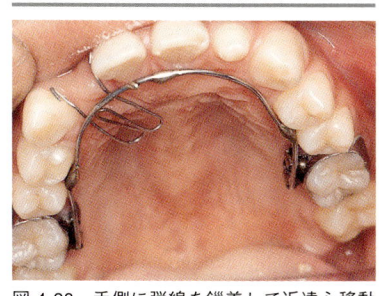

図4-28　舌側に弾線を鑞着して近遠心移動を行う．

長所	短所
審美性がよい	正確なコントロールができない
チェアタイムが少ない	一時的に強い力が加わる
比較的強い固定源	安定した力を加えることが難しい
用途が広い	少量の傾斜移動のみ
	技工操作が必要

（1）適応症
① 歯列の一部の拡大
　● 前歯の唇側拡大
　● 臼歯の遠心拡大
② 反対咬合の改善
③ 2～3mmまでの限局的な傾斜移動（近遠心移動）
④ 加強固定として

（2）構造

　通常は，6|6 に装着したバンドに舌面アタッチメントを鑞着し，そこに主線を挿入して維持部とする．

　0.9mm SS ワイヤーの主線を用いたフレームが，維持部と合わせて固定源となる．このフレームにスプリングやエラスティックスを用いて力の作用部をつくる．

　スプリングは，力が強く弾性が高いが力の方向や量などのコントロールや調製が難しい．十分な剛性を得るために通常，0.5mm以上の弾線を用いる．

　エラスティックスは，歯に装着したアタッチメント（ブラケット，ボタンなど）と主線を牽引する．主線に付けるフックを工夫することにより，牽引の方向をコントロールする．

リンガルアーチを固定源とする弾線の作用は，強い断続力になるので，歯周組織のリモデリングの時間を十分にとる必要がある．

2）床装置（図 4-29）

(1) 特徴と適応症

リンガルアーチと同様に傾斜移動で治療できる限局にした範囲の矯正装置として，床装置がある．床装置は歯による固定源が不十分でも粘膜を固定源にすることができる．適応症としては限局性の傾斜移動で治療できる症例のほか，残存歯の少ない症例，舌癖の防止，咬合の挙上を併せて行う場合に有効である．歯の移動という目的を適切に行うには固定式装置が望ましい．

可撤式装置

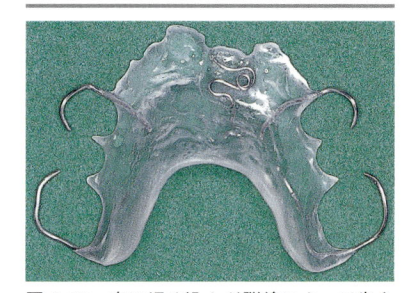

図 4-29 床に埋め込んだ弾線によって歯を唇側に移動させる．

長所	短所
粘膜を固定源にできる	患者に依存するので効果が不定
チェアタイムが少ない	装置の異物感や発音に対する障害がある
清掃性がよい	傾斜移動で一時的に強い力が加わる
患者に受け入れられやすい	力のコントロールが難しいので治療効果が不確実
審美性がよい	

(2) 構造

床装置の維持装置としてクラスプを用いる．クラスプには，単鉤のほかアダムスクラスプが用いられる．維持装置と力の作用部をつなぐのはレジン床である．同時にこの床が粘膜負担の固定源となる．また咬合挙上板としての機能を支えることもできる．この場合は，口蓋前部を高く盛る．歯を移動させる力（間欠力）は，スプリング，唇側線，エラスティックス，拡大ねじ，タングクリブなどによって生み出される．

スプリングは，弾性が高く，有効たわみ距離が大きいが，力の方向や量などのコントロールや調整が難しい．適応は 2 ～ 3mm の傾斜移動で，弾性を得るためにループやコイルなどで長さを大きくする必要がある．

唇側線は，唇側傾斜した前歯の舌側移動に有効である．ループを入れて有効たわみ距離を大きくすると調製は容易になるが，やや熟練を要する．

エラスティックスは，スプリングと同様の用途で用いられる．

拡大ねじは，その使用は成長期に限定される．活性化した当初の力は非常に強く，すぐに減衰する性質を持っており，製作や調整は容易である．

舌の歯に対する異常な圧を排除する目的で床装置にタングクリブを用いることもある．

着脱による緩みや長期間の使用によるずれはクラスプによって調整する．レジン床は，歯が移動できるように削除してクリアランスをつくるが，削除量が不足すると矯正力の作用にはさまれて外傷となる恐れがあり，削合しすぎると床の安定が悪くなる．

	単鉤	ボールクラスプ	アダムスクラスプ
維持力	強くない	強くない	強い
清掃性	良い	良い	良くない
歯肉への影響	少ない	少ない	大きい
違和感	少ない	少ない	大きい
咬合干渉	少ない	少ない	大きい
作製	容易	容易	難しい

(3) 適用例

傾斜歯の傾斜移動

2〜3mmまでの傾斜移動歯列の拡大．

咬合挙上

臼歯部の自然挺出を期待して用いる場合がある．反対咬合症例では，被蓋改善時の早期接触を避けるときに用いる．この場合，移動する歯以外の全ての歯の咬合面および切端をカバーしないと異常な挺出を招く危険性がある．

歯列の拡大

拡大ねじの作用によって，歯列の側方拡大や前方拡大，または，一部の歯の移動を行うことができる．

舌や口唇の悪習癖防止

歯に対する軟組織の異常な圧を排除する．異常な舌癖や咬唇癖による歯の病的な移動の予防と改善．

床装置使用上の注意
- 歯周組織のリモデリングに要する時間を十分とる
- 適合の良い丈夫な装置をつくる
- 患者が自分で取り扱いやすい設計にする

後戻りと保定

(1) 後戻り（リラプス）

矯正治療後に，治療で得られた位置から治療前の状態に戻ることがあり，それを後戻りという．治療前に得られていた能動的安定がくずれるのでそれを取り戻そうとすることや，変化した歯周組織の再構成に時間がかかることが後戻りの原因である．後戻りには，筋組織，歯周組織，咬合力の影響がある．

① 筋肉の反応

歯の移動によって舌圧と頰（唇）圧のバランスが変化し，それを元に戻そうとする力が後戻りを生じる一因になる．臼歯部では，歯軸が正しく歯槽骨内に植立して緊密な咬頭嵌合が得られていれば舌位置が新しい環境に適応することが多い．前歯部では，舌圧と口輪筋圧のバランスが適応せずに，長期の保定にもかかわらず後戻りすることがよくみられる．

② 歯周組織の反応

歯の移動によって伸張した線維が収縮することによって後戻りが起こると考えられているが，歯根膜線維の反応は個人差が大きく，詳細はまだよく分かっていない．一般的に，主線維と歯槽上線維および歯肉線維では反応が異なる．主線維では，伸張した線維は6〜8週間で再配列し，新生骨が主線維の周囲に形成されることによって比較的早期に安定する．しかし，歯槽上線維および歯肉線維では歯を固有の位置に維持しようとする働きが強く，歯が生理的なバランスを回復するまで再配列が終わらない．

③咬合力の影響

緊密な咬頭嵌合が後戻りを防ぐことはよく知られている．成人では，それまでの咬合状態で形成された咬合小面や咬合誘導面が歯の移動によってずれるので緊密な咬頭嵌合が得られにくい．

(2) 保定

歯の移動中および移動直後は歯周組織に大きな変化が起きている．その変化の状態が歯周組織のリモデリングによって安定し，新たな能動的安定が得られるまでの間，歯を新しい位置に維持しなければならない．このように後戻りを防ぎ，移動した歯を新しい位置に安定させるために一定期間固定することを保定という．

保定の方法には，暫間保定と補綴による永久保定があり，暫間保定装置には，各種の可撤式装置と固定式装置がある（図 4-30）．保定力は，可撤式装置より固定式装置，固定式装置より永久保定が強い．通常の矯正治療ではほとんどの場合一定期間の暫間保定である．特に，天然歯列の矯正治療の保定では生理的動揺を妨げる強い保定は禁忌である．

歯周矯正の場合は，逆にほとんどの症例で補綴による永久保定が必要になる．補綴治療による機能的および審美的な改善が望ましいだけでなく，咬合力から脆弱な歯周組織を保護するためにもスプリンティングが必要になることが多いからである．しかし，矯正治療後すぐに補綴治療に移行することはできない．まず，歯の移動による歯周組織の再構成を待つ期間が必要である．さらに，矯正治療後に何らかの歯周外科を行う場合が多いので，その治癒期間を設けなければならない．そのために，長い場合は，補綴治療前に 1 年以上の暫間的保定が必要になることがある．

移動させた歯の最終的な位置は，中心咬合位および機能運動時に適切な対咬関係を形成するものでなければならない．保定装置によって位置を維持しようとしているにもかかわらず，機能時に別の位置に押しやられるような咬合圧や側方圧が加わるような場合には，歯周組織に対する為害性が増す．暫間保定期間中に頻繁に装置が破損するようであれば，咬合の不調和を疑う必要がある．また，睡眠時の食いしばりや歯ぎしりがある場合にはナイトガードなどの装着を考慮する．

暫間的な保定装置として，プロビジョナルによる連結クラウン，リンガルリテーナー，接着性ブリッジ（欠損歯がある場合）などがある．

①プロビジョナルクラウンによる連結固定

補綴予定の歯に有効であり最も強固な保定となる．

②リンガルリテーナー（図 4-31）

舌面をワイヤーによって接着固定する．マルチストランドワイヤー（数本の極細ワイヤーを縒って作られたワイヤー）による $\overline{3\mp3}$ リンガルリテーナ

保定装置

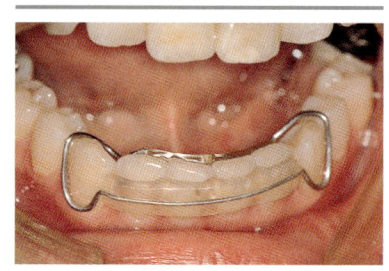

図 4-30a　可撤式保定装置

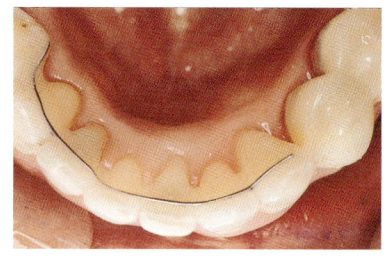

図 4-30b　固定式保定装置

ーが最もポピュラーである．スプリンティングを確実にする場合は直径の大きいワイヤーやメッシュ板を用いて接着する．下顎前歯部によく用いられる．

　上顎前歯部に対しては，被蓋の浅い症例にのみ用いることができるが，下顎に適用する場合と比べると脱離しやすい．被蓋の深い症例では咬合干渉が生じるので使用できない．

利点	欠点
組織への侵襲がない	プラークコントロールが難しく不潔域になりやすい
可逆的である	咬合干渉のある部位には使用できない
破損が少ない	舌の違和感がある
生理的な歯の動揺がある程度維持できる	脱離の可能性がある
破損は接着部で起こりやすい	
修理は容易で早い	

　③A-スプリント

　歯の舌面のエナメル質内に溝を削合してワイヤーを埋入し，レジンで充塡する．不可逆的であるが咬合干渉が起こらないので，上顎前歯に用いることが多い．

　④ 接着性ブリッジ（図4-32）

　歯の欠損部をインプラントで修復するような症例の暫間的な保定として，プレートによる保定で不十分な場合は，舌面板やメッシュ板にポンティックを接着した接着性ブリッジが有効である．

保定

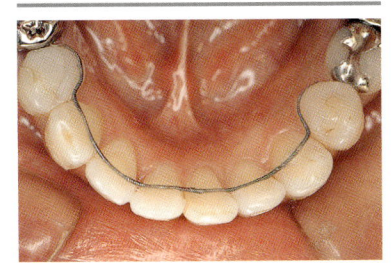

図4-31a　マルチレストランドワイヤーによる暫間保定

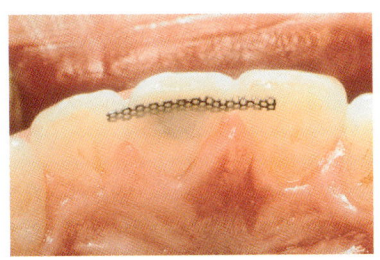

図4-31b　メッシュ板による暫間保定

接着性ブリッジ

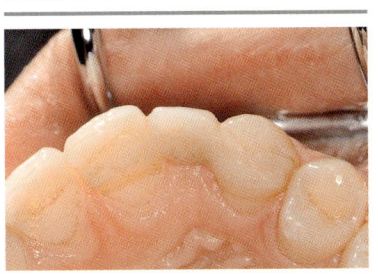

図4-32　接着性ブリッジ

5 歯周矯正を成功させるキーポイント

　成人に対して矯正治療を行うには，成人特有の問題点を理解し，さまざまな口腔の状態や病変に対して正しく診断し，対処しなければならない．特に，歯周組織に対する認識不足のまま漫然と矯正治療を行い，歯列不正は改善したものの口腔の諸組織を破壊し，結局口腔状態を悪化させるようなことがあってはならない．

成人に対する矯正治療の問題点

1）問題点

（1）移動しにくく回復に時間

　成人の歯周組織の細胞活性は，小児や若年者に比べて低下しているので，加齢につれて歯は移動しにくく歯周組織の回復に時間を要することになる．そのために，治療開始時は細胞活性を賦活化する程度の弱い矯正力にとどめなければならない．このため，歯の移動開始は遅くなる．また，骨の吸収添加の過程も遅くなるので，矯正力を再活性化する間隔を長くするなどの配慮が必要になる．骨改造にも時間がかかるので歯の移動後に位置が安定するまで保定期間を長くする必要がある．

（2）歯周病の存在

　成人患者は，歯周病に罹患していることが多い．歯周組織に炎症がある状態で矯正治療を行うと歯周病を増悪させる危険性が高いことは以前から指摘

▶問題点
・移動しにくく回復に時間
・歯周病の存在
・骨格性の異常に対応できない
・歯列に歯の欠損や修復が多い
・顎関節の異常
・筋組織の適応
・歯根吸収
・変化への許容度の問題など

▶歯周矯正の禁忌症
▶矯正治療を行う上で考慮すべき歯周病学的問題

歯周組織に炎症がある場合や歯周支持が少ない場合

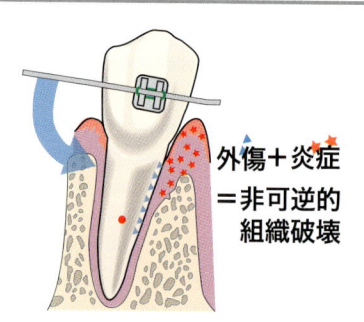

外傷＋炎症＝非可逆的組織破壊

図5-1a　歯周組織に炎症がある場合

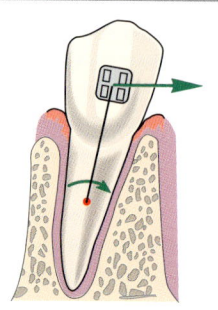

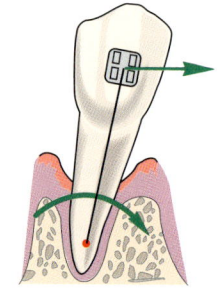

支持骨が乏しい場合には大きなモーメントが働く

図5-1b　炎症がなく，歯周支持が乏しい場合

されている（図5-1a）．また，炎症がコントロールされている場合でも歯槽骨が吸収している歯は，歯根膜面積が減少しており単位面積当たりに加わる圧は大きくなる．また，抵抗中心が根尖方向に移動しているので大きなモーメントが生じ，歯周組織に対して過大な圧になるだけでなく歯が傾斜しやすい（図5-1b）．

（3）骨格性の異常に対応できない
顎骨の成長発育が完了しているので，骨格的な異常には対処できない．根本的な治療を行うのであれば外科矯正を行う必要がある．妥協的な手段として，歯の位置を歯槽骨内で可能な限り再排列し骨格性のずれに対応することにならざるを得ない．

（4）歯列に歯の欠損や修復が多い
歯列内に歯の欠損や複雑な補綴修復が存在し，矯正装置の設計および維持が難しい症例が多い．治療計画に十分考慮する必要がある．

（5）顎関節の異常
顎関節症を伴う症例が多い．軽度の場合は経過観察しながら矯正治療をすすめることもあるが，術前にスプリント治療が必要な症例もある．潜在的に二態咬合がある症例は歯の移動を契機として顎位の変化を来すことがある．歯の移動による早期接触に注意して咬合干渉が起こらないようにしなければならない．下顎の後退もしくは後方回転を起こすような歯の移動によって顎関節症の発現もしくは一時的な悪化を来すことがある．

（6）筋組織の適応
口腔周囲筋および咀嚼筋の適応に小児より時間がかかるので，歯列に生理的安定を得るまでに長期の保定が必要になる．また，舌癖や咬唇癖などの悪習癖を有する症例は，成人後にその習癖を改善することが困難であり，矯正治療後の安定が難しいことがある．

（7）歯根吸収
若年者に比べると，歯根セメント質の障害を修復する機能が低下し，歯根吸収の危険性が高くなる．

（8）変化への許容度の問題など
若年者に比べると，矯正装置および歯の移動による咬合の変化に適応しにくい．疼痛，審美障害，発音や咀嚼の機能障害に対して敏感で許容性が低い．多忙で定期的な来院が難しい場合がある．

2) 歯周矯正の禁忌症（Chasens による）

① 歯周組織の感染や炎症のコントロールができない場合
　患者自身のブラッシングなどによるプラークコントロールが常に不良な場合や，数 mm 以上の歯周ポケットがあって歯周治療の効果が上がらず炎症が改善しない場合は歯の移動はできない．

② 矯正治療後の新しい位置に歯を安定させる適切な保定が得られない場合
　歯槽骨の吸収が大きい場合は，矯正治療後に十分な安定が得られず二次性咬合性外傷の危険性がある．このような症例では，矯正治療後に暫間保定や連結補綴による永久保定が必要になるが，それが受け入れられない場合は矯正治療を行うことができない．

③ 歯を移動させる適切な空隙がない場合
　歯の移動を行うには必ず空隙が必要であるが，その空隙が得られない場合には矯正治療を行うことはできない．

④ 歯の移動を行っても歯周組織の状態，機能，審美性の改善が得られない場合

⑤ 適切な固定源が得られない場合
　固定源となる歯がない場合には有効な歯の移動はできない．無歯顎の部位にインプラント治療が行われることで解決されることもある．

⑥ 不適切な位置への歯の移動
　歯槽弓から大きく逸脱するような歯の移動や，適切な対合関係が得られない位置への移動はできない．

⑦ 患者の協力が得られない場合
　矯正装置による審美性の障害や違和感などが患者に受容されない場合には矯正治療を行うことはできない．

⑧ 患者がコントロールのできない全身的な疾患を有している場合

3) 矯正治療を行う上で考慮すべき歯周病学的問題

(1) 矯正治療前の歯周治療

適切な歯周治療が行われ，歯周組織が術者のコントロールの下で安定した状態にならない限り矯正治療を行ってはならない．

エックス線上で明らかに骨欠損を認める場合もしくはプロービング時の出血や 3mm 以上の歯周ポケットがある場合には，歯の移動の前に歯周組織の診査および治療が必要である．付着が喪失し骨欠損や骨縁下ポケットがある歯は，通常の初期治療だけでなく，歯肉弁を開いた直視下でのスケーリング，ルートプレーニングが必要である．そして，深いポケットと炎症症状が改善され，プラークコントロールが確実に行われていることを確認してはじめて歯の移動が可能となる．

不完全なプラークコントロールや手術をしなかったために深いポケットが残ったと思われる症例で，矯正治療によって骨の欠損が増加したという報告がある．さらに，挺出した歯を圧下すると，歯肉縁上プラークが縁下に押し込められ，歯周ポケット底に炎症が残存している場合は骨吸収が増悪する．

矯正治療を行う上で考慮すべき歯周病学的問題

プラークコントロールのレベル
深い歯周ポケット
歯肉歯槽粘膜の問題
　付着歯肉
　根面露出
根分岐部病変
歯槽骨形態異常
歯の動揺
不良補綴物
　マージン
　コンタクト
　カントゥア

小野善弘：成人矯正における歯周病学的配慮．日本成人矯正歯科学会雑誌，6: 9-13, 1999 より

5 矯正治療を成功させるキーポイント

角化歯肉が少ない歯や歯肉退縮がある場合は歯肉移植や結合組織移植を行うことも考慮する．2mm以上の歯肉退縮があり付着歯肉が少ない場合は慎重に評価しなければならない．付着歯肉が2mm以下では何らかの処置を考慮すべきであり，1mm以下では歯肉移植が必要であると考えられている．

再生療法を行った場合は，矯正治療を開始する前に約8ヵ月から1年の治癒期間をおくべきであるとされている．

(2) 矯正治療中の歯周治療

矯正治療中は，家庭におけるブラッシングなどのプラークコントロールの励行だけでなく，1ヵ月に1～2回の定期的なプロフェッショナルトゥースクリーニング（PTC）が必要である．治療中に歯周組織の炎症などが生じた場合は，移動を中断して歯周治療を行う．

動物実験や臨床研究（Lindheら；1974，Ericssonら；1977, 1978）によると，矯正治療中に口腔清掃プログラムを実施した場合は矯正治療前後の付着や骨レベルに差が認められなかったが，プラークコントロールを行わなかった場合は矯正治療中に付着の喪失があったと報告されている．

(3) 矯正治療後の歯周治療

矯正治療後の確定的な歯肉歯槽骨整形術は，矯正治療終了後6ヵ月以上保定してから行う．また，治療後のメインテナンスとして定期的な治療を続ける必要がある（図5-2）．

矯正治療開始の目安

- プロービング時の出血がない
- ポケットの深さが3mm以下である
- 歯肉の退縮が2mm以下である
- 付着歯肉の不足がない
- エックス線写真上で垂直性骨吸収像が認められない

歯周治療から最終補綴に至る歯周矯正のタイムテーブル

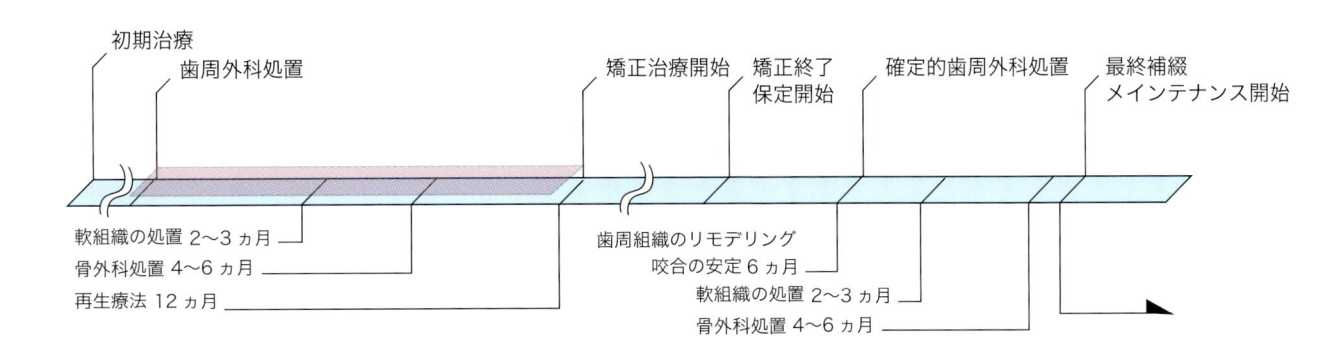

初期治療／歯周外科処置／矯正治療開始／矯正終了 保定開始／確定的歯周外科処置／最終補綴 メインテナンス開始

軟組織の処置 2～3ヵ月
骨外科処置 4～6ヵ月
再生療法 12ヵ月

歯周組織のリモデリング
咬合の安定 6ヵ月
軟組織の処置 2～3ヵ月
骨外科処置 4～6ヵ月

図5-2　歯周外科処置は十分な治癒期間を必要とする．

矯正治療の前処置

1) う窩の修復・根管治療

　矯正治療を始める前に活動的な歯周ポケットをなくしておく必要があるように，活動的なう窩を放置したままで矯正治療を始めてはならない．また，症状のみられる感染根管は治療しておく．感染根管を放置したままで歯を移動させ，あるいは固定源とすると炎症の悪化を招くことがある．

　しかし，歯の移動の影響を受ける範囲では，歯冠形態に影響を及ぼすような大きさの修復は暫間的にとどめておいたほうがよい．特に咬合面や隣接面は，矯正治療後に調節できるようにしておくべきである．たとえば歯の移動によって対合関係が変わる場合には，矯正治療中は暫間修復にとどめて，矯正治療後にできる新たな咬合関係に合わせて咬合面形態を付与した最終治療を行う．特に移動中の早期接触を避けるために咬合面を削合しなければならない場合も暫間修復が望ましい．また，隣接面についても同様である．矯正治療後に歯冠幅径を変更して歯の排列やコンタクトを調節することがあり，そのような場合には隣接面の修復が必要になる．

2) プロビジョナルレストレーション

(1) プロビジョナルレストレーションの作製と装着

　矯正治療に関連したプロビジョナルレストレーションは，支台歯形成時，製作時，装着時などにおいて特別の注意を払う必要があると考えられる．

　プロビジョナルレストレーションは，たんに欠損歯質や欠損部を暫間的に修復するものではなく，最終修復物を準備するための修復である．成人患者の歯列には修復治療がなされている頻度が高いので，成人の矯正治療では修復歯との共存が問題となる．問題の一つは，修復歯は矯正装置を装着するのが難しいことである．また，歯を移動させることによって対合関係が変わるので，それまでの歯冠形態では対合関係が悪くなることがある．このような問題に対処するために，修復歯を前もってプロビジョナルレストレーションに変えてから矯正治療を行い，矯正治療後に対合歯に合わせて歯冠形態を修正して緊密な咬合関係を再構築する．

　矯正治療におけるプロビジョナルレストレーションの要点についてまとめておこう．

(2) プロビジョナルレストレーション装着の注意
① プロビジョナルレストレーションに求められる強度と精度

　最終修復は矯正治療の後になるので，多くの症例でプロビジョナルレストレーションのまま長期間矯正治療を続けることになる．天然歯や修復歯と比べてプロビジョナルレストレーションは摩耗や咬耗が起こりやすいので，隣接面や咬合面のコンタクトが失われてくる．また，矯正力の加わる部分が小

▶ う窩の修復・根管治療
▶ プロビジョナルレストレーション
　・プロビジョナルレストレーションの作製と装着
　・プロビジョナルレストレーション装着の注意
　・プロビジョナルレストレーションの矯正装置別の注意点
▶ 咀嚼部位の確保
▶ スプリント治療

矯正治療におけるプロビジョナルレストレーションの必要性

・保存不可能と考えられる歯や欠損部の審美性の改善
・臼歯が欠損している場合に咬合を安定させ咬合高径の維持
・歯を正しい位置に維持
・治療された歯周組織の成熟を助ける
・予後に疑問のある歯の評価
・数歯しか残っていない場合の固定源

Vanarsdall；1989

さい範囲（ブラケットの装着部位など）に集中しているので，ブラケットの装着部位などはレジンの厚みを持たせる注意が必要である．固定源となる歯は，矯正力の反作用が加わるだけでなく咬合力の負担も大きいので破折や脱離も起こりやすい．移動させる歯は，移動に伴う早期接触を避けるための咬合調整を十分行うことができるようにする．それには，支台歯形成の時点で対合歯との間に十分な距離をもってプロビジョナルレストレーションを作製するほうがよいが，歯冠高径を小さくしすぎると，プロビジョナルレストレーションが脱離するおそれがある．

②正しい歯軸や形態を回復してプロビジョナルレストレーションを作製する

修復歯のなかには，現状の咬合や歯列に合わせて本来の歯軸や歯冠形態をゆがめて作製されたものがあるが，変形した補綴物のままでは，治療中に正しい状態を確認することが難しく，治療ゴールの予測が立てにくい（図5-3）．特にエッジワイズ装置を用いるときには注意する．臼歯部のプロビジョナルレストレーションには頬舌的幅径が小さいものがみられるが，隣在歯との唇面（頬）側面の位置関係が正常と異なると，目的とする歯の移動が難しくなる．すなわち，ワイヤーに余分な屈曲を入れなければならなくなるので，治療が煩雑になるだけでなく，異常な歯の移動や矯正力のロスが生じる．気がつかないうちに頬舌的対咬関係が変化して，クロスバイトやシザーズバイトになる危険もある．また，レクタンギュラーワイヤーを用いる場合には，プロビジョナルレストレーション唇側面のカントゥアについても天然の歯と同じになるように作製する．そうでないと頬舌的歯軸傾斜（トルク）が変化し歯の位置や対合関係が変化するおそれがある．

傾斜のまま修復された歯の整直と修復

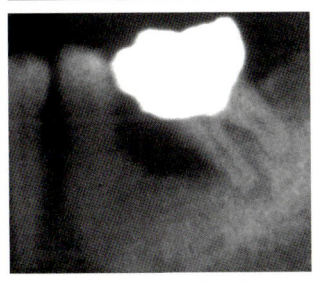

図5-3a ⑥欠損による⑦近心傾斜のまま欠損部を埋める様な歯冠修復がされている．

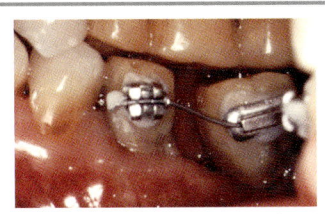

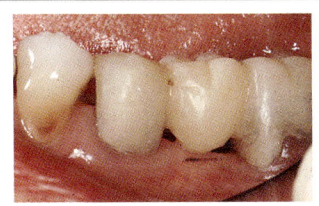

図5-3b 近心傾斜を再現したプロビジョナルとワイヤーのひずみを利用した矯正治療

図5-3c 矯正治療後に整直した歯軸に合わせて再製したプロビジョナルレストレーション

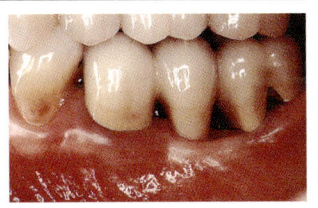

図5-3d 最終補綴物装着時

③生活歯では特に本来の歯冠形態を正しく再現したプロビジョナルレストレーションが必要である

そうすることで歯質の削除量をできるだけ少なくし，正しい歯の位置や歯軸傾斜を与えることができる（図5-4）．可能であれば少なくとも唇（頬）面にエナメル質が残っているほうが，プロビジョナルレストレーションの破折などの危険性が少なくなるだけでなくブラケットを接着する上でも都合がよい．

歯冠形態を正しく再現したプロビジョナルレストレーションの利用

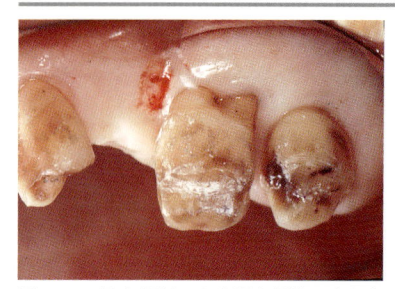

図 5-4a　遠心傾斜した上顎左側第一小臼歯（形成後）

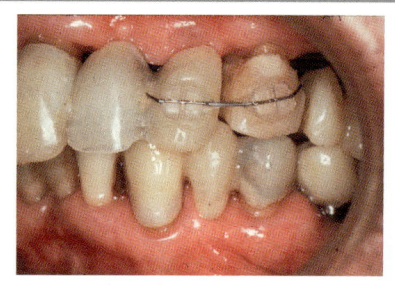

図 5-4b　遠心傾斜を再現したブラケットポジションで整直開始

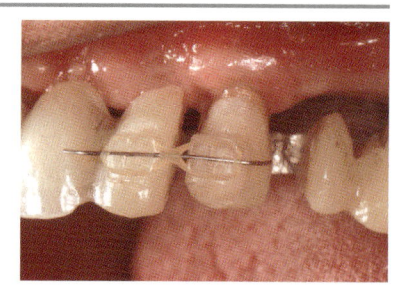

図 5-4c　プロビジョナルクラウンの近心側を削合しながら整直して正常な歯軸になった．

④ プロビジョナルレストレーションによる連結

　矯正治療で最も重要なことは，固定源を十分確保することであるが，プロビジョナルレストレーションが必要な歯の多くは，もともと歯冠の崩壊，無髄歯，歯周組織の悪化などの悪条件を有する歯であり，それゆえに固定源としては問題がある．複数の歯をプロビジョナルレストレーションで連結すると，固定源としての抵抗力が増すので，矯正治療にとって有利である（図5-5）．

プロビジョナルレストレーションの連結による固定源の強化

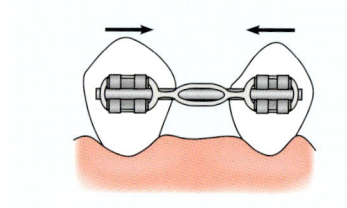

図 5-5a　1対1では両方の歯が移動する．

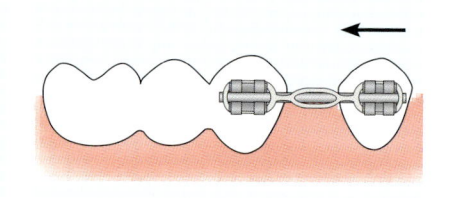

図 5-5b　プロビジョナルレストレーションで連結することで固定源が強化されて目的の歯だけが移動する．

⑤ プロビジョナルレストレーションの装着は接着力の強いセメントを用いる

　矯正力が加わると非常に脱離しやすいのでテンポラリーセメントでは不十分である．

⑥ クラウンマージンの適合性に注意する

　クラウンマージンの不適合によって歯肉への刺激が増加し，歯周組織の炎症や増殖性反応を引き起こすことはよく知られている．歯の移動中は歯周組織の改造が起こっているのであるから，クラウンマージンの不適合がより歯周組織に影響することは明らかである．

（3）プロビジョナルレストレーションの矯正装置別の注意点

　① バンドを用いる場合

　矯正用バンドを用いるとプロビジョナルレストレーションの強度が増す．バンドは，天然歯に合うように作られた既成のセットから大きさの合うものを選択して用いる．

② ブラケットを用いる場合

ブラケット周辺の強度，ブラケットポジションが正しくなるようにプロビジョナルレストレーションの唇（頬）側面の形態を作ることが重要である．

③ 歯間分離エラスティックスを入れる場合

少量の空隙を作る場合や，わずかに整直（upright）する時に，歯間にセパレーティングエラスティックスを挿入することがある．このような症例では，プロビジョナルレストレーションの隣接面のカントゥアやコンタクトエリアを天然歯と同じように作る必要がある．

④ リンガルアーチの弾線がかかる場合

リンガルアーチの弾線は，ワイヤーの端を歯頸部付近に当てて圧を加える（図 5-6a）．この時，切端方向にワイヤーがずれてくると，歯に加わる力が弱くなり効率が悪くなるので，一時的にプロビジョナルクラウンの形態を工夫してワイヤーを効率よく維持できるようにする（図 5-6）．

リンガルアーチの弾線の維持

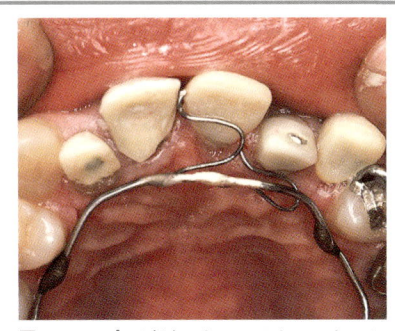

図 5-6a　プロビジョナルレストレーションにリンガルアーチの弾線を合わせている．

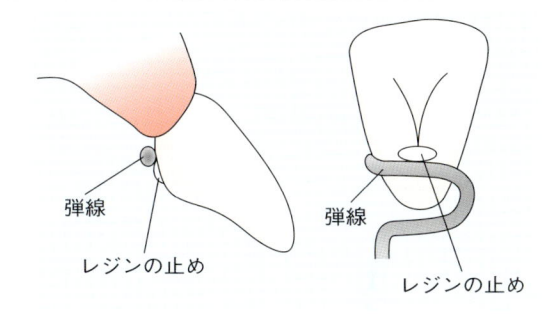

図 5-6b　リンガルアーチの弾線がずれないようにプロビジョナルレストレーションを工夫する．

3）咀嚼部位の確保

左右の臼歯部を同時に矯正治療することは避けたほうがよい．また，矯正治療の反対側で他の歯科治療を同時にしている時は，しっかりしたプロビジョナルレストレーションで十分咀嚼できるようにしておく．なぜならば，移動中の歯は咬合干渉を避けるために咬合調整を行っているので，十分咀嚼できないからである．また，咬合力が装置の脱離や変形の原因となって治療の妨げになることがある．

4）スプリント治療

成人では不適切な下顎位で補綴処置により嵌合位が与えられている症例が少なくない．この様に中心位と中心咬合位に大きなずれが疑われる症例では，矯正治療前にスプリント治療を行い，適切な下顎位を求める．それを元に咬合を再構築することが原則である．下顎の偏位をそのままにして，治療のゴールを設定することはできない．

次の様なケースではとくにこのような配慮が必要である．
- 前歯部の咬合干渉によって下顎の前方誘導が起こっている機能性の反対咬合
- 下顎の後退が起こっている過蓋咬合
- 下顎骨が前上方へ回転しているフレアアウト症例

矯正治療中の口腔管理

▶ プラークコントロール
▶ その他の口腔管理
・歯の移動状態の評価
・咬合状態の評価
・歯の移動に必要なクリアランスの確保
・矯正装置の保全
・う蝕や歯周病の治療
▶ 矯正治療中に起こりやすいトラブル
・装置の破損や脱落
・異常な動揺
・歯が動かない
・固定源の移動
・顎位の変化
・歯周組織の悪化
・う蝕
・プロビジョナルレストレーションの脱離・破折
・失活歯の急性発作
・治療計画の変更
▶ 矯正治療後に考慮すべき問題
・咬合調整
・歯周治療

矯正治療は限局矯正といえども比較的長期間を要するので，その間の口腔管理が重要になる．

1）プラークコントロール

プラークコントロールには，患者自身が日常的に自分で行う個人的なプラークコントロールと，術者側が診療所で行うプロフェッショナルトゥースクリーニング（PTC）がある．個人的なプラークコントロールについては，もちろん確実にプラーク除去ができるようにブラッシングの練習が必要であるが，治療を始める前の患者のモチベーションが重要である．複雑な形態の矯正装置を受け入れ，それを清潔に保つには，通常のブラッシングだけでなくさまざまに工夫をこらした方法が必要であり，なぜこのような治療（歯周矯正）が必要であるのかを患者が納得していなければ実行することは難しい．

2）その他の口腔管理

（1）歯の移動状態の評価

歯の移動方向および移動量を確認する．

- 最適で効果的な力が作用していることを確認する．定期的にテンションゲージで移動方向にかかる力を測定することが望ましい．
- 1ヵ月に1mm以内の移動を目安に，1ヵ月ごとに活性化を行うが，痛みや動揺度をチェックして間隔を調整する．
- 歯根の状態を確認するために定期的なデンタルおよびパノラマX線写真による診査が必要である．歯根の平行性，近接の状態，歯根吸収の有無を診査する．近接の状態については，1方向のデンタルX線写真では分かりにくいので異なった方向からの撮影が必要な場合もある．

（2）咬合状態の評価

移動中の歯や固定源の歯の位置が変化して咬合干渉が起こり，それによって咬合状態が変化することがあるので注意を要する．

- 固定源の変化がないことを確認する
- 目的外の歯の位置や咬合の変化がないことを確認する

口腔管理

① プラークコントロール
② 歯の移動状態の評価
③ 咬合の評価
④ 歯の移動のクリアランスの確保
⑤ 矯正装置の保全
⑥ う蝕や歯周病の治療

（3）歯の移動に必要なクリアランスの確保

歯が移動するにつれて，咬合調整が必要になる．中心咬合位だけでなく下顎の前方運動や側方運動時にも咬合干渉がないように調整しなければならない．また，咬合面の調整だけでなく，隣接部にも歯の移動に必要なクリアランスを保っていなければならない．

（4）矯正装置の保全

矯正装置は，咬合力によって破損したり位置がずれたりすることがよくある．また，異物感があるので舌や口唇による刺激にさらされ，患者が指で押さえることもある．患者が指や舌で触れないようにすることや，粘着性の高い食物，非常に硬い食物を避けるように注意しておく．また，臼歯部の歯を移動させる場合は，咬合力の負担を軽減するために，反対側の臼歯部で咀嚼できるようにしておくことも重要である．

（5）う蝕や歯周病の治療

叢生を改善することによって新たにう蝕が見つかることも多い．臼歯部でもコンタクトが開くと隣接面に小さなう蝕が見えるようになることがある．コンタクトが閉鎖された後の治療であれば2級のインレーが必要になるが，矯正途中であればピンポイント状の充填で済む．また，初期治療が不十分な場合に，歯の移動が刺激となって炎症の急発が起こる場合もある．このような場合は，歯の移動を中断して治療する必要がある．矯正装置による歯肉や粘膜への損傷などがないことも確認しなければならない．

3）矯正治療中に起こりやすいトラブル

（1）装置の破損や脱落

矯正治療中の装置の脱落は，接着力不足か装置に加わる何らかの力による．前者は接着操作に際しての防湿や研磨の不足が原因になることが多い．咬合力や硬い食物か粘調な食物あるいは，手指や舌，口唇などの軟組織の圧で起こることが多い．患者に対する装置の説明で注意を促す必要がある．また，下顎の装置は咬合時に接触がないように装着する．

（2）異常な動揺

矯正治療中は，歯根膜空隙が拡大するので歯の動揺は大きくなる．しかし，異常に大きい動揺には，二つの原因が考えられる．一つは穿下性吸収が大きい場合である．骨髄腔からの破骨細胞による骨吸収が広い範囲で起こると，一時的に動揺が大きくなる．この場合は，リモデリングの期間を通常より長く設けることにより動揺はおさまる．二つ目の原因は外傷性咬合によるものである．その場合は，移動方向にある咬合干渉を取り除くことで解決できる．干渉を除去した後に1ヵ月程度保定すると元に戻る．いずれの場合も，動揺の大きな歯に炎症があると支持組織の破壊につながるので注意が必要である．

矯正治療中のトラブル

① 装置の破損や脱落
② 異常な動揺
③ 歯が動かない
④ 歯髄の失活
⑤ 歯根吸収
⑥ 固定源の移動
⑦ 顎位の変化
⑧ 歯周病の悪化
⑨ う蝕
⑩ プロビジョナルレストレーションの脱離・破折
⑪ 失活歯の急性発作
⑫ 治療計画の中途変更

(3) 歯が動かない

圧を加えても歯が動かない原因としては，① 歯の移動方向に咬合や軟組織などによる干渉がある場合，② 圧が強すぎて硝子様変性が起こっている場合である．硝子様変性の後に穿下性吸収が起こると歯は動く．③ 矯正力が小さすぎるか，装置の摩擦などで力が減弱されて歯根膜に対する圧が閾値に届かない場合も動かない．この場合は，有効な力が働いているかを調べる．もう一つは，④ 骨性癒着が起こっている場合である．2ヵ月以上矯正力を加えているにもかかわらずその歯が動かないで，逆に固定源の歯が動いてくることがある．この場合は，骨性癒着が疑われる．骨性癒着を起こしている歯は移動できない．

(4) 固定源の移動

固定源の量が不足していると，矯正力の反作用によって固定源の歯が移動してしまう．一時的に矯正力を除去すると自然に元に戻るので，戻った後で新たに固定源を追加してから再開する．自然に元に戻らない固定源を修正するのは非常に難しい．

(5) 顎位の変化

移動中の歯が早期接触を起こすと，その接触を避けるように顎位が変化することがある．これは干渉を除去すれば解決する．まれに，矯正装置を装着したためにそれまでの習慣性の咬合が不安定になり，咬合が変化することがある．

(6) 歯周組織の悪化

矯正治療中にプラークコントロールが不良になった場合は，歯周組織に非常な悪影響を与える．矯正装置による機械的損傷も注意しなければならない．歯根の移動方向によってはボーンハウジングが傷害され歯肉退縮を起こすことがある．特に下顎前歯部の頰舌的な移動には注意が必要である．

(7) う蝕

矯正装置のためにプラークコントロールが困難であることや，咀嚼しにくい状態が継続するので，ブラケットを用いる治療ではう蝕の発症リスクが高まる．装置を接着するためのエナメルエッチングもう蝕のリスクを高める．十分なプラークコントロールが欠かせないが，著明なプラークの停滞や，初期の白濁を認めた場合には速やかに予防処置を講じる．

(8) プロビジョナルレストレーションの脱離・破折

矯正装置が装着されたプロビジョナルレストレーションの脱離や破折がある場合は，元の状態に復元しなければならない．そうでないと装置の設計やフォースシステムが変わってしまうことがある．治療期間が長い場合には，

治療途中でプロビジョナルレストレーションの咬合面が咬耗してくることによって咬合高径が低下することがある．そうならないように，咬合面の調整を頻繁に行うか，プロビジョナルクラウンの咬合面をメタルに変えることを検討する（図5-7）．

(9) 失活歯の急性発作
失活歯の移動中に，根尖部からの排膿や強い疼痛などの炎症の急性症状が出ることがある．そのような場合は，すぐに移動を中止して根管治療をやり直す．症状の消失とX線上での改善を確認してから矯正治療を再開する．

(10) 治療計画の変更
治療計画の中途変更が必要になることがある．開始時の診査診断の不備によるものであれば，インフォームドコンセントに関わることなので注意を要する．また，治療の進行に伴う変更や患者の意向による変更は，術者の治療目的がしっかりしていれば問題はない．治療の進行にしたがって患者のモチベーションが上がると，患者が積極的になってより抜本的な治療方法を採用できるようになることはよくある．この場合は，再診断を行って新たな治療計画を立ててインフォームドコンセントを得る．複雑で長期にわたる治療が予想される場合は，前もって複数の治療計画を患者に提示して了解を得ておくことが望ましい．

4）矯正治療後に考慮すべき問題

(1) 咬合調整
歯を移動させることは，その量がわずかであってもファセットの位置関係を変えることになる．それは，早期接触の原因になるであろうし，また治療後の歯の位置の安定を阻害するものになる．そのため，矯正治療後に咬合調整を行って新しい対合関係を確立する．補綴治療によって新しい位置および対合関係に適した歯冠形態に修正することもある．

(2) 歯周治療
矯正治療後は歯周組織に残った問題点に対する処置が必要になる．残存する深い歯周ポケット，骨の形態異常，根分岐部病変，歯肉歯槽粘膜の問題，上顎前歯における歯肉ラインの不揃いなどの問題に対する処置を行う．

咬合面をメタルにしたプロビジョナルクラウン

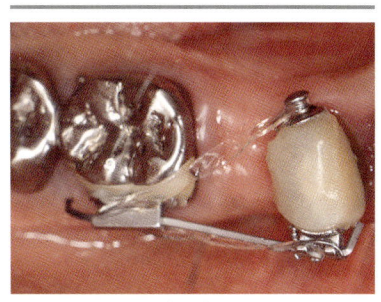

図5-7 メタルのプロビジョナルクラウンの頬側面をレジンで前装してチューブをボンディングしている．

5 矯正治療を成功させるキーポイント

矯正治療とインプラント

　インプラント治療が普及してくるにつれて，不正咬合のある歯列においてもインプラントが用いられる機会が増加している．インプラント治療による咬合機能や審美性の改善が適切に行われその結果が安定して維持されるためには，矯正治療による不正咬合の改善が不可欠であることが多い．インプラント治療を行うには，インプラントをどこに埋入するか，インプラント周囲の歯周組織が十分に存在するかなどいろいろな問題がある．そのような問題を解決する上で，矯正治療は非常に重要なオプションとなり得る．

▶インプラントのためのサイトプレパレーション
　・挺出による抜歯
　・歯間乳頭の保全
　・インプラント埋入スペースの確保
▶インプラントを矯正治療の固定源にする
▶矯正治療用のインプラントを用いる場合

1) インプラントのためのサイトプレパレーション

　適切にインプラントを埋入するための受床部を準備するために矯正治療を応用する．

(1) 挺出による抜歯（図 5-8）

　骨吸収が大きい歯を抜歯にいたるまで挺出させることにより，歯槽骨が増生し，インプラント埋入に必要な骨の幅を獲得することができる．外科的に抜歯すると頬舌側の骨板が失われインプラントにとって必要な歯槽骨の頬舌

インプラント治療のためのサイトプレパレーション　(1) 挺出による抜歯（図 5-8）

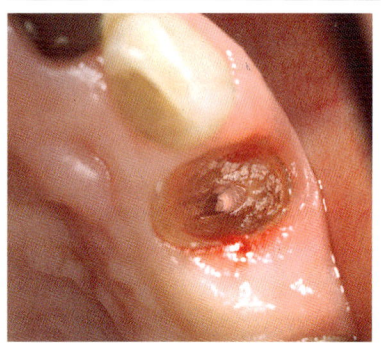

|3 は，根尖病変があるだけでなく非常に深い歯肉縁下う蝕が認められる．歯肉退縮が大きく歯根も短い．(2002.5.16)

|3 を挺出．(2002.10.4)

|3 は 3 ヵ月挺出した後に抜去し，骨移植を伴う再生療法を行った．

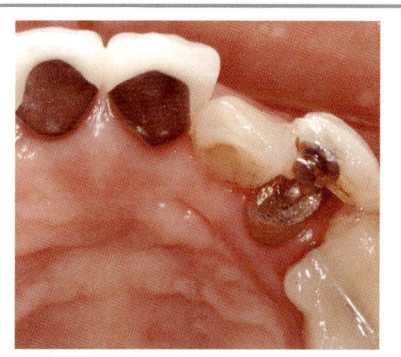

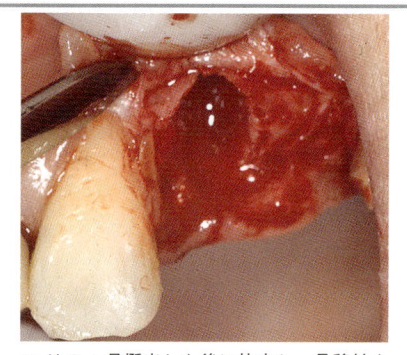

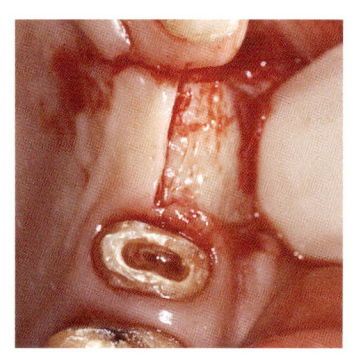

十分な骨量が得られた．(2003.2.13)

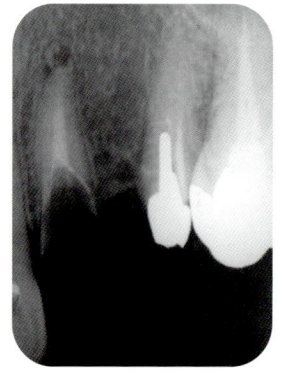

2002.5.16

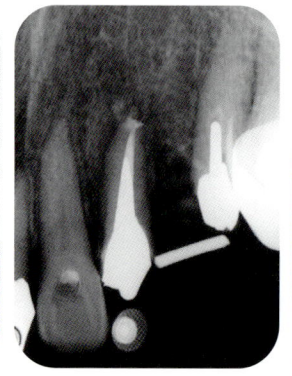

2002.10.4

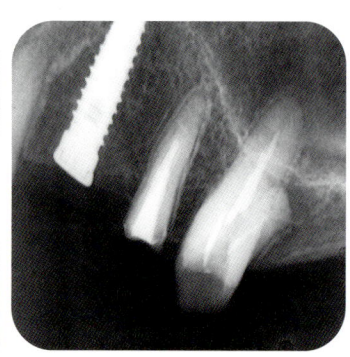

2004.3.18
17 ヵ月後にインプラントを埋入．
(2004.3.18)

的な厚みが不足する．骨吸収が大きく歯を保存することができないような歯でも，歯根膜が歯根周囲に残存しているならば，挺出させることによって骨の幅を獲得することが可能である．この方法により，付着歯肉の量も増大させることができるので，インプラントのアバットメント周囲に角化歯肉を確保することができる．挺出は比較的容易な治療方法であるが，挺出の方向によっては高度なコントロールが必要になる．もちろん，インプラントを考慮する前に，歯を保存する可能性を判定しなければならないことは言うまでもない．

(2) 歯間乳頭の保全

前歯部の補綴治療では，審美性の確保が重要であるが，審美性を左右するものの一つが歯肉縁および歯間乳頭の維持である．二つのインプラント間の歯間乳頭は，天然の歯根の間やインプラントと歯の間の乳頭と比べて維持が難しい．Tarnow らによると，天然の歯根を有する歯の間では，歯間の歯槽骨頂からコンタクトまでの距離が 5mm 以内であれば歯間空隙は乳頭で満たされ，インプラント間では 3mm とされている．すなわち，インプラント間では乳頭の高さが低くなり，鼓形空隙が大きくなる．上部構造のエマージェンスプロファイルなどで，多少調節が可能であるが，審美性が劣るだけでなくプラークコントロールの条件も悪くなる．

このような状態は複数のインプラントを連続して埋入した場合に起こる．そこで，矯正治療によって歯を移動させて複数のシングルインプラントを埋入する形にすると歯間乳頭が維持しやすくなると考えられる．審美性を追及する症例では，このような考慮が必要になる．平行移動が必要で頬舌的，近遠心的，垂直的なコントロールも重要なので，治療方法としては難易度が高い．

(3) インプラント埋入スペースの確保（図 5-9）

歯列内に小さい空隙が分散している症例に対して，歯を移動して 1 ヵ所に空隙を集めることでインプラントを埋入するスペースを確保することができる．インプラント症例では，歯冠のスペースだけでなく歯根間に十分な距離を得る必要があるので，歯根の移動を十分コントロールしなければならない．歯根の移動は抵抗が大きく時間がかかる治療になるので，難易度は高い．

2) インプラントを矯正治療の固定源にする

インプラントを固定源として矯正治療に積極的に利用する方法がある．多数歯の欠損症例では，咬合崩壊が進み残存する歯列に不正がある場合が多くなるので，残存歯を適切な位置に再排列することが必要になる．しかし，欠損歯が多い場合や残存する歯の状態が不良な症例は，固定源が十分得られないために効果的な歯の移動ができない．このような症例に対して，インプラントを植立し，十分オッセオインテグレーションを獲得した後に固定源として用いるのである．インプラントは，固定源として用いた後に，欠損部の補

インプラント治療のためのサイトプレパレーション　(2) 埋入スペースの確保（図 5-9）

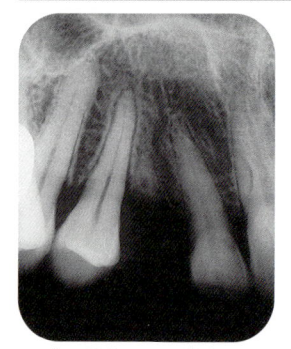

46歳，男性．3|が欠損してインプラントによる補綴を予定しているが，2|の歯根が遠心に傾斜している．

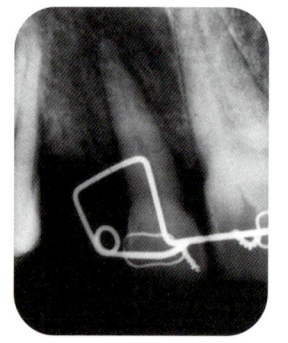

2|を遠心移動．

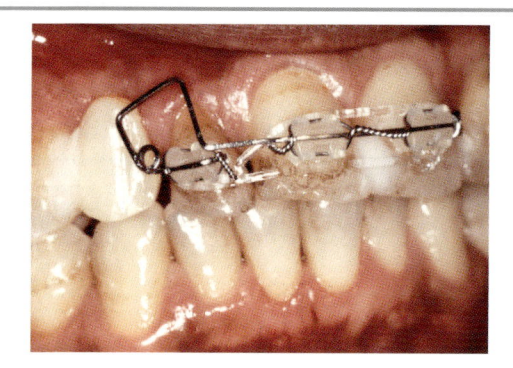

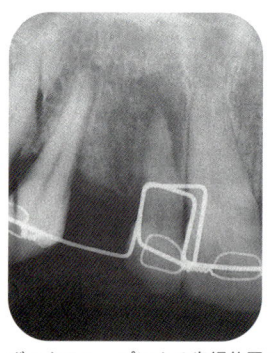

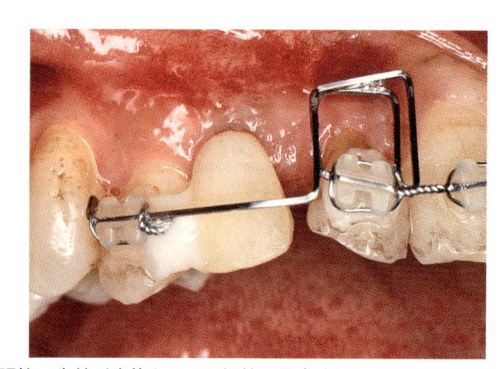

ボックスループによる歯根位置の調節．歯軸が改善されると切端が異常咬耗していることが分かる．

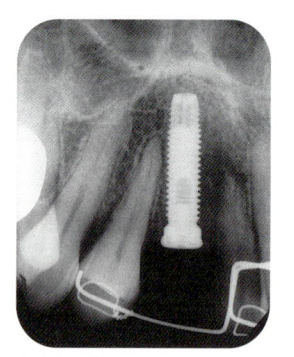

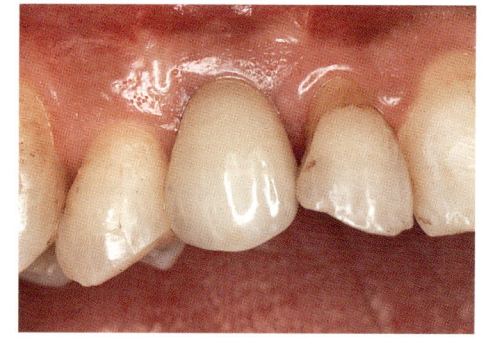

犬歯部に十分な空隙が得られ，インプラントを埋入し，補綴治療が行われた．

綴治療に用いる．

Kokich は，次のようなケースをインプラントを固定源として利用する適応症としている．

① 歯列の圧下

　欠損後，放置され，3本以上の歯が挺出している場合

② 歯の近遠心移動

　欠損部に隣接する歯を近遠心に牽引してスペースを統合させる場合

③ 上下顎間の牽引

　上下顎ともに数本の歯が欠損していて残存歯を移動させる必要がある場合

このような治療には矯正前にインプラントを埋入する必要があるが，インプラントの埋入部位については，矯正治療後の最終的な歯の位置を予測して決定しなければならない．歯の位置は矯正治療によって変化するのであるか

ら，インプラントの位置と方向を現存する残存歯の位置によって決定することは無意味であるだけでなく，矯正治療後の最終的な歯の位置を正しく予測せずにインプラントを埋入することは危険でもある．場合によっては，不正咬合を改善することも歯を最適な位置に移動することもできず，望ましい結果を得られないことになる．そのため，前もって十分な治療計画を立てる必要がある．このような治療を行うには，矯正治療によって獲得すべき残存歯の位置と欠損部に入れるべき欠損歯の正確な診断用ワックスアップを有する正確なセットアップが必要である．

　矯正治療中にインプラントを固定源として用いる場合は，矯正装置の種類によって考慮しなければならない点はあるものの，通常はそこにあるべき歯の自然な形状を与えるようにプロビジョナルレストレーションを作製する．とくにインプラントと隣接する部分に歯を移動させる場合，最終的な隣在歯の位置やインプラントの歯冠幅径を適切にするためにプロビジョナルレストレーションが重要となる．この場合，プロビジョナルレストレーションの大きさは，診断用セットアップから確かめる．

　インプラントのオッセオインテグレーションを破壊しないように，矯正力を与える時期について注意しなければならない．インプラント埋入の約4〜6ヵ月後に矯正力を加えることが推奨されたが，最近では，3ヵ月経過すればよいという報告もある．

　インプラントに加わる矯正力は，インプラントが歯列内の近遠心移動の固定源として使われるならば，歯槽部を側方へ押す力となり，圧下のための固定源であれば挺出させる力となる．そしてインプラントに矯正力が加わった場合，圧迫側では骨が通常より厚くなり，反対側ではより薄くなることが組織学的な研究で示されている．インプラントに加わる力は結果的に骨を硬化させるが，周囲の骨が吸収することはないと考えられている．すなわち，インプラントが正しくオッセオインテグレートしていればインプラントの移動はないと考えられる．

　インプラントの利用は，残存歯が少ない歯列など固定源が十分確保できない歯列にとってフォースシステムが簡略になるメリットがある．

　矯正治療とインプラント治療を組み合わせる場合は，矯正，外科，補綴を担当するそれぞれの術者が協力して正確な計画を立案しなければならない．

3）矯正治療用のインプラントを用いる場合（図5-10）

　矯正治療の固定源として使用するために短期使用限定のインプラントが考案されている．固定源としてヘッドギヤーなどの顎外装置を好まない患者に対して用いる．歯列の最後方部や口蓋または根尖部に近い歯槽骨などの歯槽骨以外の部分に特殊なインプラントを埋入する．矯正用に特化されたインプラントは，矯正治療後には撤去することが前提である．このようなインプラントの利用は，最も重要でコントロールが難しい固定源の問題を簡略化するので，一般臨床医が限局矯正を行う場合にも役立つであろう．

矯正治療用インプラント

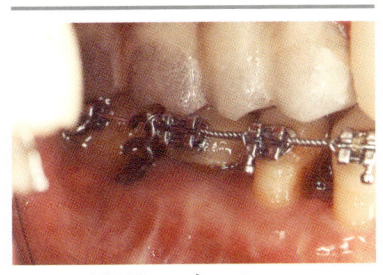

図5-10　矯正用インプラント

歯周矯正を成功に導くキーポイント

- 包括的治療の重要性
- 現症と難易度の把握の重要性
- エッジワイズ装置によるフォースシステムの重要性
- インフォームドコンセントの重要性
- 治療計画の重要性
- 患者に対するモチベーション

(1) 包括的治療の重要性

　歯周病を有する症例の多くは歯周治療，補綴治療，矯正治療の総合的な対応なしに解決することはできない．歯周治療の予防と治療いずれに対しても歯の位置や歯軸傾斜の異常は無視できないものであり，矯正治療による改善は大きな意味を持つ．そして，咬合の機能性ならびに審美性の改善のために多くの症例で補綴治療は不可欠である．この三者が一定以上の水準を有することによって，有効な治療となりうるのである．

　このような包括的治療を一人の主治医が全て自分で行うならば治療はスムースに行えるだろうが，各分野に精通するには並々ならぬ努力が必要となる．専門医のチームアプローチならば高度な治療が可能となるが，その連携にお互いの努力が必要である．矯正専門医は，残念ながら歯周専門医や補綴専門医と同じ土俵で話し合い主体的に関与できる知識が乏しい．

　最近の歯科治療の進歩は著しいもので，筆者にしても，明らかに重度の骨欠損がある歯を抜歯適応として治療計画を立てたところ，再生療法によって保存可能となったので計画の練り直しになった症例や，骨支持が不安定で固定源の設計に悩んでいたところインプラントを入れることになり，固定の問題が一挙に解決した症例などがある．一方で，一般臨床医の多くは矯正の実際的な知識に乏しく，矯正治療の持つ可能性に気づかないか，逆に，過大に期待を持って実現不可能な予想を立ててしまうことがある．このように包括的治療は難しいのであるが，その重要性や必要性は明らかである．

(2) 現症と難易度の把握の重要性

　治療のゴールを決定するために現症と難易度の把握が重要である．治療のゴールは，術者の持つ治療オプションと患者の受け入れ度によって決まる．術者の持つ治療オプションとは，歯科医の側がどれだけの知識と技術さらに熱意を持っているかであり，患者の受け入れ度とは，治療に対する生体反応の良さ悪さであり治療に要する時間，費用，協力などの負担も含まれる．口腔状態が悪化して状態が複雑な症例ほど治療の予測が難しいが，両者のコンビネーションによって治療のゴールが決定され，治療計画を立てることができるのである．現症を十分把握することによって，予想外のことが起こって治療計画が狂うこともなく，難易度を把握することによって，自分の手に余る事態になるのを防ぐことができる．

(3) エッジワイズ装置によるフォースシステムの重要性

　全顎的な矯正治療のフォースシステムと限局矯正のそれとは，異なるところと同じところがある．正常な口腔組織の小児や若年者の矯正治療と歯周矯正でも同じことが言える．このように対象によってそれぞれのフォースシス

テムに相違と類似があるということを理解して行わなければならない．特に歯周矯正症例においては，固定源の確保と早期接触の除去を最優先事項として，できるだけ小さな範囲でシンプルなフォースシステムにすることが重要であると考えている．

そして，装置は固定式，とくにブラケット（チューブ）とワイヤーによるエッジワイズ装置が，多くの場合，最適な移動をすることができると言える．エッジワイズ装置を用いるには知識と修練と経験を要するが，あらゆる症例に共通のテクニックで対応することができる．

(4) インフォームドコンセントの重要性

治療のゴールと内容について患者側と術者側が一致していることが重要である．そのために多くのことについて患者に説明し理解していただかねばならない．

(5) 治療計画の重要性

歯周矯正では，初めに決定した治療計画通りに最後まで治療できるとは限らないので，さまざまな可能性に応じた方法，その長所／短所を説明し，治療の変更，中断の可能性があることについても了解してもらわなければならない．しかしそうしたことが極力ないように，口腔内の条件や制約をもれなく診査し，難易度を見極めて，その症例にふさわしい治療計画を立てることが重要である．

(6) 患者に対するモチベーション

通常の矯正治療は，患者の主訴があって始まり，患者からの要望によって行う．治療そのものの患者のモチベーションについては，苦労することはあまりないだろう．しかし，歯周矯正の場合，患者からの要望があることはまれであり，なぜ必要なのかを患者に説明して理解してもらう必要がある．また，術者自身がその利点と必要性をしっかり把握していなければ患者の理解を得られないことはいうまでもない．

患者の理解が十分得られない場合には，何らかの妥協的な治療を取り入れて治療計画を絞り込むことも必要になる．

矯正治療，歯周治療，補綴治療のさまざまなオプションが組み合わさった治療計画を，術者と同じように理解しそれを治療の最後の段階まで覚えていてくれる患者は非常に少ない．治療途中で折に触れて，今どこまで治療が進んだか，それによってどのような成果があったか，これから何のためにどういうことを行うかなどについて，何度も説明して患者を鼓舞することが必要である．治療が長く複雑になればなるほど，患者の払う犠牲や努力も大きいものになる．それを肝に銘じてインフォームドコンセントを得る努力を怠らなければ，治療終了時に一緒に大きな仕事を成し遂げた達成感を共有することができる．

患者の理解が必要な事柄

- 歯周矯正の目的，必要性
- 装置の違和感，機能的審美的障害，疼痛があること
- 治療期間
- 費用
- 最終補綴治療が必要な場合の治療計画
- メインテナンスとしての歯周治療の必要性

患者にとっての歯周矯正の利点と問題点

利　点

- 治癒力を利用した歯周組織の再生が期待できる
- 患者自身の歯や歯周組織を長持ちさせることができる

問題点

- 矯正だけで問題が解決できない
- 治療の限界がある
- 治療期間が長くなる
- 痛みや不快なことがある

6 前歯部の治療目標を決定するために

　前歯部の不正咬合の治療では，審美性とアンテリアガイダンスの確保が重要である．特に成人では，すでに補綴処置が行われているか，または補綴処置必要になる症例が多いので，天然歯列を対象にした診断だけではなく補綴処置を考慮した歯の配置についての診断が必要になる．

　歯の排列の自由度は症例によって異なる．限局矯正で治療可能な前歯部の不正咬合のうち，反対咬合とフレアアウトは，被蓋を改善するだけではなく歯の重なりや隙間のない排列を治療目標にしなければならない．

　矯正治療における正常な歯の位置を決定する基準は，成長による変化を前提としたものであるが，歯周矯正では，加齢による変化にふさわしい歯や歯列の位置を考慮しなければならない．また，その患者の歯周組織の状態に見合った咬合を回復しなければならない．そのためには，個々の症例の現症とそこから現れる問題点を把握して，それに対する歯周，補綴，矯正などを統括した治療目標を立案する必要がある．ここでは，前歯部の治療目標を決定するために考慮すべき要素についてまとめた．

治療目標とすべき歯の位置を決定する要素

1) ディスクレパンシー

　歯の大きさは個体差が大きく，治療にとってあまり問題ではないが，歯と顎との相対的な関係は矯正治療にとって重要である．ゴールとすべき歯の位置を求めるには，① 歯列内での歯の位置，② 歯と前歯被蓋状態との関係，③ 頭蓋に対する歯の位置関係について診査する必要がある．

(1) 歯列内での歯の位置

　歯列や顎の大きさを表わすために Moyers は，基底弓，歯槽弓，歯列弓の三つのアーチを定義している（図6-1）．

　・アーチレングスディスクレパンシー（arch length discrepancy）
　アーチレングスディスクレパンシー（arch length discrepancy）とは歯の大きさと歯列弓の大きさの不調和であり，利用可能な歯列弓の大きさ（available arch length）と必要な歯列弓の長さ（required arch length）の差として表わされる．

▶ディスクレパンシー
・歯列内での歯の位置
・前歯部の被蓋関係
・歯と頭蓋との位置関係

顎と歯の相対的関係

基底弓

基底弓は上下の骨体によって作られるアーチで，顎骨自体の形態によって決定され，その大きさは歯や歯槽骨の変化に影響されない．
基底弓を変えるには外科的な手段（外科矯正か仮骨延長術）が必要になる．重度の骨格性下顎前突などは外科矯正の対象となる．

歯槽弓

歯槽弓は歯槽突起のアーチで，その大きさや形態は基底弓と歯列弓の大きさや形態に左右される．歯が歯槽弓から逸脱して位置することは，骨の裂開や歯肉の退縮を招く．その意味で，歯槽弓は歯の排列の限界を規定する．

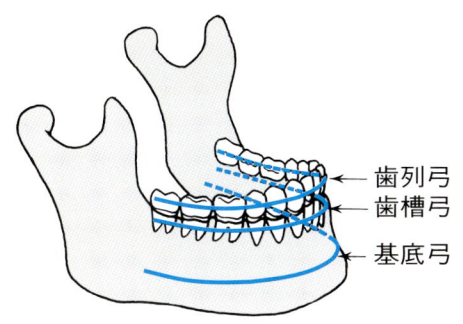

歯列弓

歯列弓は歯の接触点を連ねたアーチで，歯冠の大きさ，舌，口唇，頬の機能など，力の均衡が取れているところで決まる．矯正治療で歯の大きさと歯列弓との適切な関係を作る際には，ディスクレパンシーと前歯部における審美性を考慮する必要がある．

Moyers RE『Handbook of Orthodontics』（Year book Medical Pub）より改変引用

図 6-1 歯の位置を特定するときに基準となるアーチ

アーチディスクレパンシー

アーチレングスディスクレパンシー（arch length discrepancy）歯の大きさと歯列弓の大きさの不調和	＝	利用可能な歯列弓の大きさ（available arch length）ある部分の歯槽基底の長さ	－	必要な歯列弓の長さ（required arch length）そこに排列されるべき歯の歯冠幅径の和
ディスクレパンシーがない場合		利用可能な歯列弓の大きさ	＝	必要な歯列弓の長さ
ディスクレパンシーがある場合		利用可能な歯列弓の大きさ 利用可能な歯列弓の大きさ	＞ ＜	必要な歯列弓の長さ＝空隙歯列 必要な歯列弓の長さ＝叢生歯列
前歯のディスクレパンシーを決定する要素		利用可能な歯列弓の大きさ 歯槽基底部の長さ 臼歯部の位置		必要な歯列弓の長さ 歯冠幅径の大きさ 歯の欠損の有無 歯冠修復の有無

利用可能な歯列弓の大きさとは，実際の歯列に存在する歯槽基底部の周長であり，歯槽弓を基準に測定される．歯の歯冠近遠心幅径から必要な歯列弓の長さを求める．

ディスクレパンシーがあると，歯列に叢生や空隙が生じる．

・排列余地の増減（図 6-4）

臼歯部を遠心に移動すると前歯の排列余地が大きくなり，前歯を唇側に拡大するとスペースが得られる．しかし唇側歯肉の退縮もしくは歯軸の唇側傾斜を招くおそれがある．

6　前歯部の治療目標を決定するために

前歯のディスクレパンシーの改善

前歯部のディスクレパンシーを改善するには，歯を近遠心に移動して［利用可能な歯列弓の大きさ］を増減する方法と，歯の大きさを変えて［必要な歯列弓の大きさ］を増減する方法がある．

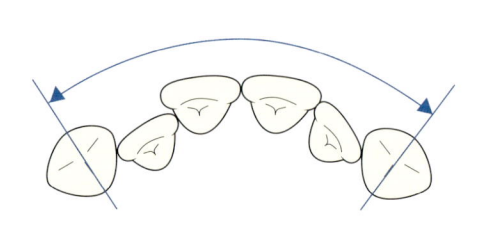

図 6-2a　利用可能な歯列弓の大きさ（本来は，片側の第一大臼歯の近心面から反対側の第一大臼歯近心面の歯列弓の長さをいう）

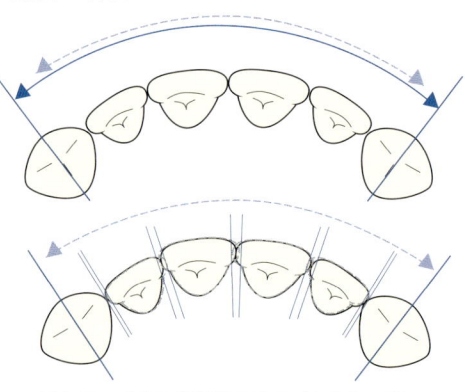

図 6-2b　必要な歯列弓の長さ（本来は，第一大臼歯の近心のすべての歯の近遠心幅径をいう）

利用可能な歯列弓の大きさの増減（図 6-3）
- 臼歯の近遠心への移動
- 前歯の唇側移動で排列余地は増加し，舌側移動で減少する．歯槽弓からの逸脱が大きいとリセッションが起こる危険があり，またこの方法は前歯被蓋関係に大きく影響するので，その調節ができる場合に限られる．

必要な歯列弓の大きさの増減
・歯の大きさの増減
- 隣接面のストリッピングやレジン添加
- 歯冠修復
- 戦略的抜歯とその後の補綴処置

このような方法で［必要な歯列弓の大きさ］を増減する．隣接面の調整では，歯根の近接と歯頸部のカントゥアに注意が必要である．

歯冠幅径の増減

この症例では，便宜抜去による叢生の改善とインプラントによる中切歯の補綴を柱とする包括的矯正治療（COT）を含めて検討する必要がある．限局矯正（LOT）で対応するものとして，側切歯（赤の点線）を中切歯の位置に移動したところ（実線）と犬歯（緑の点線）の移動後（緑の実線）の位置を示す．この方法では，1|から3|までの歯槽基底に2|と3|を排列しようとするとスペースが余ることがわかる．

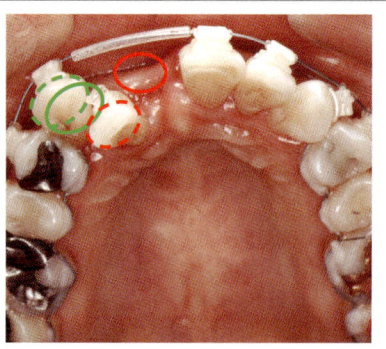

図 6-3a　側切歯を中切歯の位置に移動．歯冠幅径が不足し，空隙が生じる．

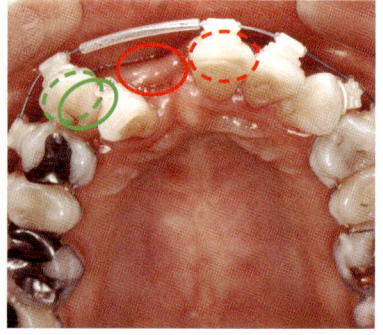

図 6-3b　隣在歯を含む歯冠修復により，空隙を生じないように調節する．

排列余地の増減

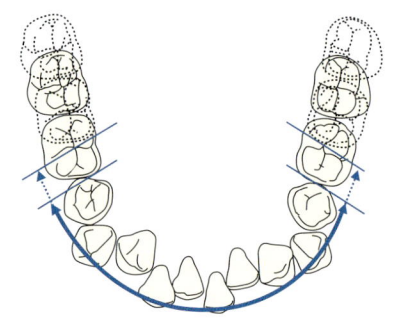

図 6-4a　臼歯の遠心移動によりスペースを調節する．

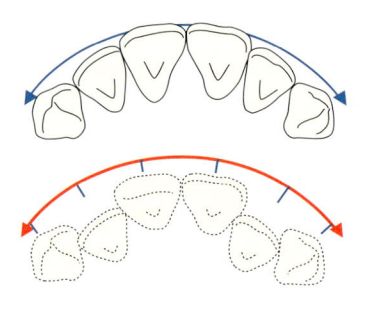

図 6-4b　唇側傾斜により歯列の拡大

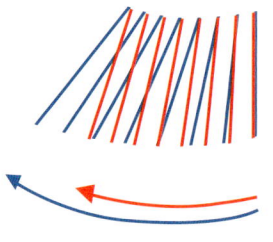

94

・歯の大きさと審美性

　前歯部の治療においてはディスクレパンシーだけでなく，審美性も考慮すべき重要な要素である．審美性に最も大きな影響をもつのは上顎前歯の大きさと形態であり，その目安となるのは前歯の各々の大きさのバランスである．隣接する歯，歯冠幅径と歯冠長，スマイル時の正面観の歯の大きさ（図6-5）などの調和のとれた歯冠修復が要求される．このように各前歯のバランスを正しくとるには，歯の排列位置を正確にコントロールすることが重要である．

上顎前歯部における審美性

歯の幅径と長さの比や，上顎3前歯間の大きさの比率が，いわゆる黄金分割比であれば審美的に優れているといわれている．

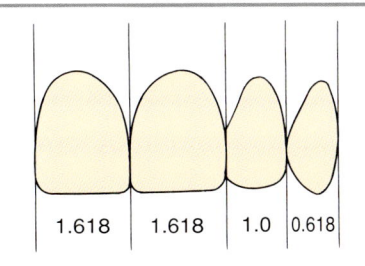

1.618　1.618　1.0　0.618

図6-5　スマイル時の正面観のバランス．（Rufenacht『Fundamentals of Esthetics』より引用）

（2）前歯部の被蓋関係

　歯の大きさと中心咬合時の前歯被蓋関係に関する臨床的な指標は，ボルトンインデックスとNeffの比率である．機能時には前方誘導（anterior guidance）および側方誘導（lateral guidance）の機能分析が必要になる．

ボルトンインデックス

　ボルトンインデックスとは，上顎の歯冠幅径の総和に対する下顎の歯冠幅径の比で，上下顎の歯冠幅径の調和を評価する指標である．第一大臼歯から近心の12歯を対象にしたall over ratioと6前歯を対象にしたanterior ratioが

anterior ratio

$$\text{anterior ratio}(\%) = \frac{\text{下顎6前歯の歯冠幅径の和}}{\text{上顎6前歯の歯冠幅径の和}}$$

73.9 ＜ anterior ratio ＜ 80.5 ……… 上下6前歯の大きさのバランスがよい
anterior ratio ＜ 73.9 ……… 上顎前歯が下顎に比べて大きい
80.5 ＜ anterior ratio ……… 下顎前歯が上顎に比べて大きい

Thurow『アトラス歯科矯正学の基本理論』（書林）より引用

矮小歯がある場合のボルトンインデックス

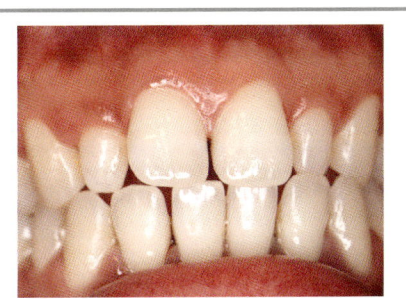

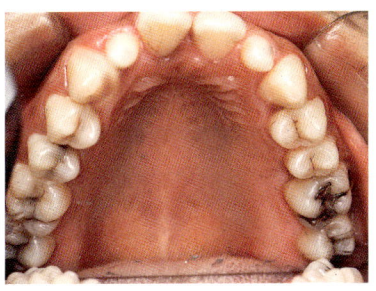

図6-6　上顎側切歯が矮小歯．上顎6前歯の歯冠幅径の総和が小さくなり，ボルトンインデックスは大きくなる．

ある．前歯のオーバーバイトとオーバージェットおよび切歯の歯軸傾斜が適切であれば anterior ratio の値は 73.9 ～ 80.5（平均 77.2）となる（Thurow；1979）．これより大きい場合は相対的に下顎前歯が大きすぎ，小さい場合は上顎前歯が大きすぎると考えられ，歯の大きさを調整する目安となる（図 6-6）．

Neff の比率

Neff の比率は，下顎前歯幅径総和を上顎前歯幅径総和で割った値の百分率を 100 ％から引いた値である（図 6-7）．この範囲より小さい場合はオーバーバイトがなくなり，大きくなるとオーバーバイトが深くなって場合によってはインサイザルストップがなくなることになる（図 6-8）．ボルトン係数と同じく，上下の歯の大きさのバランスを調節する指標となる．

Neff の比率

$$\text{Neff の比率} = 100 - \frac{\text{下顎 6 前歯の歯冠幅径の和}}{\text{上顎 6 前歯の歯冠幅径の和}}\%$$

上下犬歯関係が I 級で歯軸傾斜が正常な場合，この値が 18 ～ 40 ％であれば，前歯は適切な被蓋におさまるとされる．

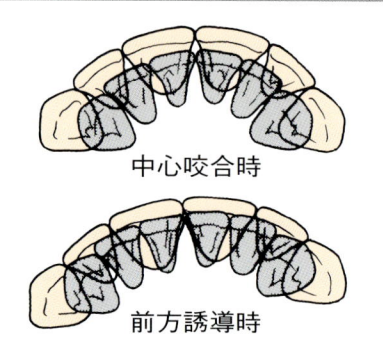

図 6-7　上下被蓋関係が理想的な場合の上下前歯の位置．上図は中心咬合時，下図は前方誘導時．

上下前歯の歯冠幅径と前方誘導の関係

上顎前歯が下顎前歯より 18％大きい場合　オーバーバイトなし
Neff の比率 < 18 ％
オーバーバイトがなくなる

上顎前歯が下顎前歯より 30％大きい場合　オーバーバイト 30％
18 ％ < Neff の比率 < 40 ％
適切な前歯被蓋

上顎前歯が下顎前歯より 40％大きい場合　オーバーバイト 50％
40 ％ < Neff の比率
オーバーバイトが大きくなる

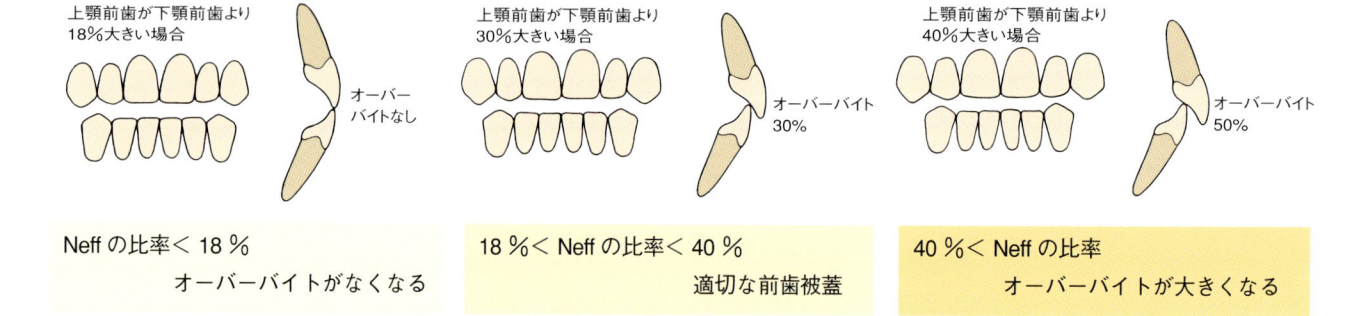

図 6-8　Neff の比率は小さくなると被蓋が浅くなる．

図 6-7，6-8 は Thurow『アトラス歯科矯正学の基本理論』（書林）より引用

機能時の前方誘導と側方誘導

適切な前方誘導を確立するにはオーバーバイト，オーバージェット，上下前歯歯軸傾斜の組み合わせが重要である．

側方誘導については，上下犬歯の対咬関係が正常の場合とそうでない場合とでは誘導路の形成が異なる（図 6-9）．実際には，このような理想的な犬歯関係を持たない症例も多い．そのような症例では，治療の目標として新たに犬歯関係を確立するか，別の部分で側方誘導を再構築しなければならない．

側方誘導

犬歯対咬関係が正常な場合は，中心咬合時に3̲の咬頭が3̅と4̅の間にあって，側方運動時に作業側では3̅の（遠心）頰側面が3̲の（近心）口蓋側面と接触しながら誘導される．

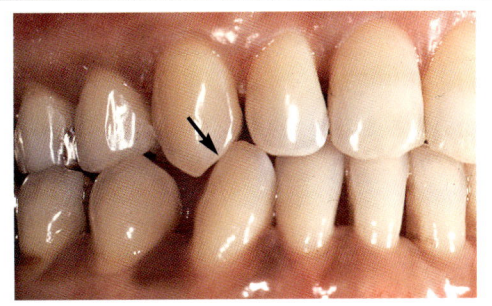

図6-9 右側犬歯部の側方誘導面

(3) 歯と頭蓋との位置関係

上下顎骨の位置と大きさに不調和がある場合，すなわち骨格性の異常がある場合，成人では治療は非常に難しい．なぜならば，骨格性の異常を歯によって代償するためには，不自然な歯の位置や歯軸傾斜が必要になるので，矯正治療は妥協的にならざるを得ないからである．またこの場合には，上下顎ともに矯正治療が必要になることが多い．

① アングルの分類

よく知られているアングルの分類は，上下第一大臼歯の近遠心関係による咬合の分類で，主に上下歯列や顎骨の近遠心関係などの特徴を記述するために用いられている（図6-10）．6̲の近心頰側咬頭が6̅の頰側中央溝と嵌合する対向関係をアングルのⅠ級として，それよりも下顎が近心位をとる場合をアングルのⅢ級，遠心位をとる場合をアングルのⅡ級とする．この定義で分かるように，アングルの分類が示す咬合関係は外見上の顎態を示すものではなく，アングルⅡ級の下顎前突症もめずらしくないが，安定した咬頭嵌合状態を評価する指標として分かりやすい目安である．

アングルの分類

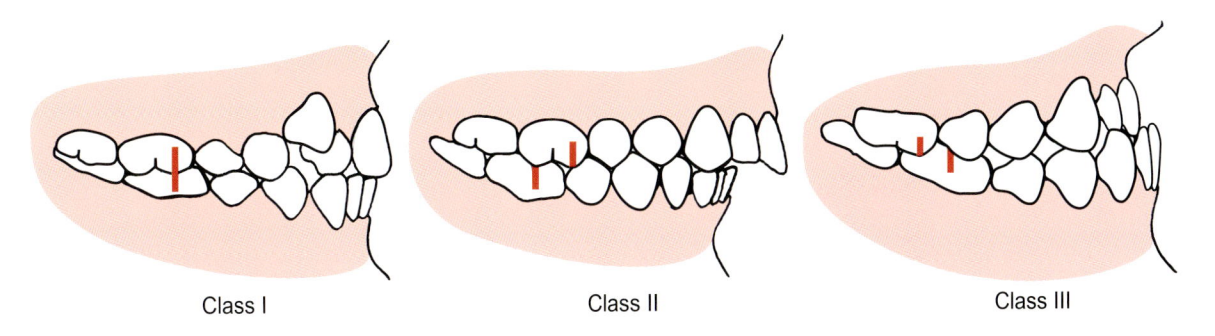

Class I　　　Class II　　　Class III

図6-10 アングルの分類は上下第一大臼歯の近遠心関係による分類

② 骨格性の分類

骨格性の分類は頭部X線規格写真の分析により判定する．主として，A（上顎骨歯槽基底前方限界）－N（ナジオン）－B（下顎骨歯槽基底前方限

6 前歯部の治療目標を決定するために

界）が作る角が，標準偏差（SD）内である場合を骨格性 I 級，1 SD を越えて大きい場合を骨格性 II 級（上顎前突），1 SD を越えて小さい場合を骨格性 III 級（下顎前突）と定義する（図 6-11）．

ANB 骨格性の分類

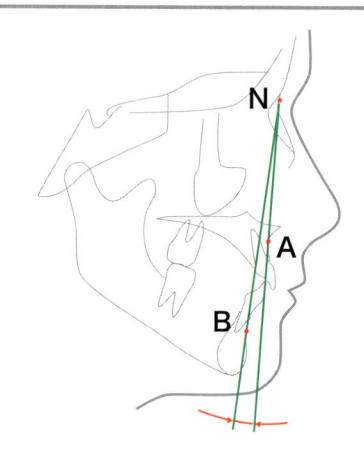

I 級の大臼歯の対合関係および上下顎関係　　II 級の大臼歯の対合関係および上下顎関係　　III 級の大臼歯の対合関係および上下顎関係

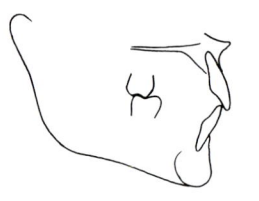

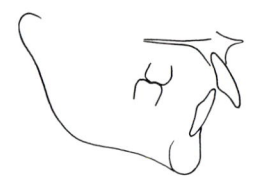

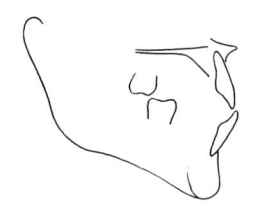

Proffit WR『プロフィトの現代歯科矯正学』（クインテッセンス出版）より引用

図 6-11　頭部 X 線規格写真上で作図される角 ANB と骨格性の分類

③ 垂直性分類

垂直性分類は顔面のパターンを示す分類で，幅が広いものをブラキオフェイシャルパターン，幅が狭く顔が長いものをドリコフェイシャルパターンという．頭蓋の分類に用いる短頭型（Brachycephalic），長頭型（Dolichocephalic）に由来する．頭部 X 線規格写真上の下顎角（Gonial angle）の大きさで判定するが，顔貌診査によってある程度判定できる．ブラキオフェイシャルタイプは過蓋咬合傾向を示し，ドリコフェイシャルタイプは開咬傾向を示す．

下顎前突傾向がある症例では，上顎切歯が唇側傾斜，下顎切歯が舌側傾斜している傾向がある（図 6-12）．この場合，歯軸を正常に改善すると反対咬合になるおそれがあるので，そのままの歯軸傾斜で妥協せざるを得ない．また，開咬傾向のあるドリコタイプは，下顎前歯部歯肉および歯槽骨がもともと薄く退縮しやすいので，弱い力を用いて移動量を少なくしなければならない．前もって予防的に歯肉移植や結合組織移植などにより歯肉退縮を予防すべきケースもある．下顎の劣成長に起因する下顎遠心位（上顎前突傾向があ

垂直性の分類

ブラキオフェイシャルタイプ…過蓋咬合傾向
ドリコフェイシャルタイプ……開咬傾向

① 正常な顎態
② 下顎の近心位（下顎前突傾向）
　　上顎切歯歯軸は唇側傾斜する傾向
　　下顎切歯歯軸は舌側傾斜する傾向
③ 下顎の遠心位（上顎前突傾向）
　　下顎切歯歯軸は唇側傾斜する傾向
（下口唇圧によって舌側傾斜することがある）

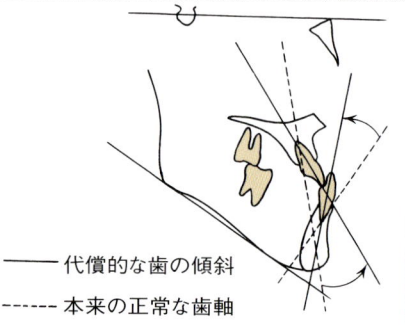

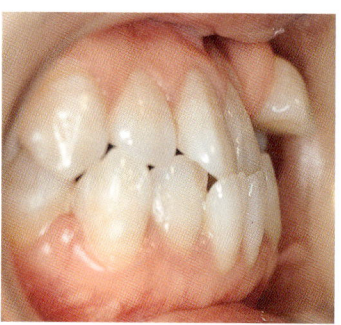

―― 代償的な歯の傾斜
------ 本来の正常な歯軸

図 6-12　骨格性下顎前突症例．上下歯列のコンタクトを保とうとする生体の調節によって上顎切歯は唇側傾斜，下顎切歯は舌側傾斜している．

る）症例では，排列余地不足から下顎前歯部に叢生が発現することが多い．このような下顎切歯の歯軸は唇側傾斜する傾向があり，1～2歯が挺出していることも多い．これを唇側に拡大することは唇側傾斜をもたらし，逆に舌側移動するとインサイザルストップがなくなるので，注意を要する．

　成人の場合，骨格性の異常が大きいと理想的な治療は困難になるので，限界を見定めた矯正治療と補綴治療を組み合わせることで解決を図る必要がある．

歯周組織の解剖学的形態

▶根面被覆は必要か
▶歯肉形態の審美性に問題がないか
▶再生療法が必要か
▶スプリンティングの必要性がないか

　叢生や空隙がある歯列では，歯周組織の欠損が認められる場合がある（図6-13）．そのような症例では，矯正治療によって状態が悪化する可能性があるので，それ以上の歯肉退縮を予防するために根面被覆を目的とした歯周形成外科処置が必要になることもある．

非炎症性の歯周組織の欠損

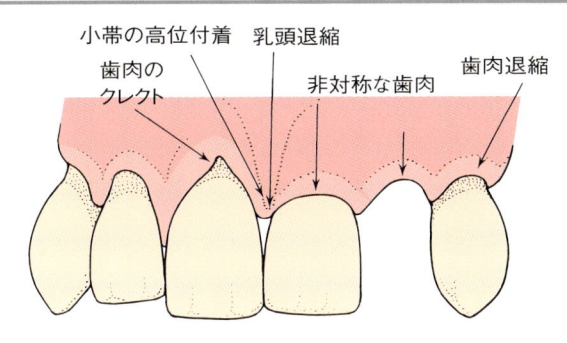

図6-13a　歯周外科が必要な非炎症性の歯周組織の欠損

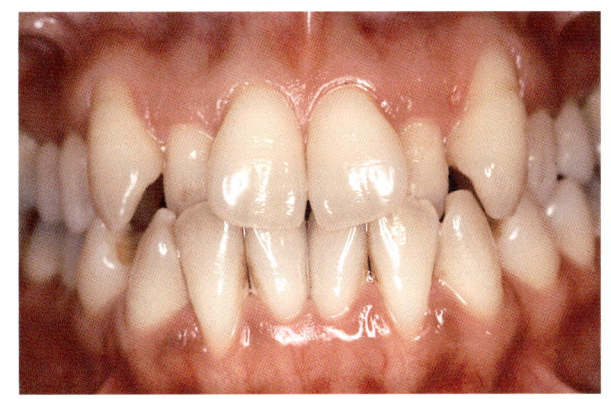

図6-13b　上顎犬歯および下顎前歯に歯肉退縮が認められる．

　Maynardは，付着歯肉や歯槽骨の厚みを分類して歯肉退縮の危険性を図のように分類した（図6-14）．Millerは，歯肉退縮を分類して根面被覆の予後を判定する指標としている（図6-15）．

1）根面被覆は必要か

　叢生や空隙がある部位は，歯根面の露出が認められる場合が多い．付着歯肉が量，質ともに少ない場合は，歯の移動によってさらに付着を喪失する可能性がある．また，最終的に補綴治療を予定しているならば，前歯部では審美性を考慮して歯肉縁下にマージンを設定する必要があるので，付着歯肉の存在が重要である．問題がある場合は，前もって積極的に付着歯肉を獲得することが望ましい（図6-16）．

2）歯肉形態の審美性に問題がないか

　唇舌側方向に転位している歯は歯肉縁形態が不良である．通常，舌側転位

6 前歯部の治療目標を決定するために

Maynard の分類

Maynard は，現在の付着歯肉の幅，厚み，歯槽骨の厚みによって歯周組織を分類することを提唱した．付着歯肉および歯槽骨の厚みが十分にある症例（Type 1）では歯肉退縮は起こりにくいが，歯周組織の量，質ともに不良な症例では将来歯肉退縮が起こりやすく（Type 4），矯正治療においても，歯の移動の量と方向が制限される．Type 4 のような場合は，遊離歯肉移植や結合組織移植によって歯肉の厚みを増加させて抵抗性を高めることを考慮すべきである．

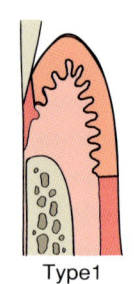

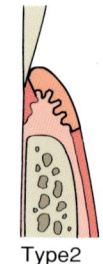

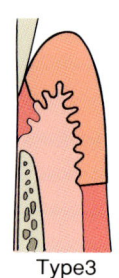

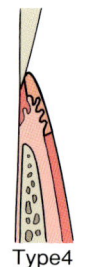

図 6-14 Maynard の分類．歯肉退縮に関係する歯槽骨と歯肉の関係．

Type 1：歯槽骨が厚く，付着歯肉も十分ある	→ 歯肉退縮は起こらない
Type 2：歯槽骨が厚いが，付着歯肉は少ない	→ 歯肉退縮は起こりにくい
Type 3：歯槽骨は薄いが，付着歯肉は十分ある	→ 歯肉退縮は起こりにくい
Type 4：歯槽骨が薄く，付着歯肉も少ない	→ 歯肉退縮は起りやすい

小野善弘ら『コンセプトをもった予知性の高い歯周外科処置』（クインテッセンス出版）より改変引用

Miller の分類

Miller は，歯間部の骨や軟組織と CEJ との位置関係および MGJ との位置関係によって歯肉退縮を分類した．Class 1，2 であれば完全に根面被覆することが期待できるが，Class 4 では根面被覆することはほとんど期待できない．露出した根面を被覆するためには，適応症か否かを見極めることが重要である．

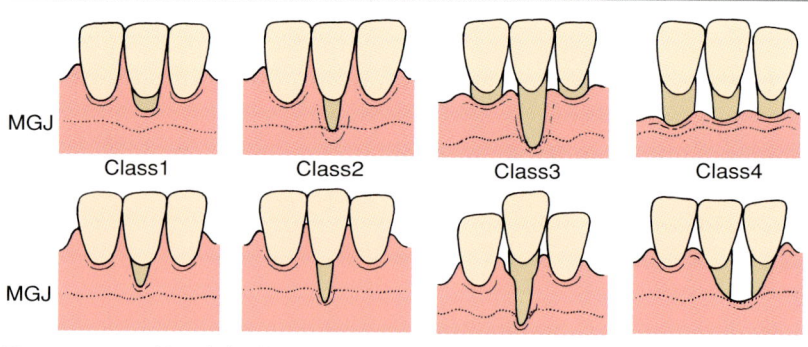

図 6-15 Miller の分類．歯肉退縮と根面被覆の予後に関する関係．

Class 1：歯肉退縮が MGJ を越えないもので，歯間部の骨または軟組織の喪失はないもの	→ 完全な根面被覆が期待できる
Class 2：歯肉退縮が MGJ に達するか，越えている，もので歯間部の骨または軟組織の喪失のないもの	→ 完全な根面被覆が期待できる
Class 3：歯肉退縮が MGJ に達するか，越えている．歯間部の骨または軟組織の位置は CEJ より根尖側にあるが，退縮した辺縁歯肉のレベルまで達していないもの	→ 部分的な根面被覆しか期待できない
Class 4：歯肉退縮が MGJ に達するか，越えているもので，歯間部の骨の位置が退縮した辺縁歯肉のレベルまで喪失してしまったもの	→ 根面被覆はほとんど期待できない

小野善弘ら『コンセプトをもった予知性の高い歯周外科処置』（クインテッセンス出版）より改変引用

付着歯肉増大のための遊離歯肉移植および結合組織移植

遊離歯肉移植は一般に口蓋粘膜より採取した角化粘膜移植片を移植床に縫合固定することによって，付着歯肉の増大および根面被覆を行う．

結合組織移植は角化組織下の結合組織を移植することによって，その部位に角化上皮が誘導されることを利用した術式．上皮下結合組織移植によって付着歯肉の増大および根面被覆を行う．

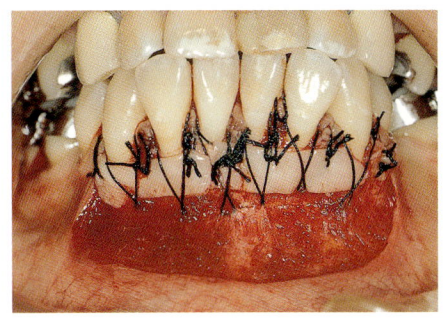

図 6-16　歯肉移植による付着歯肉の増大

している歯の唇側歯肉は厚く歯肉縁はシェル状でなく平坦であり，唇側転位している歯の唇側歯肉は薄く歯肉退縮が認められ歯肉縁は鋭角である．ゆえに，叢生歯列の歯肉縁は高さや形が不整で左右対称性にも欠けることが多い．また，空隙歯列では，歯間部の歯槽骨頂が吸収して歯間乳頭が平坦になっている．いずれの場合も上顎前歯部では審美的な問題となる．特に叢生の場合，矯正治療前には歯根の近接や歯肉の腫脹によって歯間部が歯肉で満ちているのに，矯正治療後は歯肉が下がって鼓形空隙の下部に空隙ができる（ブラックトライアングル）ので，矯正治療によって新たな審美性の問題が生じてくる．

3）再生療法が必要か

従来は垂直性骨欠損がある歯を移動することは禁忌であったが，1990年代から，再生療法と矯正を組み合わせた治療に関する論文が多く発表されている．再生療法を行った歯を矯正する場合は術後 8 ～ 10 ヵ月以上経過して骨の再生を待ってから行う．

4）スプリンティングの必要性がないか

付着を喪失し咬合力や側方力の負荷に耐えられなくなると歯が動揺する．また，歯が動揺することによって二次性咬合性外傷が発現することもある．このような場合，複数の歯を機械的に連結することによって歯にかかる力に耐える能力を高めることをスプリンティングという．その目的は，歯を結合することによって歯根膜面積を一つにして咬合力や側方力に対する抵抗性を高めるだけでなく，有害な唇舌方向への作用力を軽減することにある．重症の歯周病の場合は，矯正治療後にスプリンティングが必要かどうか検討しなければならない．そして，スプリンティングの手段が暫間的か永久的かについてもあらかじめ計画する．スプリンティングを行うには，叢生や空隙がないことが望ましいので，矯正治療の必要性が高くなる．

7 挺出の臨床応用

　挺出は，歯の長軸に沿って歯槽窩内から口腔内に向かう歯の歯体移動であり，圧下と反対方向の移動である．限局矯正としての挺出は，ほとんどの症例では1歯の限られた治療で完了する上に，弱い力で短期間に完了するので，効果が大きい割に容易である．さらに多くの場合，矯正治療後の補綴治療で細かい修正が可能なので，一般臨床に取り入れやすい．

挺出の適応症

1）歯肉縁下に生じた歯質欠損の修復

　歯肉縁下に及ぶ歯冠破折，歯肉縁下う蝕，穿孔などは，そのままでは不十分な治療か抜歯を選択せざるを得ない．歯根の長さなどの条件によるが，歯肉縁下3mm程度までであれば挺出して歯肉縁上に健全歯質を確保して適切な治療を行うことができる．挺出は歯肉縁下に及ぶ歯質の欠損を修復するための歯冠延長術として外科処置に取って代わる方法であり，外科処置にない利点がある（図7-1）．

▶歯肉縁下に生じた歯質欠損の修復
　・歯冠破折
　・歯肉縁下う蝕
　・穿孔
▶歯周組織の修復
　・付着の喪失や垂直性の骨欠損の修復
　・歯肉縁の不調和を修復する場合
▶その他
　・埋伏歯の牽引，埋入歯の挺出など

挺出は，外科処置にない利点をもった臨床歯冠長延長術である

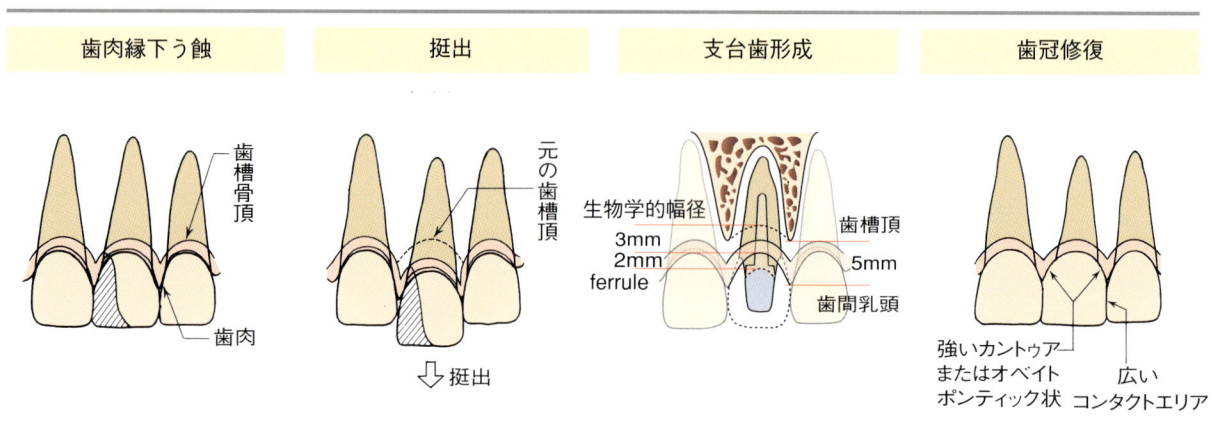

歯肉縁下う蝕	挺出	支台歯形成	歯冠修復
挺出は歯肉縁下の歯質の欠損を治療するための歯冠長延長術として外科処置にない利点がある．	隣在歯の骨を犠牲にすることなく生物学的幅径を確保することができる．歯の移動に伴って挺出歯の周囲の歯肉や歯槽骨も移動する．	挺出した歯に適切な歯槽骨の形態を与えるために，増生した組織の切除が必要になる．	歯冠歯根比は少し悪くなる．前歯（単根歯）は根尖にいくに従って細くなるので，審美的な歯冠のカントゥアと歯肉の健康を保つのに注意を要する．

図7-1

歯肉縁下に及ぶ歯質の欠損を修復するため，隣在歯の支持骨を犠牲にすることなく生物学的幅径に必要な健全な歯根面を確保することができる．歯の移動に伴って挺出歯の周囲の歯肉や歯槽骨も移動するので，適切な歯槽骨の形態を与えるために組織の切除が必要になる．歯肉を切除しても付着の幅は変わらないので，歯肉縁や歯間乳頭の形態を整形することができる．歯冠歯根比は少し悪くなるが，骨切除より影響は小さい．単根歯は根尖に向かうに従って細くなるので，審美的な歯冠のカントゥアと歯肉の健康を保つ形態に配慮する．

(1) 歯冠破折（図 7-2）

歯根破折の修復（Case 7-5）

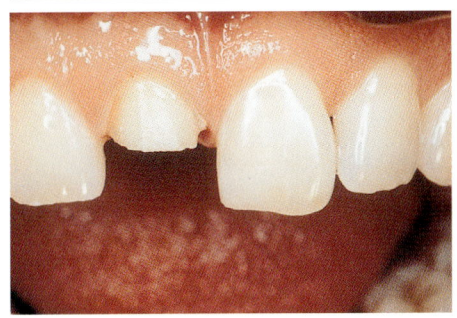

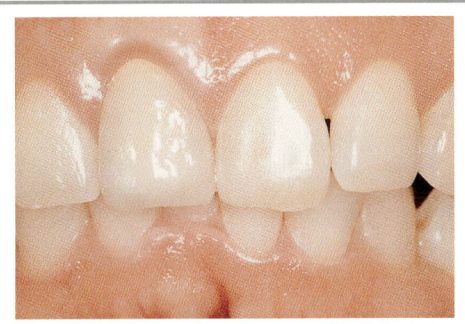

図 7-2 1̲|の破折．唇側歯質は 1/3 程度残っている（左）．挺出後，歯肉歯槽骨の整形を経て歯冠修復（右）．

(2) 歯肉縁下う蝕（図 7-3）

深い歯肉縁下う蝕に対する挺出（Case 7-1）

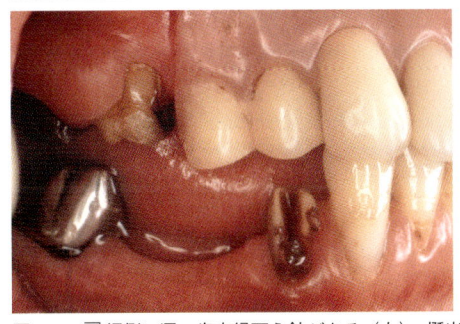

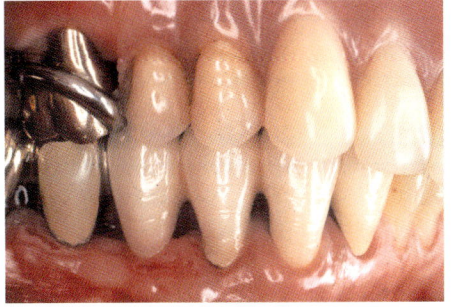

図 7-3 4|頰側に深い歯肉縁下う蝕がある（左）．挺出後ブリッジの支台歯とする．

(3) 穿孔（図 7-4）

歯根分割と挺出による根分岐部の問題への対応（Case 7-2）

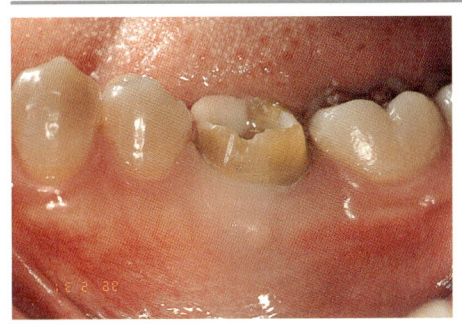

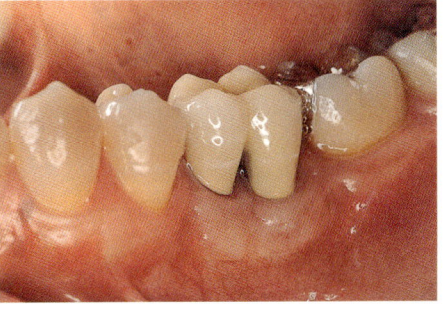

図 7-4 |6̲ 頰側歯肉に腫脹と瘻孔を認める（左）．分割後挺出して補綴．

103

2) 歯周組織の修復

歯を移動すると，歯周組織の吸収や添加などのリモデリングが起こる．歯を挺出させると歯根の回りの歯周組織の添加が起こるので，この現象を利用して，歯周病によって生じた骨欠損部を再生させることができる（図7-5）．また，骨だけでなく歯肉の増生が得られるので，歯肉縁の高さの不調和を修復して歯肉形態の審美性を改善することもできる．

骨縁下欠損に対する処置方法には，骨切除，歯周外科による新付着の獲得，矯正的挺出，戦略的抜歯があるが，矯正的挺出は歯周組織の改善において優れた方法である．矯正的挺出では，根尖部と歯槽頂の骨の新生，付着歯肉の幅の増加，歯周ポケットの減少が起こり，歯周組織の改善が得られる．また，歯冠歯根比も改善される．

矯正的挺出は骨縁下欠損の改善において優れた方法である

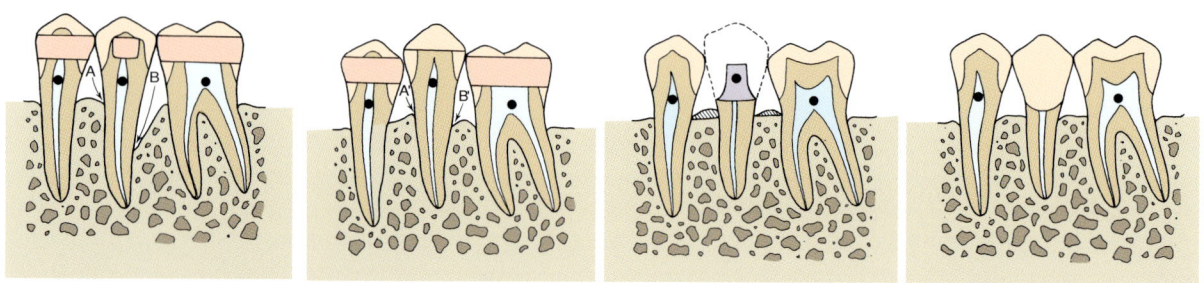

図7-5 挺出によって結合組織性付着の位置が改善し，歯周ポケットが減少する．また歯肉縁下の汚染された根面が歯肉縁上に露出する．歯冠歯根比が改善される．歯根幅の減少によるエンブレジャーの開大に対しては補綴処置において考慮が必要である．（Ingber; 1974 より改変引用）

(1) 付着の喪失や垂直性の骨欠損の修復

矯正的挺出による垂直性骨欠損の改善（Case 7-3）

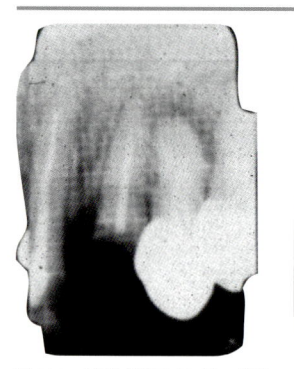

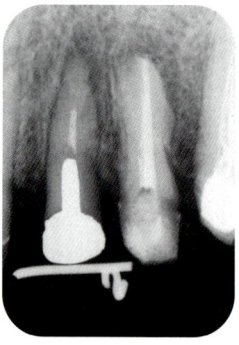

図7-6 残根状態の|3 は，挺出により骨欠損は改善．

(2) 歯肉縁の不調和を修復する場合（図 7-7）

挺出による歯肉縁の調和の回復（Case 7-4）

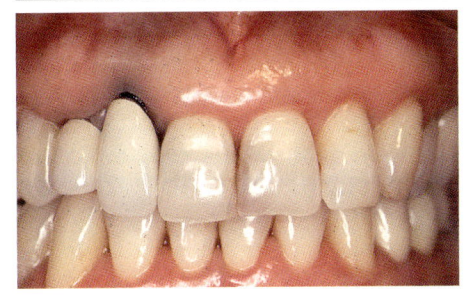

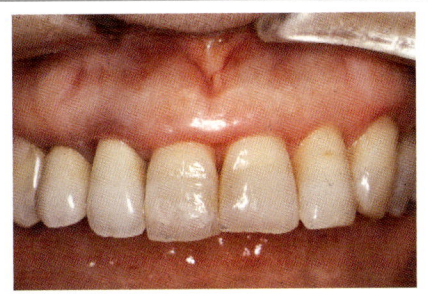

図 7-7 2|補綴物歯冠長径が大きいだけでなく，縁下う蝕があり，歯肉縁の不調和が著しい（左）．挺出，歯周外科を経て歯冠補綴（右）．

　1〜2歯の歯肉縁が低位にある場合，外科処置で歯肉縁の高さをそろえるためには，広範囲に骨や歯肉を切除する必要があり，その結果付着歯肉が失われ，臨床歯根も短くなる．このような場合には，挺出によって隣接歯と歯肉縁の高さを整えることが推奨される．挺出によって歯肉縁の高さだけでなく歯間乳頭も増すので審美性回復の効果が大きいと思われる．

3) その他
　埋伏状態にある歯，または歯列の完成後も咬合平面に到達していない低位にある歯を，咬合平面まで牽引して機能させることができる．

（1）埋伏歯の牽引，埋入歯の挺出など
　成人の埋伏歯は，歯列に欠損が生じた場合に利用できる（図 7-8）．

埋伏歯の挺出（Case 7-6）

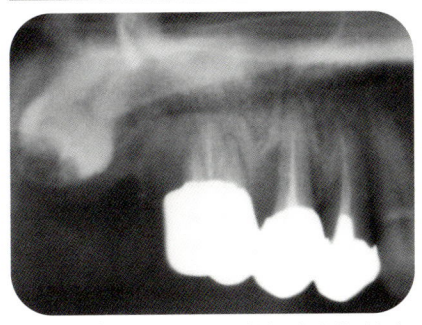

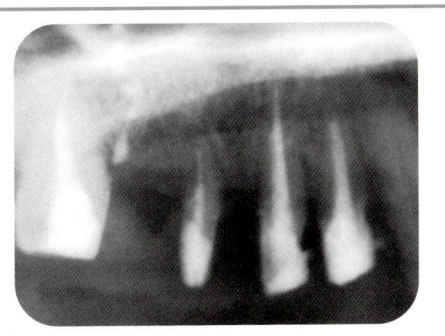

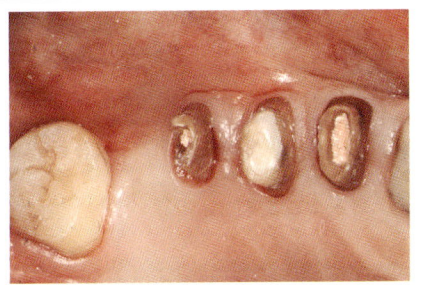

図 7-8 8|が埋伏している（左）．挺出後（中央，右）．

　特に犬歯は埋伏例が比較的多いが，歯根が長いので挺出によって歯冠歯根比が不利になりにくく，骨支持の観点および歯列弓における位置の重要性からも挺出の価値は大きい（図 7-9）．また，智歯は，埋伏の位置が良い場合には臼歯を失った歯列にとって挺出させる価値がある．

7 挺出の臨床応用

半埋伏歯の挺出

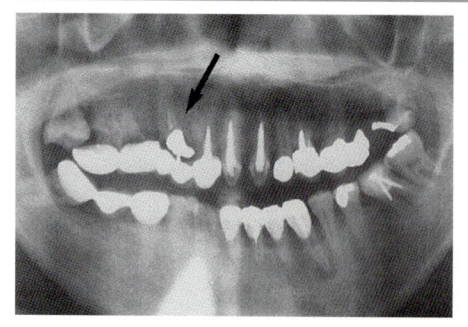

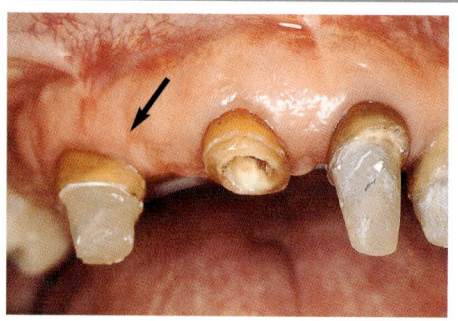

図 7-9 半埋伏している犬歯を覆っていたブリッジを撤去したところ上顎右側の支台歯は 8—1 のみになった（左）．3 を挺出し，支台歯とした（右）．

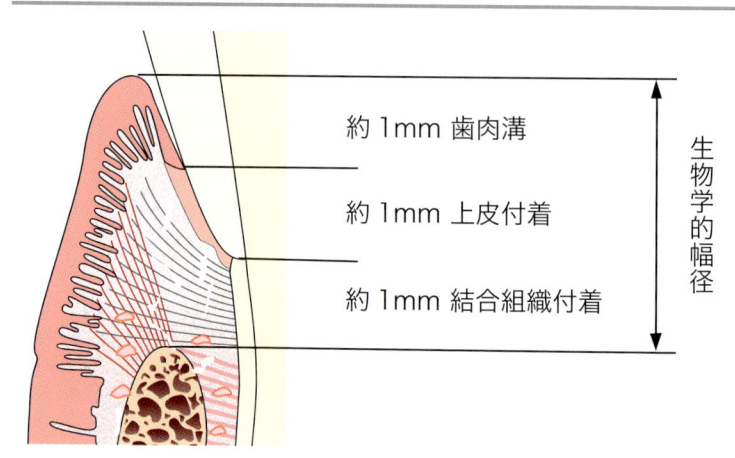

挺出の条件

▶ 生物学的幅径の確保
▶ フェルールの確保
▶ 臨床歯冠歯根比
▶ 審美補綴との関連

　適応症のなかで，実際に挺出できるか，また挺出後に予知性のある結果が得られるかどうかを判定するためにいろいろな条件を評価しなければならない．無理に挺出しながら予後に不安を残すよりも，抜歯を選択したほうが良い場合もある．これらの条件をクリアし，他の方法と比較した上で，治療方法として選択する．

1）生物学的幅径（biologic width）の確保

　歯肉縁下の修復では，歯槽骨頂から補綴辺縁までに一定の幅の健全歯質が必要である．この一定の幅は，生物学的幅径の概念に根拠をもっている．補綴物辺縁は軟組織の付着領域を侵してはならないという原則から，補綴物辺縁は骨頂から約 3mm 以上離れている必要がある（図 7-10）．歯肉縁下う蝕や歯肉縁下に及ぶ破折がある場合，十分な健全歯質が確保できないことが多いので，挺出が有効となる．約 3mm の生物学的幅径は，挺出量の判定として重要である．

生物学的幅経に必要な 3mm の健全歯質

約 1mm 歯肉溝
約 1mm 上皮付着
約 1mm 結合組織付着

生物学的幅径

図 7-10　生物学的幅径

2) フェルールの確保

歯肉縁下に及ぶう蝕，破折，穿孔などを修復する場合には，残存歯質の破折を防ぎ，ポストの脱落や破折の危険性を最小限にするために補綴物の辺縁は健全な歯質（フェルール）で取り囲まれていなければならない．そのために健全歯質を歯肉縁上に確保する必要がある（図 7-11）．フェルールを 1.5〜2mm 確保することによってポストの脱落や破折が少なくなるとされている．挺出量を予測する場合には，この量を確保する必要がある（図 7-12）．

フェルールのための健全歯質獲得

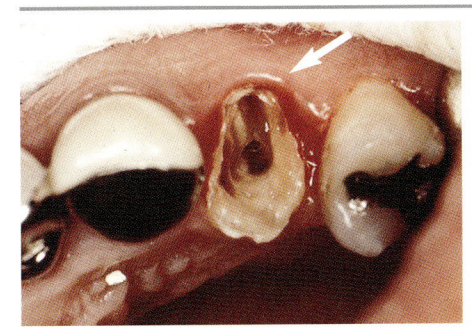

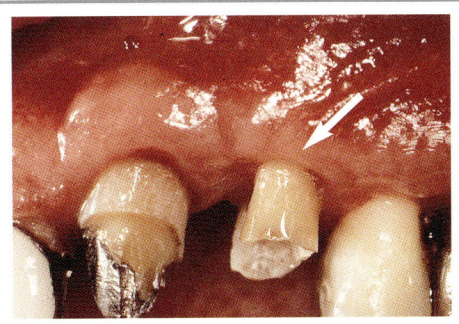

図 7-11 治療前．唇側に深い歯肉縁下う蝕（←）があり，このままでは治療は難しい（左）．挺出後は歯肉縁上に十分な歯質（←）が得られている（右）．

フェルール効果（ferrule effect）

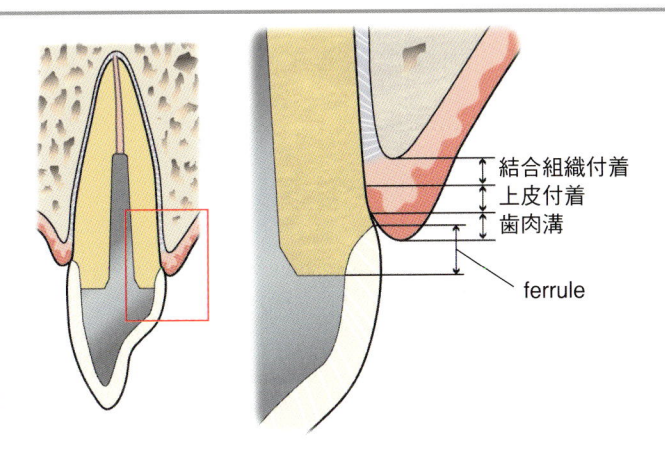

図 7-12 マージンの全周にわたって残存歯質が存在することで，「たが」をはめた状態になる．

3) 臨床歯冠歯根比

たとえば歯槽骨頂から補綴物辺縁まで 3mm の生物学的幅径を確保し，さらにフェルールのために 2mm 必要とすると歯槽骨頂から約 5mm の健全歯質が必要である．この条件を満足させる歯質の量を挺出や歯周組織の切除によって確保すると臨床歯冠に対する臨床歯根の長さの比率が小さくなる（図 7-13）．

元々歯根が短い歯や歯根吸収などの後天的な原因によって歯根が短い歯では，挺出後に骨支持が減少するので著しく臨床歯冠歯根比が悪化し，予後に問題がある．挺出した後の歯冠歯根比が 1 対 1 以下の場合は，隣在歯と連結するか，歯の保存の可否を判定し直して抜歯の選択を考慮しなければならないことがある（図 7-14）．

生物学的幅径の確保と歯冠歯根比の悪化

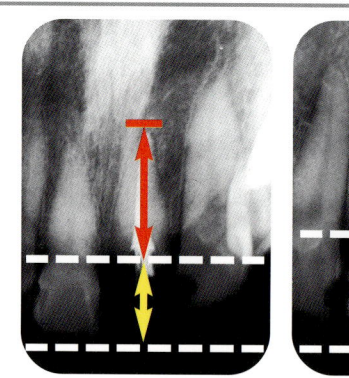

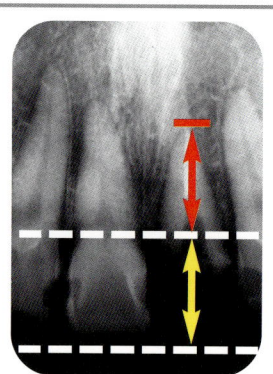

図 7-13　初診時．歯質は歯槽骨頂とほぼ同じ高さである（左）．挺出後は十分な生物学的幅が確保されているが臨床歯冠歯根比は悪化する（右）．

歯質欠損の処置における歯冠歯根比の変化

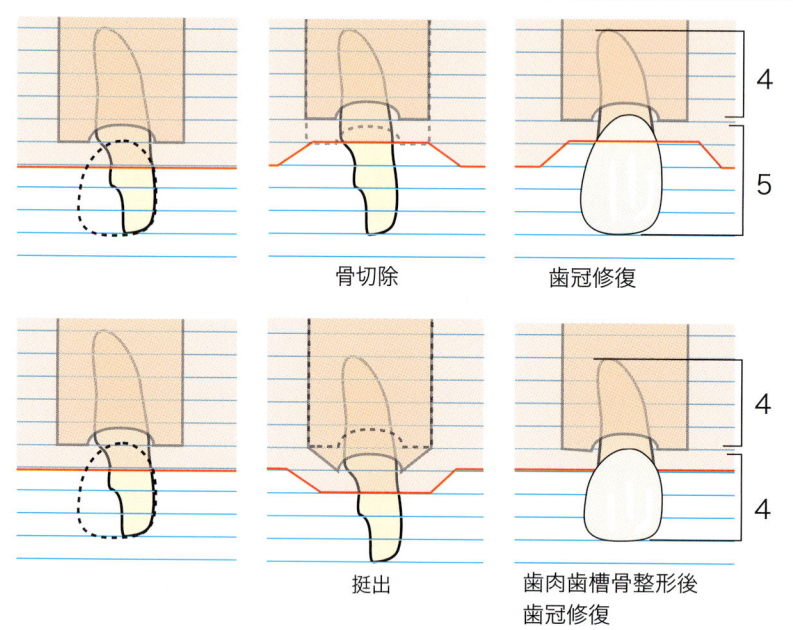

図 7-14　歯冠歯根比は少なくとも1対1より歯根が長いことが望ましいが，連結することが前提であればもう少し歯根が短いことも許容される．骨切除術に比べて矯正的挺出では歯冠歯根比は悪化しない．（Ingber; 1976 を改変）

　歯肉縁下の歯質の欠損を挺出で改善する場合は，新たに再生した歯頸部側の歯槽骨を整形によって削除するので，結果的に臨床歯根が短くなって歯冠歯根比がやや悪化する（図 7-14）．しかし，骨欠損を挺出で改善する場合では，臨床歯根の長さは変わらず臨床歯冠が短くなるので歯根歯冠比が改善されることに注目すべきである（図 7-20）．

4）審美補綴との関連

　審美性を考える上で，歯槽骨頂の形態と歯頸部ラインの形態（スキャロップ，エンブレジャー，歯間乳頭など）および補綴物の形状（カントゥア，エマージェンスプロファイル，コンタクトエリアなど）の関係が重要である．
　前歯の場合，歯頸部から根尖に向かうに従ってテーパーが大きくなるので，歯の挺出によって近遠心的にも頬舌的にも小さくなる（図 7-15a）．近遠心的

歯根幅径の変化のもたらす問題

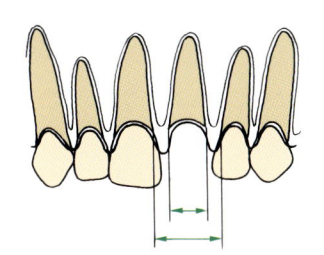

正面観　　　　　　　咬合面観

a　　　　　　　　　b

図 7-15　挺出による歯根の幅の変化（Ingber; 1976 より改変引用）

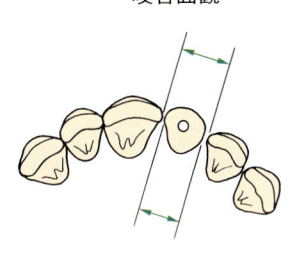

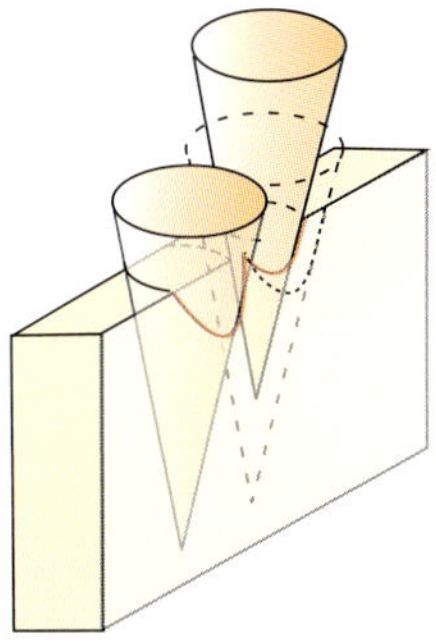

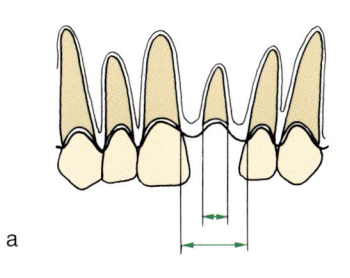

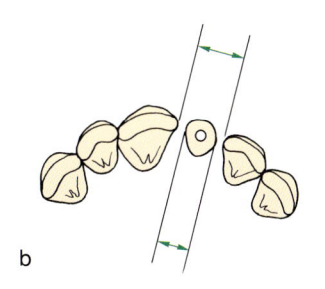

図 7-16　挺出によって幅径が小さくなりエンブレジャーが開大するとともに歯肉ラインが変化する．

に小さくなることによってエンブレジャーが大きくなる（図 7-15b）．また，頬舌的にも小さくなるために，局所的に歯頸部の歯肉と歯槽骨が厚くなり歯肉辺縁が平坦になり，その結果歯肉ラインが非対称になる（図 7-16）．歯肉整形に注意するとともにクラウンのエマージェンスプロファイルやカントゥアおよびコンタクトエリアの設計に注意が必要であろう．頬舌的幅径については，挺出するだけでなく唇側移動をすることによって歯周組織の唇側の厚みを減らすことができる．

外科的処置法と挺出との比較

▶歯肉縁下の歯質欠損
　・外科的処置法
▶骨欠損の修復
▶挺出による矯正的抜歯

1）歯肉縁下の歯質欠損

　歯肉縁下の歯質の欠損に対処する方法には，矯正的挺出と切除療法がある．
　歯の欠損部分と歯槽骨が近い場合は，歯肉のみを切除しても軟組織は生物学的幅の原則によってほぼ元の位置まで戻り炎症を引き起こすので，骨を切除して軟組織の付着領域を確保する必要がある．

表 7-1　外科的処置法と矯正的挺出

歯肉縁下の歯質の欠損（縁下う蝕など）を修復する場合
　├─ 歯周外科（切除療法）──── 歯肉の切除
　├─ 歯周外科（切除療法）──── 歯槽骨の切除
　└─ 矯正的挺出

7 挺出の臨床応用

表 7-2 歯肉縁下の歯質欠損に対する切除外科と矯正的挺出

	利　点	欠　点	適　応
歯肉切除	広範囲に短時間で対処できる 処置は比較的容易	角化歯肉（付着歯肉）を失う 歯肉縁が不調和になるので審美性に問題 歯冠歯根比が悪くなる	広範囲に歯槽骨の水平吸収があり欠損部分と骨頂間に距離がある場合
骨切除	比較的短時間で可能	広範囲の支持骨を失う 審美的に不利	歯質欠損部と骨頂間が近接
挺出	隣在歯の骨を犠牲にすることなく生物学的幅径を確保できる 歯肉縁や歯間乳頭の形態を整形できる	増生した組織の切除が必要 歯冠歯根比はやや悪くなる（図 7-14） （骨切除より影響は小さい） 前歯の審美的なカントゥアと歯肉の形態に注意を要する	

外科的処置法

歯肉縁下の歯質の欠損を修復する場合は生物学的幅径を確保する必要がある．歯根の欠損部が骨頂に近い場合には，歯肉を切除するだけでは生物学的幅径を侵害することになる．このような場合には，歯槽骨の切除が必要である（図 7-17）．

歯槽骨の切除では，骨形態を隣在歯と調和をとってスキャロップ形状にしなければならない．また，数歯にわたる歯槽骨整形が必要であるので，歯間のエンブレジャーが大きく開き，歯が長くなり，前歯部では審美性を損なう．言うまでもなく歯冠歯根比は悪化する．

歯肉縁下の歯質欠損に対処した歯槽骨の切除

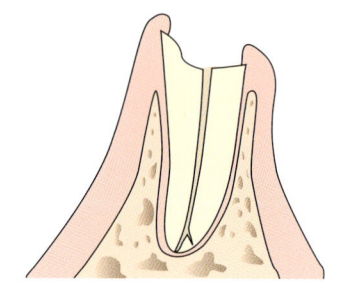

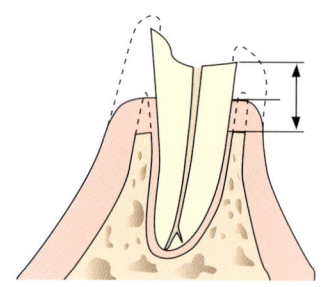

図 7-17 歯質の欠損部と骨頂が近い場合には歯槽骨を切除して生物学的幅径に必要な健全な根面を確保する．

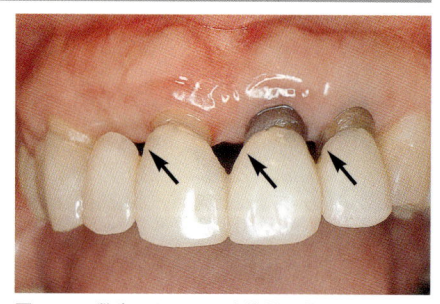

図 7-18 数歯にわたって歯槽骨を整形すると歯間のエンブレジャーが大きく開く．

2) 骨欠損の修復

骨欠損を修復する場合にも骨切除を伴う外科あるいは組織再生を目的とする外科および矯正的挺出を用いることができる．条件が悪くなる歯を無理に保存することによって予後に不安を残すのであれば，抜歯してブリッジやインプラントなどの補綴治療を行う方がよい場合もある．挺出が可能であっても，診査によってその歯の重要度を考慮した結果抜歯と判定する場合もある（戦略的抜歯）．

表 7-3 骨欠損に対する切除外科と矯正的挺出

	利　点	欠　点	適　応
骨切除	広範囲に短時間で可能	新付着の獲得は予知性が低い 多くの骨を失う 根分岐部や上顎洞と交通する 危険性歯根歯冠比が悪化する エンブレジャーが拡大（図 7-18）	骨欠損が連続して広範囲に及ぶ場合
再生療法	歯槽頂の骨の新生 付着歯肉の幅の増加 歯周ポケットの深さの減少	術式が難しい 時間がかかる	骨欠損が狭い範囲の場合
挺出	歯槽頂の骨の新生 付着歯肉の幅の増加 歯冠歯根比が改善する（図 7-20）	エンブレジャーやや拡大	1 歯

骨切除の問題点

局所的な骨欠損に骨切除で対処するには，隣接歯がない場合では可能性があるが，非常に大きな制限があり，臼歯では根分岐部が露出するおそれがある．

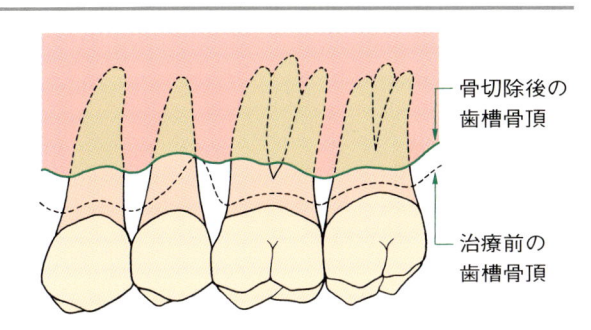

図 7-19　骨欠損に骨切除で対処すると支持骨の喪失や根分岐部および上顎洞と交通するおそれがある．

処置による歯冠歯根比の違い

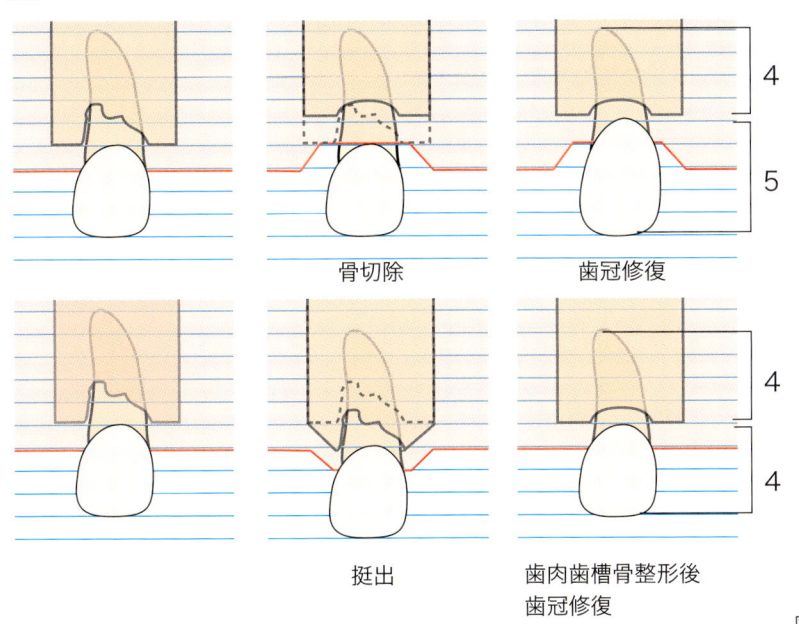

骨切除　　歯冠修復

挺出　　歯肉歯槽骨整形後歯冠修復

図 7-20　骨欠損に対する処置による歯冠歯根比の違い．

3) 挺出による矯正的抜歯

矯正的抜歯は，骨欠損によって保存価値が疑わしい歯を挺出した上で抜歯する方法である．単純に抜歯しただけでは骨の陥凹が残るが，この方法では挺出に伴って歯槽骨や歯肉の増生が生じるので，欠損部の形態を改善することができる．

さらに，この方法を利用して挺出した後にインプラントを植立した症例が最近多く報告されている（図7-21）．歯周病に罹患した組織にインプラントをする場合には歯槽堤の増大が必要な症例が多いが，矯正的抜歯では歯槽骨形態を三次元的に改善できることから，外科的治療による方法に変わるものとして期待されている．この方法の利点は，硬組織（歯槽骨）が増加することでインプラントを正しく植立するために有効であるだけでなく，軟組織が増加して自然なインプラント周囲の形態改善に役立つことである．

1970年代から，1〜2壁性の骨縁下ポケットに対する挺出の利用について多くの報告が見られたが，今後は再生療法もしくは戦略的抜歯によるインプラントの利用が増えてくるであろう．再生療法の成功率は著しく改善しており，また病的な挺出を生じた歯についても再生療法と圧下を組み合わせた方法も報告されている．

戦略的抜歯の判定基準

① 歯列全体の安定に与える重要度
② 咀嚼機能に与える重要度
③ 審美的要素に与える重要度
④ 保存のための努力と結果が見合うか
　　（時間的，経済的，技術的）

JIADS テキストブックより

矯正的抜歯を利用したインプラント

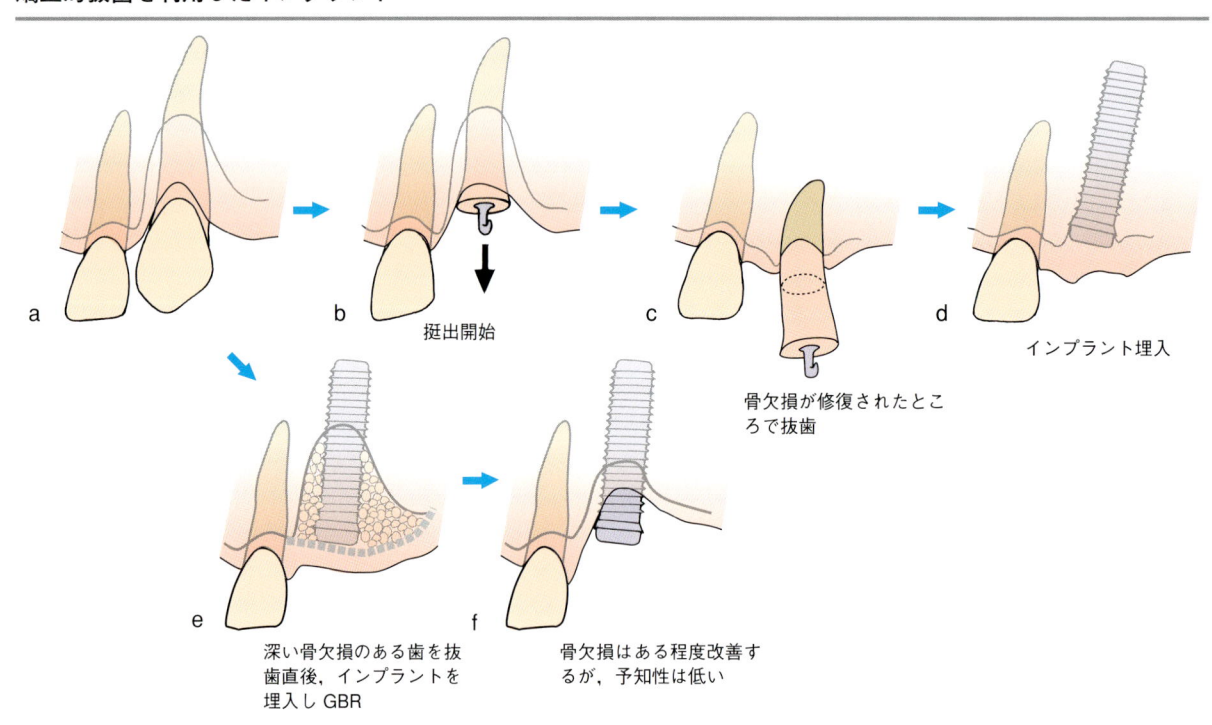

a
b　挺出開始
c　骨欠損が修復されたところで抜歯
d　インプラント埋入
e　深い骨欠損のある歯を抜歯直後，インプラントを埋入しGBR
f　骨欠損はある程度改善するが，予知性は低い

図7-21　骨吸収のある歯に対して挺出しながら抜歯してインプラントを埋入した場合（Salama 改変）．

Case 7-1　深い歯肉縁下う蝕に対する挺出

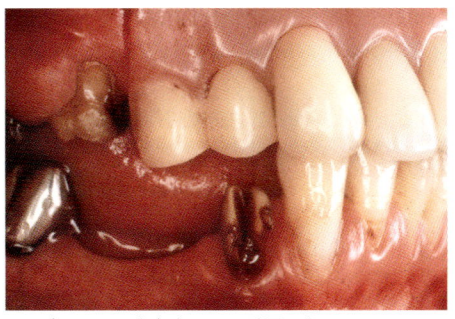

a　ブリッジの支台歯として重要と考えられる 4| に，深い縁下う蝕が認められる．

b　歯槽骨頂の深さまで軟化象牙質が及んでいる．

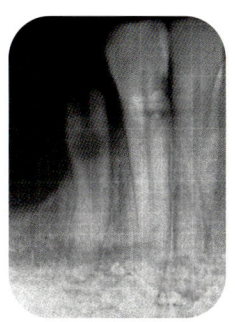

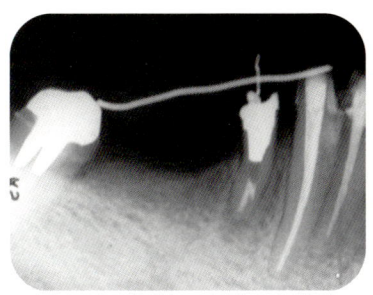

c　暫間ブリッジを固定源としてフックを用いて挺出した．初診時と比較して唇側に十分な健全歯質が現れているとともに，隣接する犬歯の歯頸部の高さと比較しても歯周組織の増生が認められる．

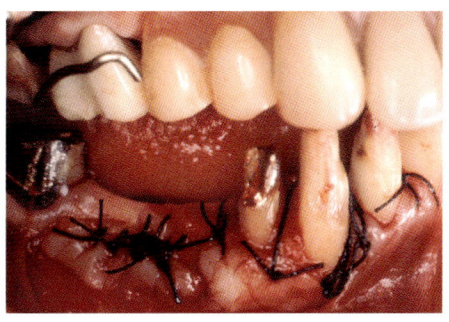

d　矯正治療後，歯肉歯槽骨の整形および付着歯肉の獲得ならびに口腔前庭拡張を意図して外科処置が行われた．

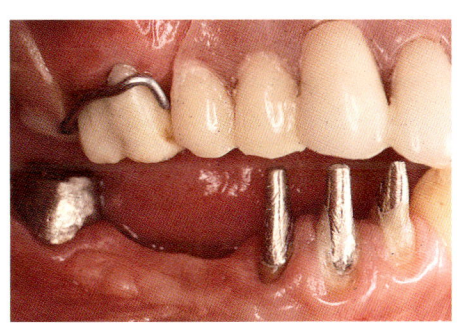

e　歯周外科後の支台歯形成．

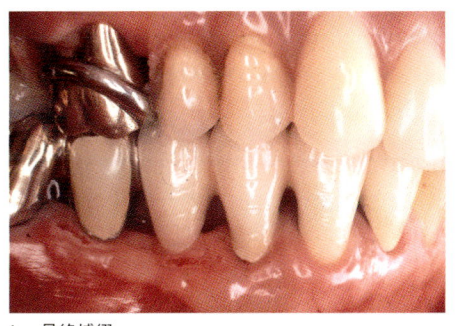

f　最終補綴．

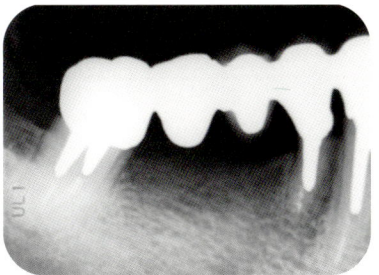

g　治療後 6 年．

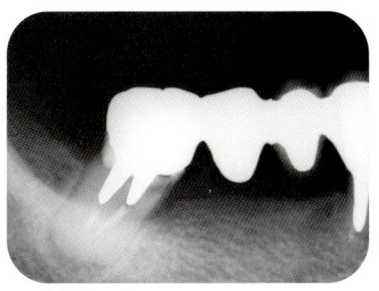

h　治療後 16 年．

Case 7-2 歯根分割と挺出による根分岐部の問題への対処

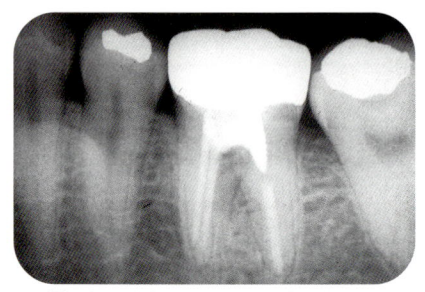

a ⌊6の根分岐部に穿孔を認め中隔部に骨吸収像が見られる．歯根が長く挺出に有利な歯根形態である．

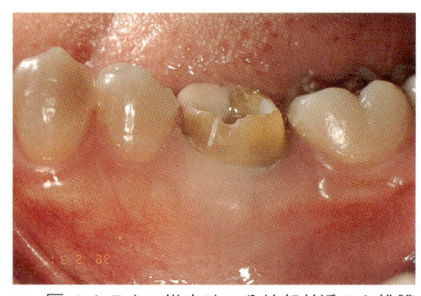

b ⌊6のクラウン撤去時．分岐部付近から排膿が認められる．歯周組織は正常であるが口腔前庭が浅い．

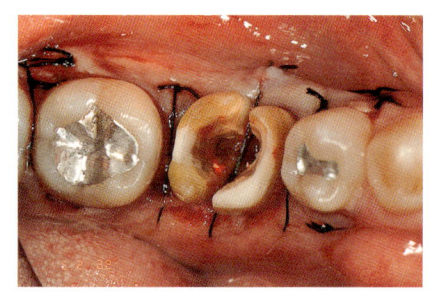

c 歯周外科と同時に歯根分割が行われた．

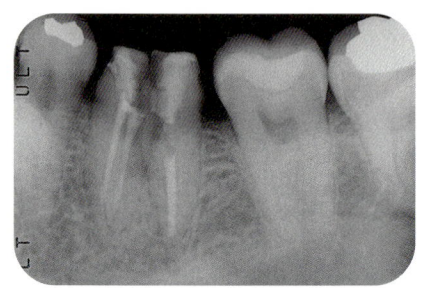

d 分割した状態では近心根と遠心根が近接しており，清掃性が不良である．

e まず2根を連結したプロビジョナルを装着

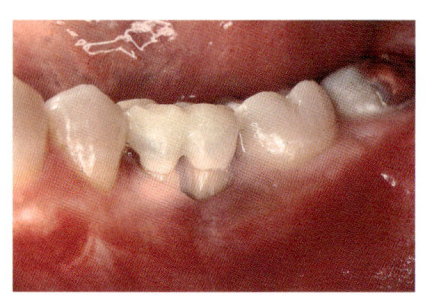

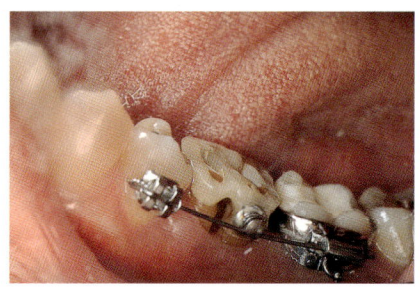

f 対合歯との間のクリアランスが非常に小さく，ブラケットを正しい位置につけることができなかったので，リンガルボタンを装着しセクショナルアーチで挺出した．クリアランス獲得のためプロビジョナル咬合面が大きく削除されている．

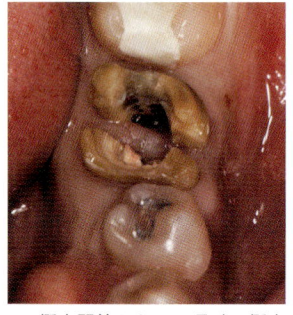

g 挺出開始から3ヵ月時．挺出につれて歯根が細くなるので，2根の間に空隙ができて歯根近接も改善されている．

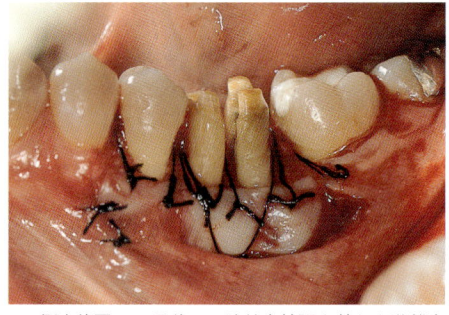

h 挺出終了1ヵ月後，口腔前庭拡張を兼ねた遊離歯肉移植術により歯肉歯槽粘膜の問題に対処した．

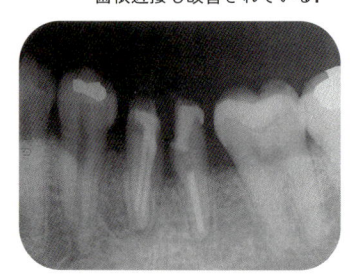

i 歯槽骨頂が平坦になっている．

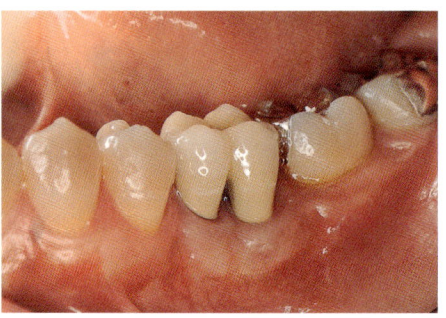

j 6ヵ月後，最終補綴．清掃性が確保されている．

治療の手順

1）挺出前の診査

挺出の治療にあたって考えなくてはならないことは、治療途中および治療後の清掃性と移動のためのクリアランスの確保そして最終的に咬合に耐えられる適正な臨床歯根が得られるかどうかである（表7-4）．さらに前歯部では、審美性の確保も重要になる．

▶ 挺出前の診査
▶ 挺出処置
・フォースシステム
・固定方法
・装置の選択
・歯肉線維切除術との併用
・自然挺出との比較
▶ 保定
・確定的歯周外科

表7-4 治療の手順

診査と問題点の把握	診査と問題点の把握
1. 口腔内診査	1. 口腔内診査
2. 口内法エックス線診査	歯周組織：歯肉の炎症がないか 矯正前の歯周外科の必要性 歯肉縁の形態や高さ（スキャロップ）および左右対称性
治療	クリアランス：対合歯および隣接歯 中心咬合位だけでなく前方および側方運動時
1. 保存の可否の判定	歯：歯頸部での根近接 挺出の方向
2. 挺出開始 　　フォースシステムの設計 　　固定方法の選択 　　装置の選択 　　歯肉線維切除術	補綴の必要性：適切な歯冠形態を与えることができるか
	2. 口内法エックス線写真診査
	歯：実質欠損や破折線の状態や最深部の位置（移動量の決定）
	歯髄：生活歯か失活歯か、ポストの有無とその状態．根尖病変の有無
3. 保定開始	歯根：歯根の長さ、幅、形態（テーパー、彎曲など）、ルートトランク、分岐部の位置
4. 歯肉歯槽骨整形術	歯槽骨：患歯や隣在歯の水平吸収、垂直吸収の程度、隣接歯との段差、歯槽頂の高さ、上顎洞底の高さを評価する（移動量の決定）
5. 補綴治療	
6. メインテナンス	治療
	1. 保存の可否を判定する
	① 歯肉の炎症がないことを確認する
	② 健全歯質の最深部を確認する（歯質欠損の場合） 　　歯肉縁下破折の場合は破折線の最深部 　　歯肉縁下う蝕の場合は健全歯質の境界を確認する
	③ 歯周組織を修復する場合は、歯槽骨頂の高低の差を測定する
	④ 生物学的幅径とフェルールを考慮した挺出量を計測する
	⑤ 挺出後の歯根歯冠比を計測し保存の可否を判定する

2）挺出処置

（1）フォースシステム

挺出力は20〜50gとし、通常は歯軸に平行に牽引する．症例によって一定方向に誘導しながら牽引することもある．動的治療期間は最大3〜4ヵ月とし、1ヵ月に1mm程度の移動量を目安とする．

(2) 固定方法

挺出は生理的な歯の移動と同じであり比較的小さい力で移動する．また，固定源に対して圧下する力が働くが，容易に歯は圧下されない．このため大きな固定源は必要なく，通常は左右の隣在歯で十分である．しかし，挺出量が大きい場合や骨支持が弱い場合は挺出歯に向かって隣在歯が傾斜することがあるので加強固定が必要である．

固定源となる隣在歯がない場合の治療は難しい．その場合は，離れた歯や対合歯を固定源とする．

(3) 装置の選択

最もよく用いられる挺出の方法はセクショナルアーチと根管内牽引であるが，その他に，リンガルアーチなどを固定源にして弾線で牽引する方法や対合歯から顎間ゴムで牽引する方法もある．固定源の確保と牽引方向を正しく設定すれば，いろいろな方法が可能である．

① セクショナルアーチによる挺出

セクショナルアーチによる挺出は，主に切歯1歯の場合である．2歯以上の挺出や臼歯の挺出はコントロールが難しく難易度が高い．

セクショナルアーチによる挺出

セクショナルアーチによる挺出の最も単純な方法は，挺出させる歯のブラケットを両隣在歯よりも歯頸部側に装着して超弾性ワイヤーの弾力を働かせる方法であるが，この方法では，舌側への回転モーメントが生じるので舌側傾斜を生じる．頰舌的な歯冠幅径が大きくなるほどこのモーメントも大きくなるので，臼歯をセクショナルアーチで挺出させるにはトルクコントロールが必要になることもある（図7-22）．上顎の切歯では舌側傾斜することで対合歯との早期接触を起こしやすくなる．舌側傾斜を避けたい場合は，ダブルホリゾンタールループによって牽引の方向を唇側寄りにコントロールする（図7-23）．さらに，両隣在歯を固定源とした場合，この両隣在歯には挺出させる歯に向かって傾斜させる反作用が働くことに留意する（図7-24）．

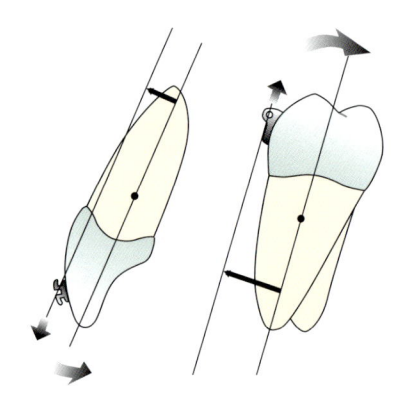

図7-22 頰舌的幅径が大きいほど回転中心から作用点までの距離が大きくなるので，挺出時のモーメントが大きくなり傾斜しやすくなる．

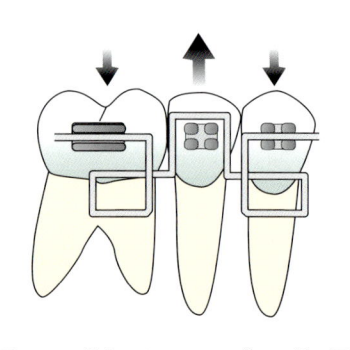

図7-23 挺出のためのループの1例．固定源となる両隣在歯には圧下力が働く．

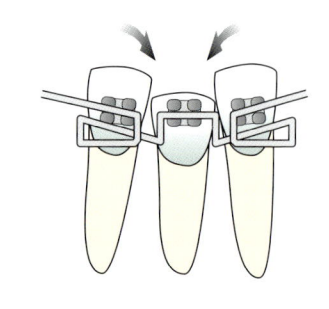

図7-24 ループの変形によって隣在歯が挺出歯に向かって傾斜する可能性がある．

根管内牽引による挺出

従来から根管内牽引は，根管充填後に根管にフックをセメンティングして足がかりとし，咬合面方向に何らかの固定源を設けてエラスティックなどで牽引する方法がよく用いられている（図7-25）．このうち最も簡単な方法は，両隣在歯の唇側面や舌側面に径0.7mm以上の剛性の高いワイヤーを接着して，フックとの間をエラスティックススレッドやチェーンエラスティックスで牽引する方法である．この方法の利点は，特別な矯正用の材料をほとんど必要としないこと，操作が簡便なこと，審美性に考慮しやすいことである．しかし，フックの頭がつかえやすく挺出のためのクリアランスが小さくなる．また，フックの作成と根管への接着および挺出後にフックの除去が必要になるが，この接着力が小さすぎると脱離しやすく，強すぎると終了後の撤去が困難で歯根破折の危険性があるなど問題もある．渦巻き形のフックはクリアランスのロスをある程度防ぐことができる．接着性レジンを用いると強い維持力があるので根管深くに挿入する必要がない．

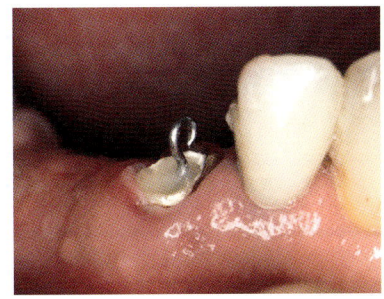

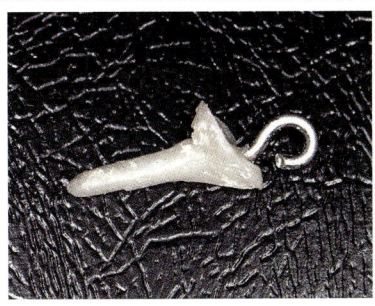

図7-25a 根管内にフックがセメンティングされている．右はフック．

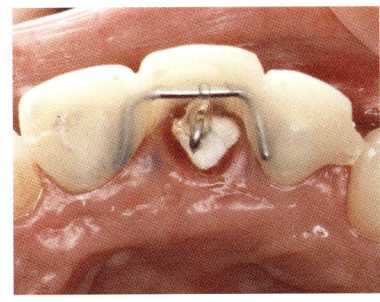

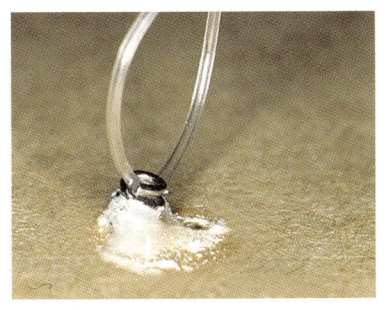

図7-25b ⌊1 の挺出．審美性に配慮したポンティックと牽引のための主線が装着されている．フックと主線はエラスティックススレッドで結んでいる．右は0.5mmの技工用ワイヤーを用いて渦巻き状に作製したフック．下部2mmほどを接着性レジンで根管内に埋入する．

挺出させる歯はプロビジョナルレストレーションで本来の歯冠形態を回復しておく．両隣在歯と挺出歯にブラケットを装着するが，固定源となる隣在歯のブラケットポジションは浅く（切端寄りに），挺出歯は深く（歯頸部近くに）付ける．牽引には，弾性の大きいワイヤーを用いるか，ホリゾンタルループを用いる．挺出に要する矯正力は他と比較して小さく，1ヵ月に1mmを目安に活性化する．ホリゾンタルループは審美性に劣るが，移動のコントロールに優れた方法である．

② 根管内牽引による挺出

根管内牽引は比較的容易であるが，挺出の方向や力の大きさのコントロールに注意する．特に牽引方向が近遠心側へずれると容易に隣在歯との近接が起こるので，根管孔の真上に向かって牽引するようにエラスティックスを調整しなければならない（図7-25, 26）．

③ 顎間ゴムを用いる方法

近くに適切な固定源がない症例では，対合歯を固定源として顎間ゴムで牽引する方法がある（図7-27）．

根管内牽引による挺出（クロージングコイルスプリング）

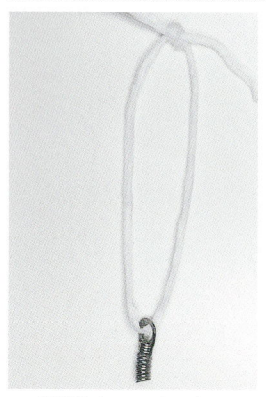

a 超弾性クロージングコイルスプリング（50g）を4〜5mmの長さにカットして、コイルの一端を2巻き程度フロスで拾う．

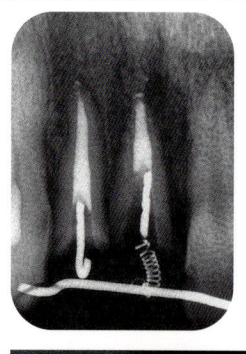

b 実効長2〜3mm残して、コイルの他端を根管内に接着性レジンで埋入する．

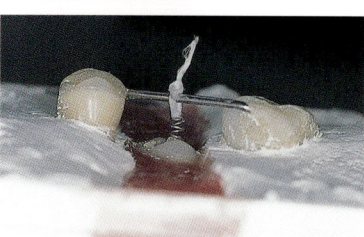

c フロスを牽引して固定源に結紮．

図 7-26 超弾性クロージングコイルスプリングによる根管内牽引

エラスティックスの代わりに，超弾性のNiTiコイルスプリング（50g）を用いる方法もある．ステンレススティール製のコイルでは作用する力が大きすぎる．また，歯周組織が不良な歯の挺出には，50gでも強すぎるのでこの方法の適応とならない．この方法の欠点はコイルがやや高価なことであるが，クリアランスが小さい場合も有効であり，装着や挺出後の撤去も簡単である．クリアランスが十分あれば，5mm程度の挺出を途中の調節なしで行える．

表 7-5 セクショナルアーチと根管内牽引の比較

	セクショナルアーチ	根管内牽引
仕様	複雑	簡単
審美性	不良	配慮しやすい
歯のコントロール	精密にできる	限界がある

顎間ゴムによる牽引

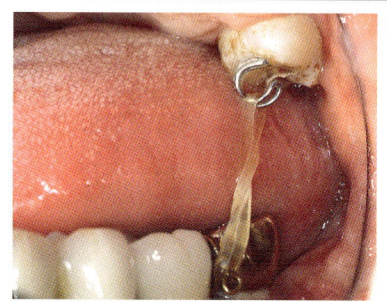

図 7-27 対合歯を固定源とし，顎間ゴムを用いる方法．

顎間ゴムによる牽引の欠点は，エラスティックスの交換など患者の協力が必須であることと，矯正力の大きさや方向などのコントロールが難しいこと，対合歯を十分に加強固定できない場合に対合歯の挺出を招くことである．

(4) 歯肉線維切除術との併用

歯肉線維のうち歯槽頂線維および歯肉線維は，挺出に抵抗する力が強い（図 7-28）ため，これらの線維を切断して挺出に対する抵抗を減少させることがある．さらに，歯槽頂線維の牽引による刺激によって挺出後に骨や歯肉が増生して歯周外科が必要になることから，線維の切断によって牽引力を減少させ歯槽頂での骨添加を防ぐという考え方もある．

挺出中に1週間ごとの歯肉線維切断（fiberotomy）を行う方法や，挺出中に2週間ごとの線維切断とキュレッタージを行う方法がある．イヌを使った

挺出に抵抗する歯肉線維

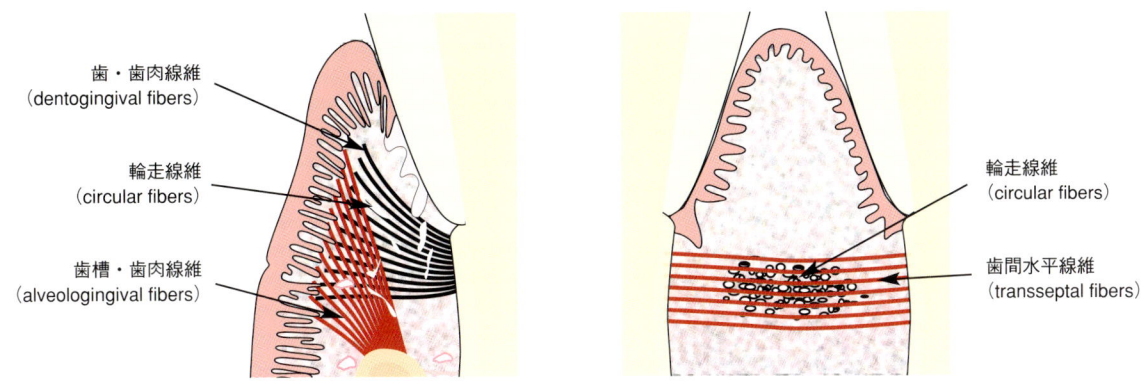

図7-28 歯頸部近くの歯周線維

組織学的実験によると，わずかな歯肉退縮が認められ，機械的な損傷が繰り返されることによって歯肉の炎症が増加する可能性があることなどが報告（Kozlovskyら；1988）されている．

(5) 自然挺出との比較

臼歯部では，意図的に対合関係を失わせて（咬合面削除もしくは咬合挙上）歯を自然に挺出させる方法もある．自然挺出は，生理的な歯の移動として起こりやすいからである．

咬合面の形成に伴うコントロールされた自然挺出は，歯の挺出と周囲組織のタイムラグをほとんど生じない．しかし，臼歯を自然挺出させることはコントロールが難しく，近心にドリフトしてくると根近接の危険を生じる．特に，上顎大臼歯では大きな口蓋根を中心に近心に回転してドリフトするので，上顎第一大臼歯遠心頬側根と上顎第二大臼歯近心頬側根が近接しやすい．Potashnick（1982）によるとドリフトしてくる歯，傾斜歯，隣接歯との接触を失っている歯の自然挺出は，根近接や対合歯の挺出を招くことがあり，移動のコントロールが難しいという．

挺出は比較的容易に起こる．それは，歯根膜線維の走向が歯の圧下を防ぐ方向に優位だからであり，また萌出力という歯の生理学的潜在力にもよる．むしろ，固定源に予期しない挺出が起こる場合があるので，注意しなければならない．

3）保定

矯正治療終了後は後戻りを防ぐために保定が必要である．挺出の場合，矯正治療後に再排列に時間がかかる歯肉線維を歯周外科により切除するので，後戻りはそれほど強くない．1～3ヵ月程度保定する．

確定的歯周外科

挺出後1～3ヵ月で歯周外科を行い，歯肉や歯槽骨の形態を修正する．歯冠修復に必要な生物学的幅径を確保し，前歯部では審美性に，臼歯部では

清掃性に配慮する必要がある．

　保定期間が経過し，歯周外科後の歯肉の位置が安定してから最終補綴を行う．この時期が早すぎると，歯肉が退縮した場合に補綴物辺縁の露出が，後戻りが起こった場合には歯槽骨頂からの距離が不足して生物学的幅径が侵され歯肉の炎症が起こる．前歯部では審美性，臼歯部では咬合力の分散に注意する．特に歯冠歯根比が悪い歯では連結が必要である．

治療にあたって配慮すべきこと

▶患者への説明
▶挺出失敗など

1）患者への説明
　目的がわかりやすく，短期間なので動機づけはしやすい．しかし装置の審美性や違和感について理解してもらう必要がある．歯根が短くなるために治療の予後に問題が生じる可能性があるが，できるだけ歯を保存するという点で治療方法として選択することに了解を得る．歯周組織の悪化，歯の癒着，深部の歯根破折などによって治療途中で抜歯せざるを得ないことがあることをことわっておく．またエンブレジャーの開大や歯冠形態について審美性に限界があることをあらかじめ伝えておく．

2）挺出の失敗など
　装置を用いても歯が動かない場合には，次の三つの理由が考えられる．
- どこかで対合歯や隣在歯と接触している（クリアランスがない）
- 歯根と骨が癒着している
- 十分な矯正力が働いていない

　挺出は安全性の高い処置であるが，次のような事故が生じる可能性がある．
- 強い疼痛や異常な歯の動揺　　←　深部の歯根破折
- 歯周組織の急激な破壊　　　　←　歯周炎の見落とし
- 歯髄炎　　　　　　　　　　　←　過大な矯正力の刺激
- 強い動揺　　　　　　　　　　←　移動が早すぎる・クリアランスがない
  （早期接触がないことを確認して3ヵ月程度の動揺固定を行うと改善する）
- 歯根吸収　　　　　　　　　　←　力が過大
- 歯根近接　　　　　　　　　　←　不適切な牽引方向

治療方法の例：
歯肉縁下う蝕や破折によってわずかな挺出が必要な場合

挺出の治療手順（1）上顎切歯セクショナルアーチによる挺出（図 7-29）

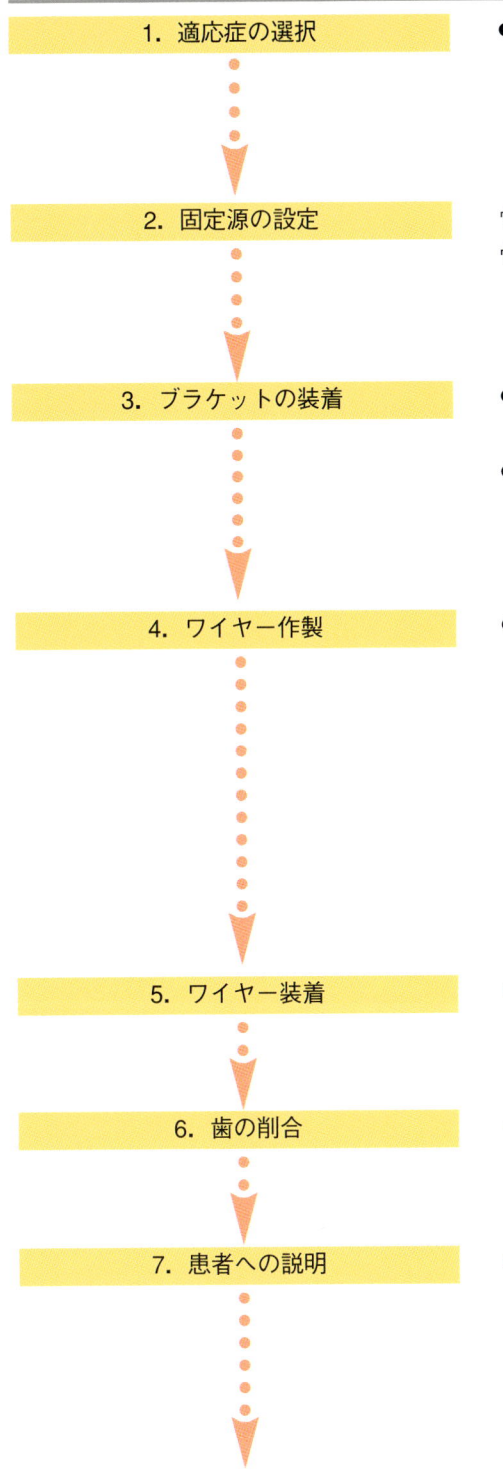

1. 適応症の選択
- 舌側からのアプローチでは咬合干渉が起こる場合
  ➡ セクショナルアーチ

2. 固定源の設定
骨支持が正常の場合 ………… 両隣在歯
骨支持に問題がある場合 …… 両隣在歯に加えて加強固定が必要である

3. ブラケットの装着
- 規定のブラケットポジションより歯頸部に近く装着するほどシンプルなワイヤーで挺出できるが，舌側に傾斜するモーメントが大きくなる欠点がある．
- 左右の隣在歯の唇側面中央部もしくは切端寄りにブラケットを装着する．このブラケットのポジショニングは，咬合平面に平行で，まっすぐな 018 ラウンドワイヤーが二つのブラケット間に抵抗なく入るような位置関係である．

4. ワイヤー作製
- 012 または 014NiTi プリフォームドワイヤーを用いて，必要な長さのセクショナルアーチワイヤーを切り取る．スタディーモデル上でアーチワイヤーの正中と歯列の正中を一致させてから，必要な 3 歯相当部のワイヤーより 10mm 程度長めにワイヤーを切り取る．患歯の近心にある歯のブラケットスロットの近心部と遠心の歯のブラケットスロットの遠心部にマーカーで印をつけて，その印の部位で歯頸部寄りおよび舌側寄りにワイヤーの端を曲げる．この時，患歯と両隣のブラケットハイトが違うほどワイヤーの変形量が大きくなるので，長めのセクショナルワイヤーが必要になる．

5. ワイヤー装着
- ブラケットスロットにセクショナルワイヤーを装着して 3 ヵ所を結紮する．エラスティックス結紮で良い．

6. 歯の削合
- 挺出させると下顎切歯と咬合干渉を起こすようであれば，挺出量に見合う程度を上顎切歯の舌側面か下顎切歯の切端を削合する．

7. 患者への説明
- 鏡で患者に装置を見せながら，ワイヤーの端やブラケットによる刺激で口唇や頬の粘膜に痛みがないことを確認する．尖った部分があれば必ず痛みを訴えるので調節する．特にワイヤーの端が唇側に出てこないようにする．今後出てくる可能性がある痛みや不快な状態とその対処について説明する．装置を入れた状態でのブラッシング指導をする．

2週間後

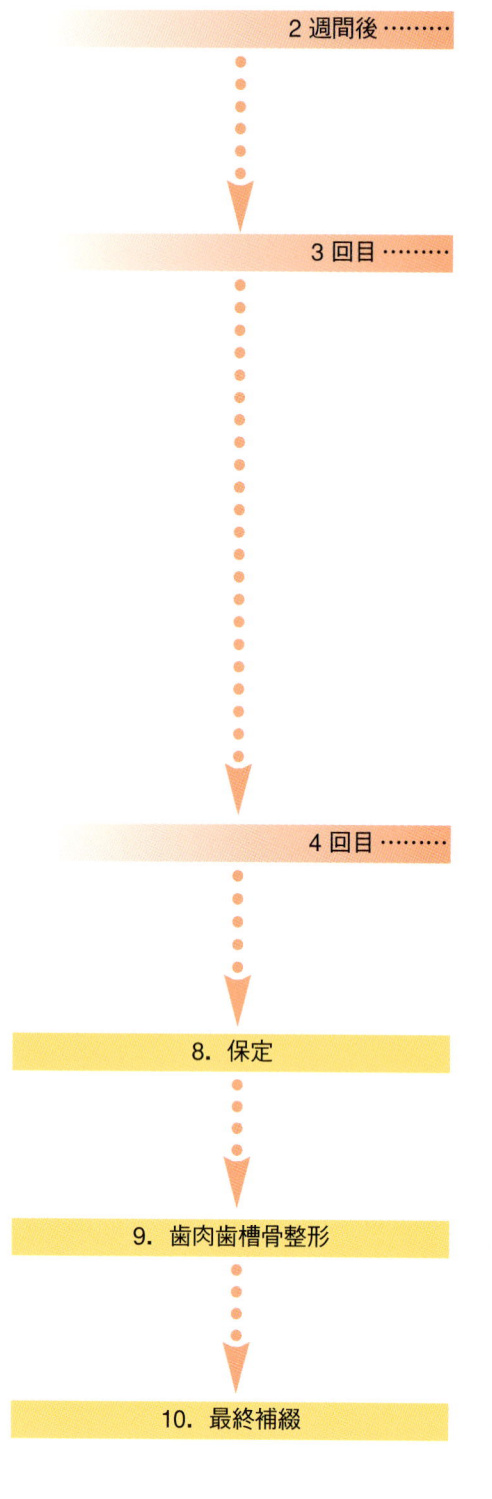

プラーク診査と咬合調整

- 移動開始から1〜2週間の間にほぼ予定した挺出量が得られるので，2週間目に評価する．対合歯との間で干渉が起こらないように十分余裕を持って咬合調整を行うことが必要である．また前歯では，審美性が悪くなるので隣在歯と調和するように切端を調整する．

3回目

- 固定源である両隣在歯のブラケットスロットと患歯のスロットの高さに差があれば，まだ矯正力は有効に働いているので，プラーク診査と咬合調整のみを行う．
- スロットの高さに差がなくなっている場合は，矯正力の再活性化を行う必要がある．方法の一つは，患歯のブラケットを低位に装着しなおす．しかしこの方法では，患歯の歯冠が挺出と共に舌側傾斜してくる．そのような変化が好ましくない場合は，ループの入ったセクショナルアーチを使用する．016 ラウンドSS ワイヤーを用いて患歯の両側にダブルホリゾンタールループを屈曲して，歯を挺出させるだけでなく唇側に牽引する矯正力を与える．この時の調節量は，患歯のブラケットスロットの高さとワイヤーの位置に約1mmのずれが生じる程度とする．このずれが大きすぎるとループが大きくひずむので違和感が大きくなる．ループが唇側にひずむと口唇の違和感が大きくなり，歯肉側にひずむと歯肉にあたってダメージを与えるおそれがある．
- ループの入ったワイヤーは，ストレートワイヤーに比べてより審美性が悪くなるので患者に十分に説明することが必要である．

4回目

2週間後にプラーク診査と咬合調整

- 1ヵ月約1mm くらいの速度でこれを繰り返し，普通3〜4ヵ月で治療が完了する．この程度の期間では通常固定源の変化は見られないが，長期になると両隣在歯が患歯側に傾斜してくる可能性があるので，加強固定を行う．

8. 保定

- 必要量の挺出が完了したならば1〜3ヵ月保定する．最も簡便な保定は，リンガルリテーナーを患歯とその両隣在歯に接着する方法が簡便である．

9. 歯肉歯槽骨整形

- 挺出によって増生した歯周組織を整形する．ほとんどの症例で，歯肉だけでなく歯槽骨の削除が必要である．

10. 最終補綴

- 歯周外科後1〜3ヵ月の治癒期間を置いて最終補綴を行う．挺出によって前歯部では歯頸部が細くなり審美性が少し劣るので，矯正治療前の十分なインフォームドコンセントが必要である．

挺出の治療手順（2）上顎切歯の根管内装置による挺出（図 7-30）

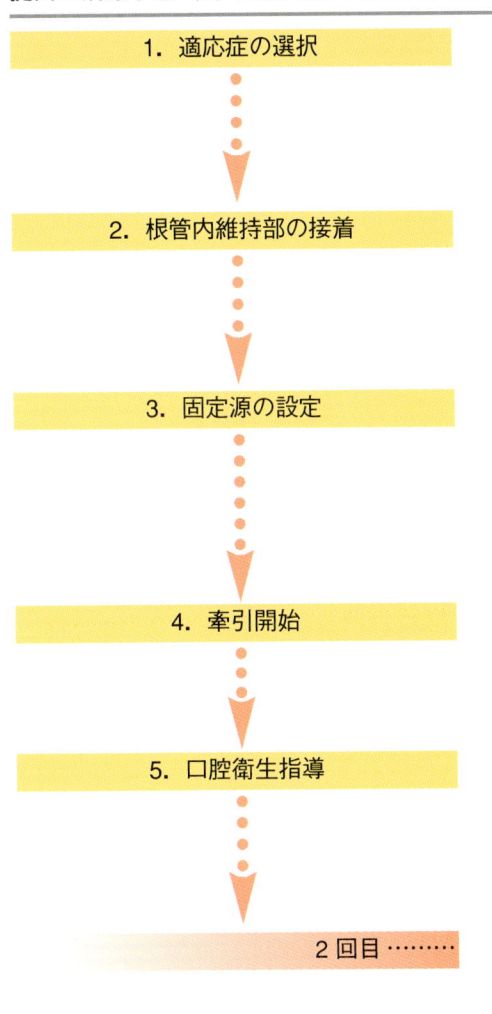

1. 適応症の選択
- 被蓋が浅く咬合干渉がなく，審美性を重視する場合
  ➡ 根管内装置の選択

2. 根管内維持部の接着
- 患歯の根管内にフックか NiTi コイルを接着する．

3. 固定源の設定
- 患歯部には，シェル状の人工歯を両隣在歯の隣接面に接着する．このシェルの舌側に，コの字型に屈曲した 0.7mm ワイヤーを接着して固定源とする．シェルは，患歯が挺出してきたときに接触しないようにしなければならないので，あらかじめ患歯の唇側面よりも唇側寄りに位置させる．隣接面部での接触にも注意する．

4. 牽引開始
- フックと 0.7mm ワイヤーをエラスティックススレッドで牽引するか，NiTi コイルをワイヤーに結紮する．

5. 口腔衛生指導
- ブラッシング指導．ダミーの舌側に複雑な装置があるのでプラークコントロールが非常に難しい．
- プラークコントロールが非常に難しいので 1 週間ごとに PMTC を行う．同時に早期接触がないことを確認する．この時点でのエラスティックスの交換はしない．

2 回目
- 4 週間ごとにエラスティックスの交換を行う．NiTi コイルであればクリアランスがある限り再調整は必要ない．牽引方向が患歯の長軸方向よりずれていると，挺出とともに傾斜してくることに注意する．近遠心に傾斜すると隣在歯と接触して挺出が妨げられる．

以後は図 7-29 と同じ．

7 挺出の臨床応用

挺出の治療手順（3）小臼歯の根管内装置による挺出（図 7-31）

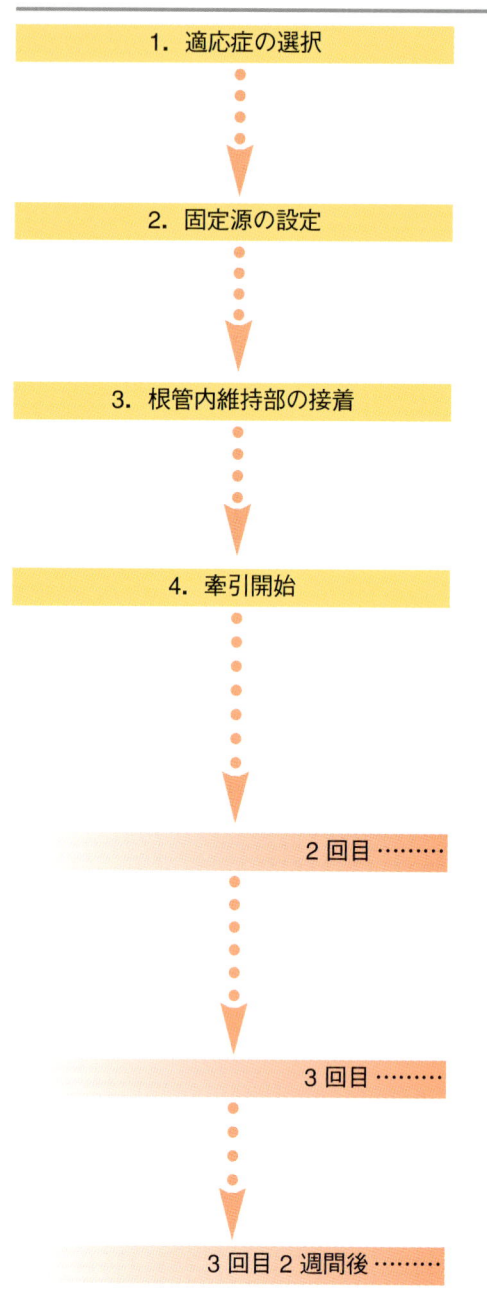

1. 適応症の選択
- 咬合干渉がなく効率を重視する場合
- 審美性よりも操作性や能率が重視される部位では，根管内（頰舌的中央）からの牽引によって歯軸に平行に挺出させる方法が効率的であり簡便である．

2. 固定源の設定

0.9mm 矯正用ワイヤーを S 字状に屈曲して，患歯の根管の真上を通るように，また，咬合平面に平行に両隣在歯の頰側と舌側に接着する．このワイヤーによって患歯の両隣在歯は連結され固定が強化される．

3. 根管内維持部の接着
- 根管内に維持部を装着する．フックを合着するか，NiTi コイルスプリングの断端を接着性レジンで接着する．
- 固定源のワイヤーを両隣在歯に接着する．

4. 牽引開始
- 患歯の維持部と固定源のワイヤーをエラスティックスで牽引するか，NiTi コイルの他端を固定用ワイヤーに連結する．
- 固定を兼ねる主線に近遠心的な傾斜があると，歯軸が牽引につれて傾斜するので注意する．
- 予定している挺出量に見合うクリアランスが必要である．
- 患歯の残存歯質が，咬合面方向および近遠心方向に干渉しないことを確認する．

2 回目 ……… 咬合評価とプラーク診査
- 患歯の周辺は歯肉の増殖や腫脹が起こりやすいので注意する．
- 咬合干渉がないにもかかわらず自発痛がある場合は，歯根が内部で破折している可能性がある．

3 回目 ………
- 1ヵ月後にエラスティックスを使用している場合は，エラスティックスを交換する．

3 回目 2 週間後 ……… 咬合評価とプラーク診査

以後は図 7-29 に同じ．
2〜3ヵ月で治療が完了する．
保定，歯肉歯槽骨整形，補綴に関しては図 7-29 に準じる．

Case 7-3 矯正的挺出による残根の保存

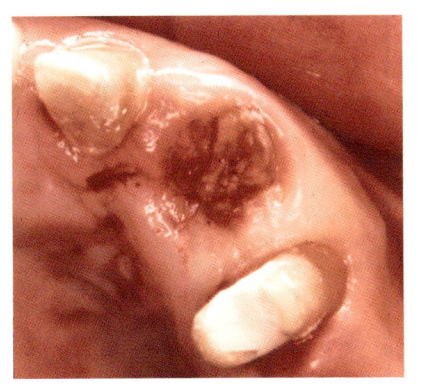

a 補綴物撤去時．|3 は残根状態で歯肉縁下にう蝕が及んでいる．

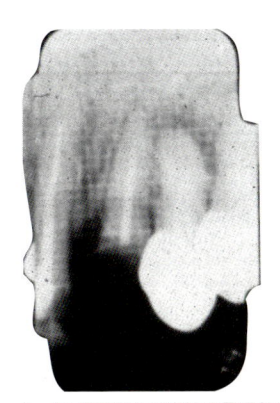

b |3 周囲には垂直性の骨吸収を認める．

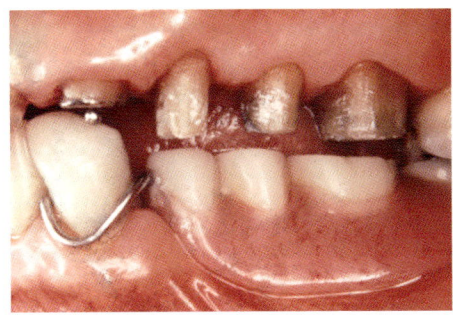

c フックを用いて挺出したところ．歯周組織の増生と健全歯質が認められる．

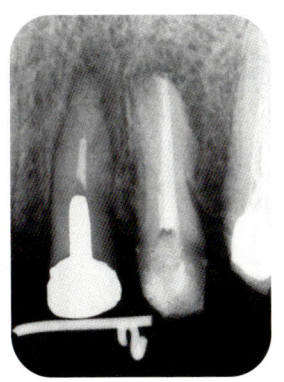

d 挺出により垂直性の欠損が改善されている．

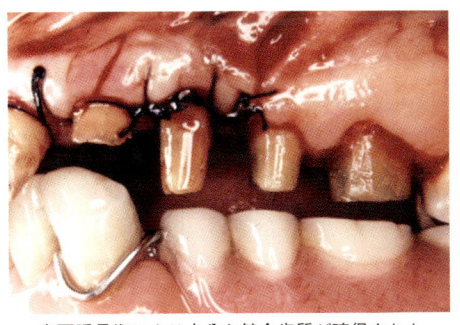

e 歯冠延長術により十分な健全歯質が確保された．

f 最終補綴．

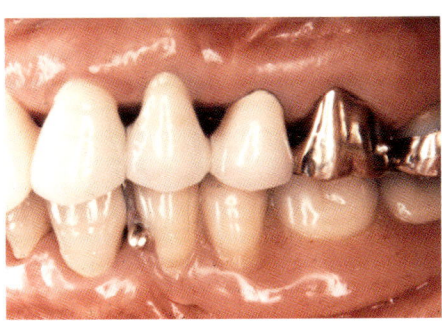

7 挺出の臨床応用

Case 7-4 挺出と歯冠修復による歯頸線の調和の回復

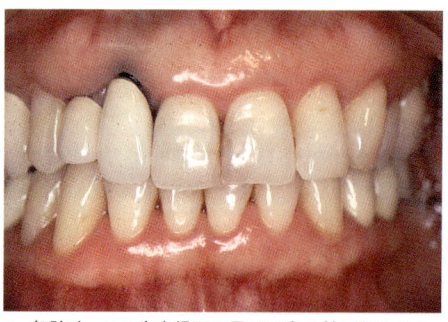

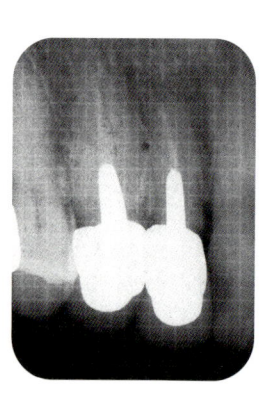

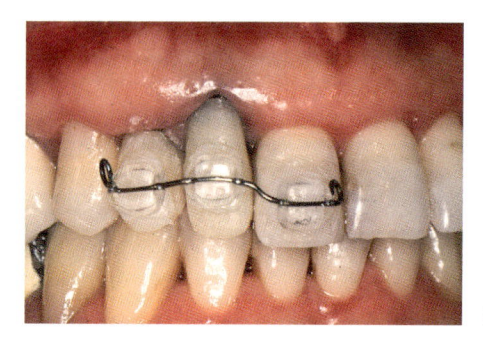

a 初診時．2|に歯肉縁下に及ぶ二次う蝕が認められ，歯肉の退縮と着色が強く歯肉ラインに強い左右非対称が認められる．歯根は短い．

b プロビジョナルクラウンを装着して挺出を始める．

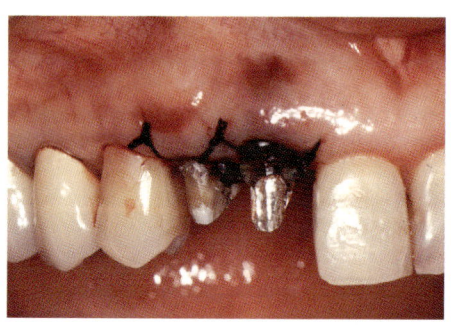

c 挺出が終了して3ヵ月後に歯肉歯槽骨の整形を目的に歯周外科処置を行う．

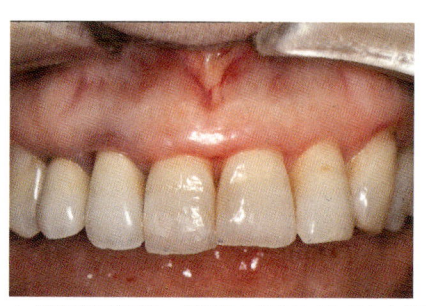

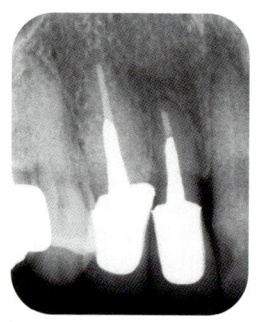

d 補綴治療終了時．側切歯の歯肉ラインは左右対称に整っている．

Case 7-5 破折歯の挺出と審美修復

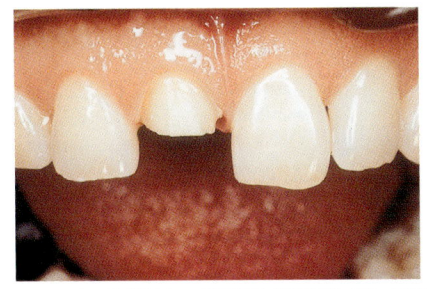

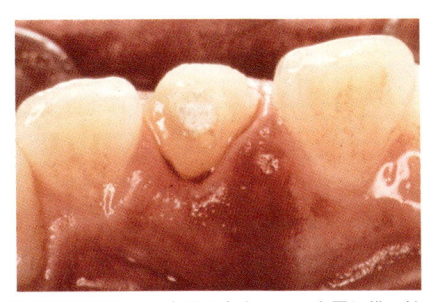

a 1｜は，破折によって唇側は歯冠の約1/2，口蓋側は骨頂の高さまで歯冠を喪失した．歯周組織は健全．切除療法では多くの健全な歯周組織を失い審美性も悪化する．

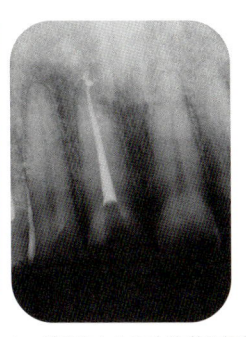

b 補綴のために生物学的幅径とフェルールに必要な歯質を確保するため4mmの挺出が必要と判断．歯根のテーパーは強くない．移動方向は歯軸に平行．

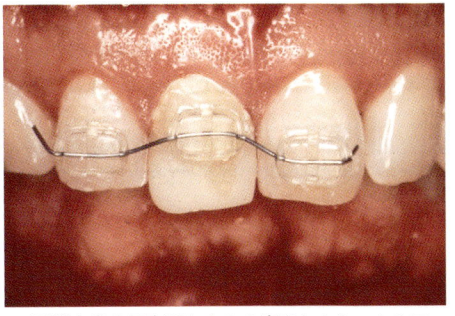

c 両隣在歯を固定源とする3歯のセクショナルアーチを使用して挺出を行った．開始時はNiTi ストレートワイヤーで行った．装置装着時．ブラケットハイトの違いによってワイヤーがひずんでいる．

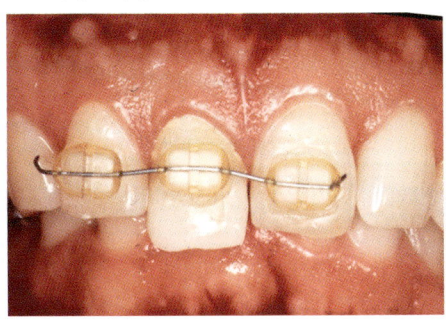

d 2週間後．ワイヤーがほぼストレートになって約1mm歯が挺出している．

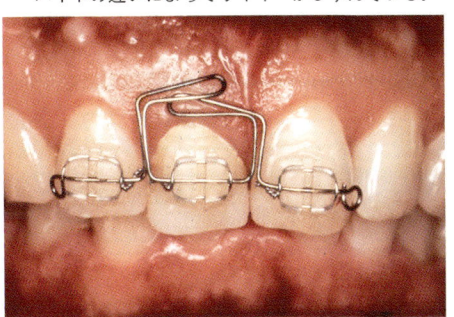

e 口蓋側への傾斜を改善しながら挺出を続けるためにダブルホリゾンタルループを装着した．異物感がやや大きく上唇小帯との接触に注意を要する．活性化によってループがひずんでいる．切端および口蓋側を来院のたびに削合してクリアランスを確保した．

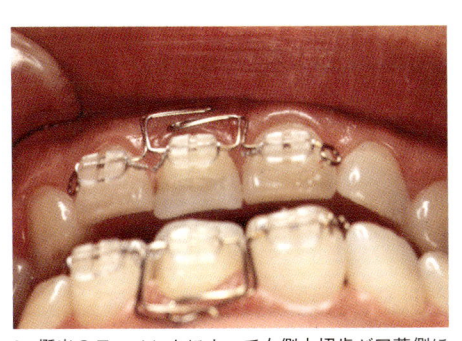

f 挺出のモーメントによって右側中切歯が口蓋側に傾斜してきた．両隣在歯の切端より口蓋側に位置しており，21｜1の切端が円弧でなく直線になっている．

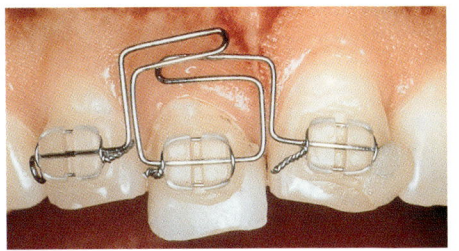

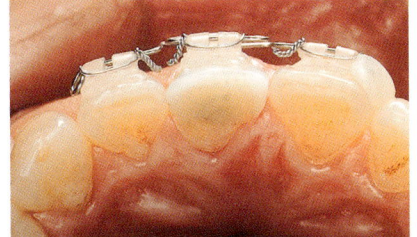

g 1.5ヵ月後．歯が挺出してループのひずみが消失している．中切歯切端が唇側に出てきてアーチのカーブが認められる．

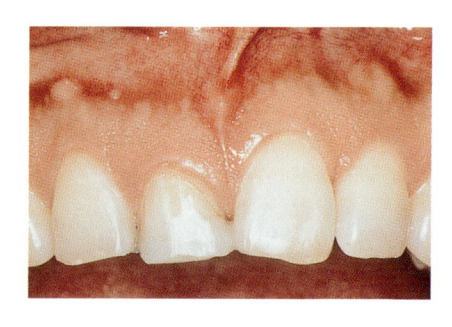

7 挺出の臨床応用

h 治療開始から3.5ヵ月後挺出終了．歯肉の高さの違いが歯の移動に伴って増生した歯周組織部分を示す．

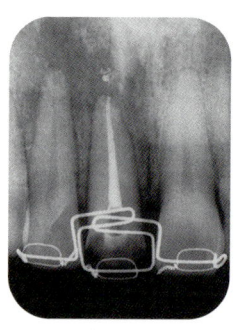

i 目的の位置まであと少し．根尖部に残った根管充塡剤の位置が元の根尖の位置を表わしている．

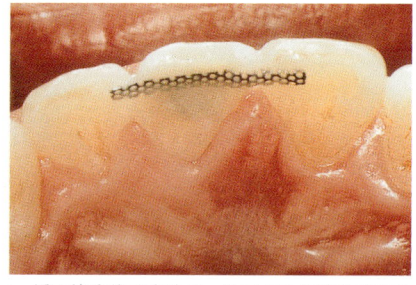

j 矯正治療終了直後は，後戻りの危険性があるので保定が必要である．口蓋側をメッシュ板で両隣在歯に固定した．

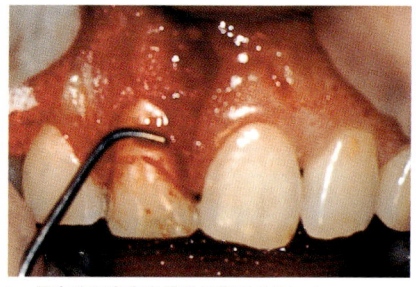

k 保定後に歯肉歯槽骨の整形を行った．

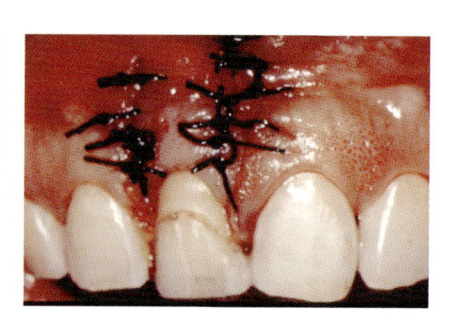

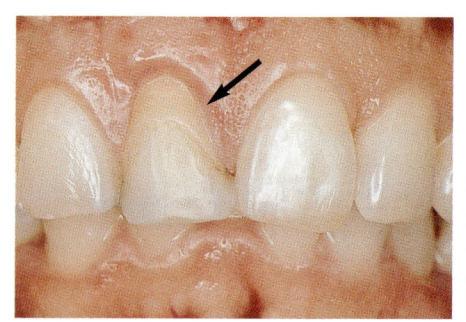

l 歯周外科後1ヵ月経過．CEJの痕跡（←）が挺出量を示す．

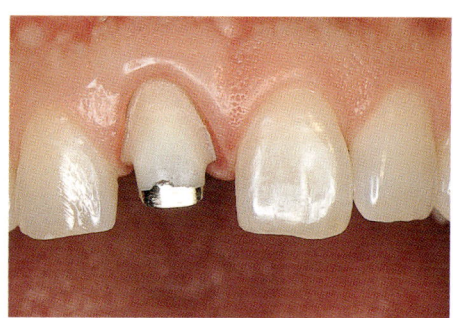

m 保定後6ヵ月で支台歯形成．

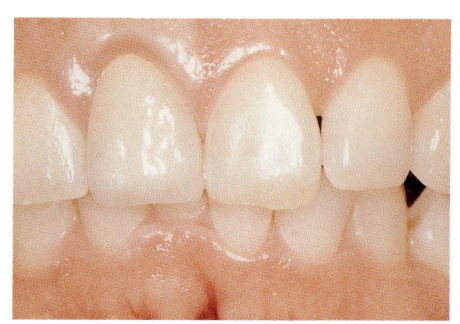

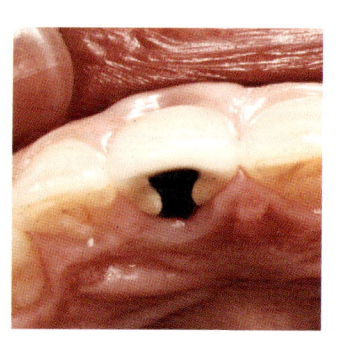

n 最終補綴装着．

7 挺出の臨床応用

Case 7-6　埋伏歯の挺出

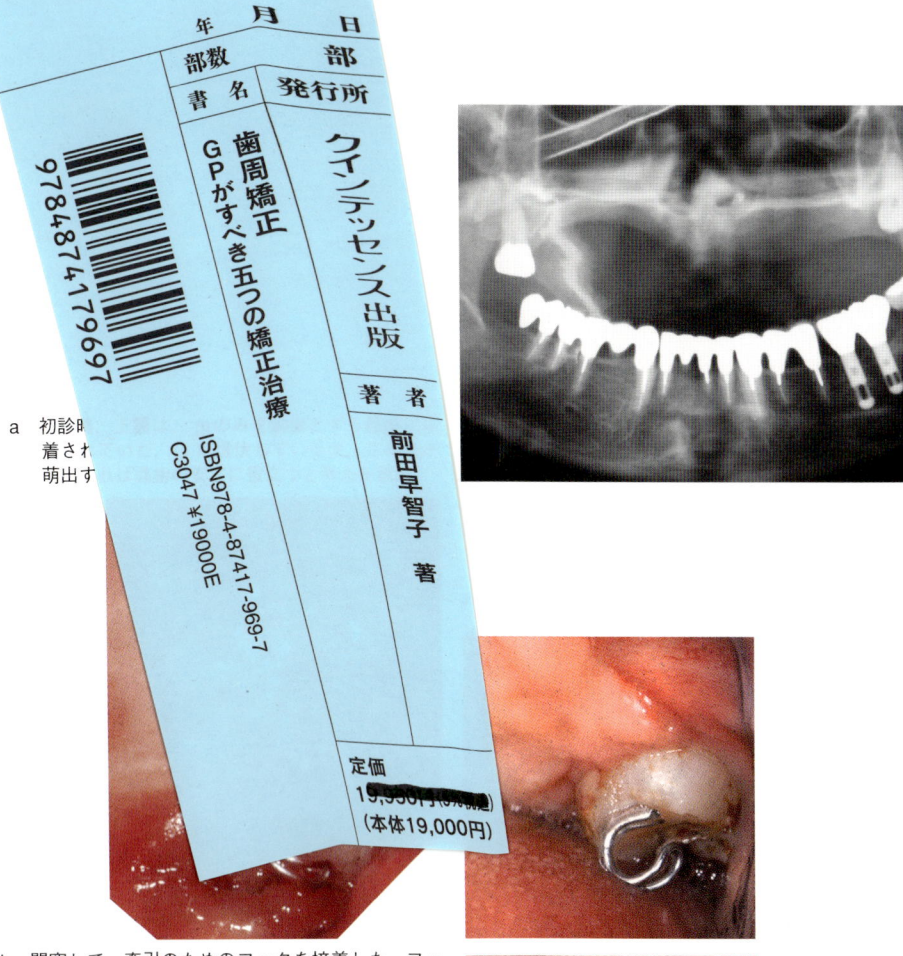

a 初診時．
b 開窓して，牽引のためのフックを接着した．フックは0.5mmの技工用ワイヤーを用いて作製した．

c 上顎に歯がないので，対合歯に固定源を求めた．6̲7部は連結されたインプラントで，ボンディングもバンドも使用できないので，連結された隣接部に0.5mmの真鍮線を巻いて牽引のフックとした．上下のフック間に顎間ゴムを装着するように患者に指示した．

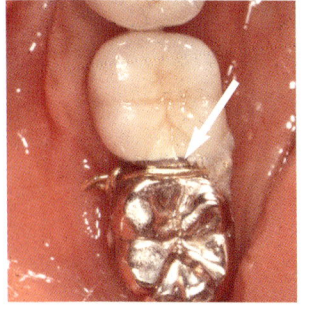

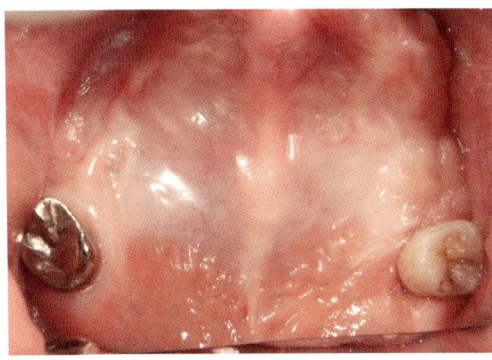

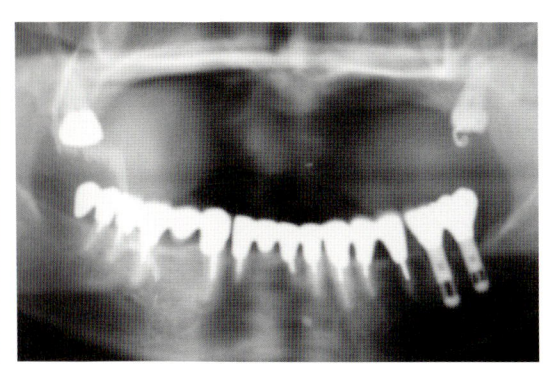

d 挺出後．

129

8 臼歯の歯軸傾斜

臼歯部の歯軸の傾斜は，多くの歯列にみられる．萌出分類めから傾斜して萌出してきた歯が多いが，何らかの後天的要因でこれまで正常であった歯軸が傾斜してくることもある．前者には犬歯や第二大臼歯が頰舌的に傾斜しているもの，後者には大臼歯欠損部が補綴されずに放置されて後方の大臼歯が近心に傾斜してくる．特に下顎第一大臼歯は早期に喪失する頻度が高いのでこの傾向がある．

歯軸の異常は，咬合圧が正しく歯の長軸方向に伝達されず，歯周組織や顎関節に大きな影響を及ぼす．また，傾斜によって歯の高さが変化するので咬合高径の低下が起こる可能性がある．この変化が崩壊への一歩となる可能性は少なくない．矯正治療による歯軸の改善は崩壊を防ぎ新しい生理状態を獲得する一助となる．

臼歯部の歯軸傾斜の種類や程度はさまざまであるが，臨床的に頻度の高い ① 下顎大臼歯の近心傾斜，② 大臼歯の頰舌側傾斜，③ 小臼歯の頰舌側傾斜，④ 上顎第一大臼歯欠損による問題についてまとめた．ここに挙げた例以外にも傾斜異常はあるが，概して治療が難しく限局矯正の症例には適しないことが多い．

表 8-1　臼歯部の歯軸傾斜の異常

① 下顎大臼歯の近心傾斜
② 大臼歯の頰舌側傾斜
③ 小臼歯の頰舌側傾斜
④ 上顎大臼歯の近心傾斜

歯軸傾斜の問題点

- 十分な咀嚼機能を発揮することができない
- 傾斜した側の歯周組織に清掃困難な仮性ポケットができやすい
- 咬合力が歯軸に平行にかからないので咬合力に対する反応が変化する
- 前方および側方運動時に咬合干渉が生じる
- 咬合干渉の結果，顎関節に影響を与える
- 歯の排列の乱れによって自浄作用や清掃性が悪化する

▶ 診査によって把握すべき問題点と難易度の判定
▶ 治療方法
▶ 治療の注意

下顎大臼歯の近心傾斜と整直

下顎大臼歯の近心傾斜で，しばしば遭遇するのは，抜歯空隙を放置した結果起こる大臼歯の近心傾斜と，第二小臼歯の頰舌側転位に伴う大臼歯の近心傾斜である．ここでは最も頻度の高い第一大臼歯の抜歯後にみられる第二大臼歯の近心傾斜について述べる．

1937年に，Hirschfeldは下顎第一大臼歯の喪失から多くの変化が起こると述べた．その変化は，歯の喪失によって残りの歯の機能的バランスが乱されることによって起こる（図8-1）．

歯の近心傾斜をそのままにして補綴処置をした場合には，補綴歯冠と天然歯の歯根の長軸方向が異なるため（図8-2），歯質削除量が多くなり，仮性ポケットを放置することになり，歯と歯周組織に大きな負担を強いることになる．矯正的に整直（upright）させることによってのみ機能的なバランスを回復することが可能である．

歯の喪失によって起こる種々の続発症（Hirschfeld; 1937）

歯の移動（傾斜，捻転，挺出など）
フードインパクション
歯槽骨の喪失
咬合干渉
咬合高径の喪失
前歯部の過加重
復次的続発症
片側咀嚼や前歯部咀嚼
歯の咬耗
顎関節障害

抜歯が歯列におよぼす影響

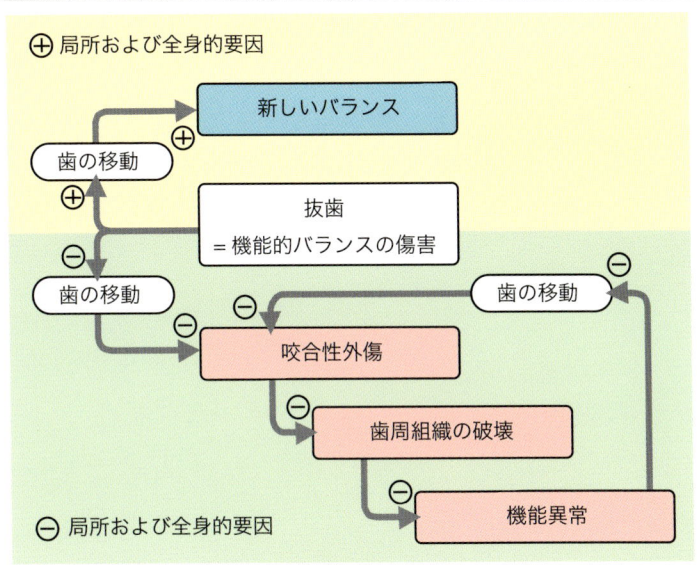

図8-1 歯の喪失によって残った歯の機能的バランスが乱れる．

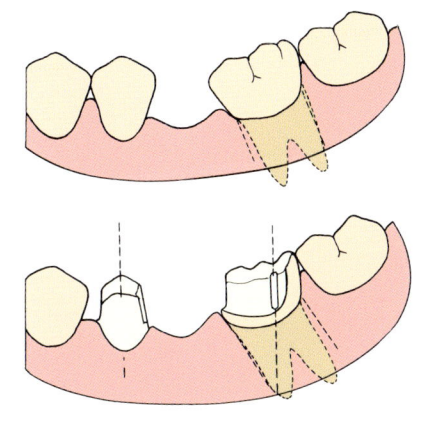

Öwallら『Prosthodontics』1996より引用

図8-2 歯の近心傾斜をそのままにしてブリッジの支台歯形成をすると，歯と歯周組織に大きな負担を強いることになる．

Pameijer; 1992より引用

1）診査によって把握すべき問題点と難易度の判定

下顎第一大臼歯の欠損に伴う影響は，注意してみると思いがけないところまで異常が生じていることが多い．歯列不正の程度が大きくなるほど，また

変化の及んでいる範囲が広くなるほど，治療が難しいと考えた方がよい．歯の位置異常だけでなく，歯周組織や顎関節などの状態によって固定源やフォースシステムを考慮しなければならない．欠損部分の補綴治療の種類によっても歯の位置を修正する必要がある．このように，症例によって問題点はさまざまであり難易度も異なるが，術者の技術と経験および患者の要望に応じて，どこまで治療するか，どのような治療方法を選択するかを判断する．

(1) 歯列の状態による難易度
① 近心傾斜の程度

傾斜度が大きくなるほど難易度は高い．すなわち，歯冠の位置のずれが大きくなるので装置の装着が難しくなるだけでなく，治療期間が長くかかる．矯正力を長く作用させる結果，固定源の負担が大きくなる．また，整直に伴う挺出量が大きくなるので，咬合干渉が大きくなり咬合調整の量が増加する（図8-3）．

下顎は傾斜移動が多いのに対して，上顎では歯槽骨が下顎より緻密でないので歯体移動によって近心移動することが多い．

整直に伴う挺出

近心から歯冠に力を加えた場合，近心側では歯が挺出する方向に，遠心側では圧下させる方向に作用する．力の大きさは同じでも，挺出に対する抵抗は圧下に対する抵抗より小さいので，全体として挺出することになる．

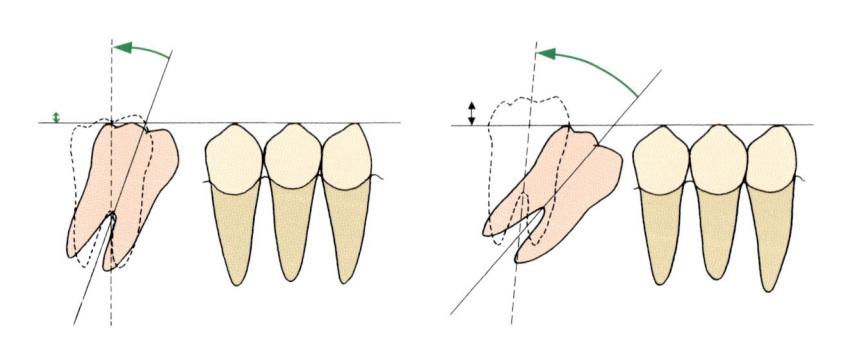

図8-3 傾斜が大きくなればなるほど整直に伴う挺出量が大きくなる．

② 三次元の傾斜

近心傾斜だけでなく舌側傾斜や捻転を伴う場合はより難しくなる（図8-4）．咬合が完全にすれ違っている場合は，トルクやベンドなどの特別な力のコントロールが必要になる．その場合，固定源に大きな反作用がかかる．

三次元の傾斜

シザーズバイトになっている場合は，患歯および対合歯の挺出（過萌出）が起こりやすくなり，咬合干渉の原因となる．また，舌側面のプラークコントロールが不良になりやすい．大臼歯の圧下は困難であるだけでなく，頰側方向への移動が必要になるのでフォースシステムが複雑になる．また咬合干渉を避けるための咬合調整量が大きくなる．

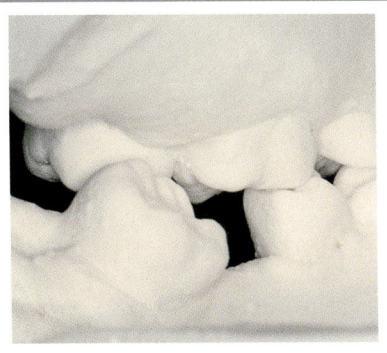

図 8-4　7┘が近心舌側に傾斜していて対合歯とシザーズバイトになっている．

(2) 抜歯による影響の範囲

① 欠損部の近心に影響が及んでいる場合

欠損部位の近心にある歯に遠心移動，傾斜，捻転が生じることがある．その結果歯間空隙が現れ，前歯部にも空隙や正中のずれが認められることがある．これらの変化が広範囲に起こっているほど固定源やフォースシステムの設定が難しく治療の難易度が高い（図 8-5）．

② 影響が対合歯に及んでいる場合

対合歯は対咬関係が失われた場合に挺出しやすい．挺出によって咬合干渉が起こるだけでなく，咬合平面が乱れる．またクリアランスが失われ欠損部を適切に補綴することができない．さらに，挺出によって隣接面のコンタクトが失われるので，対合歯列にも空隙や傾斜が生じる．このような状態では，全顎に対する処置が必要になることが多い（図 8-6）．

③ 歯列全体の変化

第一大臼歯の欠損によって歯列全体に変化が及んでいることもある．すなわち欠損している大臼歯の歯槽骨は吸収している上に大臼歯の歯軸傾斜によって垂直高径が小さくなることから，欠損側の咬合高径が低下していることが多い．相対的に下顎前歯部が高位にありスピーカーブが強くなる．これに合わせて対合歯も変化するので，最終的にはフレアアウトや広範囲の空隙歯列となって咬合崩壊につながる．このようになると全顎的な改善が必要になる（図 8-7）．

8 臼歯の歯軸傾斜の改善

抜歯による影響の範囲と難易度

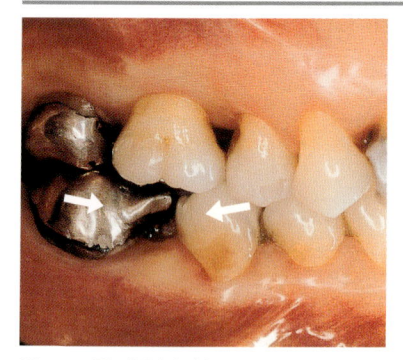

図8-5 7⏌が近心傾斜しているだけでなく，小臼歯も遠心移動している．

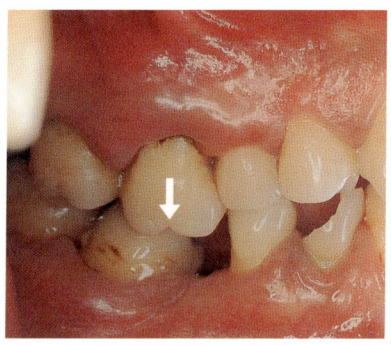

図8-6 上顎の臼歯の挺出が起こっている．

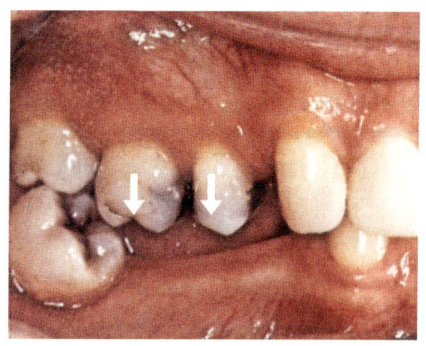

図8-7 歯列全体に変化が生じている場合は全顎的な改善が必要になるが，全顎的矯正治療でも難しい．

(3) 早期接触や咬合干渉による下顎の偏位

① 下顎の偏位

大臼歯の近心傾斜によって位置の変化した頰側遠心咬頭が対合歯と早期接触を起こす．また，欠損部位へ挺出した上顎大臼歯によっても咬合干渉が起こることがある．その結果起こる咬合干渉を避けるために下顎頭が偏位し，咀嚼筋に負担を与える可能性がある（図8-8）．

② Thielemann の対角線の法則

欠損によって傾斜した大臼歯によって下顎運動時に咬合干渉が強くなり，ブラキシズムが誘発されて歯周組織が傷害される．その結果，欠損部の対角線上にある対顎の前歯部に歯の移動が生じる可能性がある（図8-9）．

(4) 歯周組織の状態

① 傾斜歯の近心側が感染性か非感染性か

近心傾斜した大臼歯の近心は，仮性ポケットを形成しているが非感染性（aseptic region）の場合と，感染して歯周ポケットになっている場合（septic region）がある．歯の傾斜にともなってできる仮性ポケットは，プラークの蓄積が加わると病的な歯周ポケットになる．非感染性の仮性ポケットの場合は，傾斜を改善すると歯槽骨が正常な高さに回復する（図8-10）．

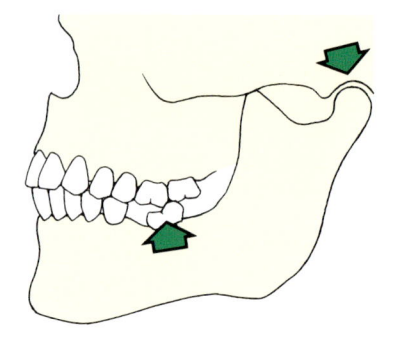

図8-8 欠損歯と同側および反対側の顎関節部の診査を忘れてはならない．

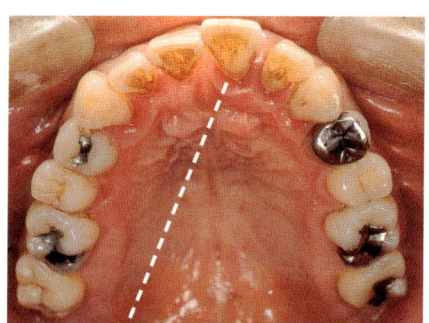

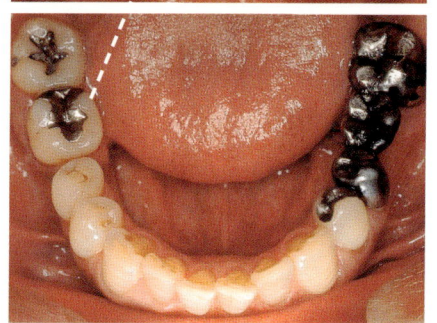

図8-9 近心傾斜している6⏌と対角線上にある⏌1が唇側に転位している．

傾斜歯近心部のエックス線写真

整直後の歯槽骨頂は，仮性ポケットでは正常であるが，付着の喪失がある場合は整直後にも回復しない．

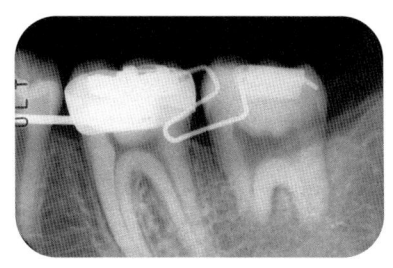

図 8-10a　非感染性の仮性ポケットの場合，整直後には歯槽骨頂は正常な位置に回復する．

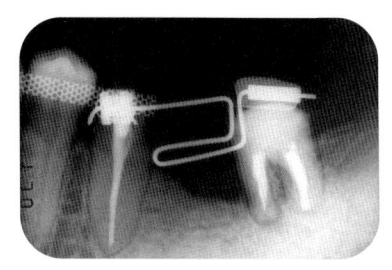

図 8-10b　付着の喪失がある場合には，整直後にも回復しない．

② 根分岐部病変の有無とその程度

傾斜歯に根分岐部病変がある場合には，矯正移動によって膿瘍を生じ急激に歯槽骨を喪失することがあるので，慎重な診査が必要である．

③ その他の歯周組織の問題（図 8-11）

歯肉退縮，頰小帯，狭い口腔前庭など歯肉形態の異常がある場合は，最終的に行われる補綴治療の予後にかかわるので，移動後の歯肉歯槽骨整形とともに修正することが望ましい．また，整直した第二大臼歯の遠心側には，仮性ポケットができやすいことにも注意すべきである．歯肉歯槽粘膜の異常が著しい場合は，矯正治療前処置として歯肉移植や口腔前庭拡張術などにより改善する．

大臼歯の近心傾斜にかかわる歯肉歯槽粘膜の異常

図 8-11 さまざまな歯周組織の問題が存在する．

a 整直した7の遠心側の歯肉が盛り上がり，仮性ポケットができている．

仮性ポケット

狭い口腔前庭

歯肉退縮

b 下顎右側小臼歯部に大きな頬小帯が歯頸部付近まで認められる．

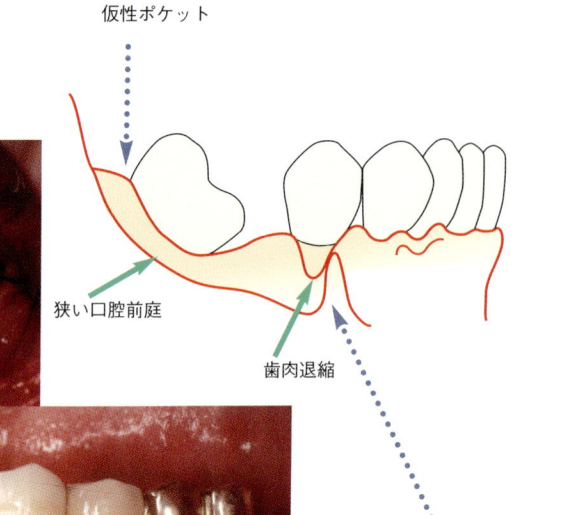

頬小帯

c 狭い口腔前庭に対する遊離歯肉移植（右は補綴後11年経過）

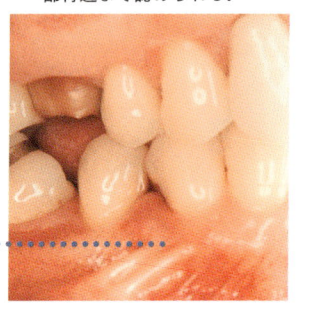

表 8-2 問題点と難易度

	1 傾斜様式	2．変化の範囲
易しい	一次元の傾斜（近心傾斜のみ） 　易　傾斜度が小さい 　難　傾斜度が大きい 二次元の傾斜 　易　軽度の舌側傾斜か捻転 　難　鋏状咬合やクロスバイトがある 垂直性の変化 　咬合平面の傾斜 　スピーカーブの増大 　フレアアウト	遠心歯のみ 　易　第二大臼歯のみ 　難　第二および第三大臼歯 近心歯群の変化を伴う 　易　空隙や傾斜の程度が小さい 　難　空隙や傾斜の程度が大きい さらに対合歯群の変化を伴う 　咬合平面の傾斜 　スピーカーブの増大 　フレアアウト
難しい		

（5）治療を困難にするその他の要因

歯の欠損が多く補綴状態が複雑になると固定源の選択や矯正装置の設計が難しくなる（図 8-12, 13）．欠損部の補綴処置にブリッジを用いるかインプラントを用いるかによって，歯の移動目標が異なる．ブリッジの場合は平行性を獲得することが目的である．欠損部の隣在歯は支台歯となるので微妙な位置や歯軸の修正は，修復時に可能である．インプラントによる補綴の場合は，歯槽骨の近遠心的，頬舌的，垂直的な量を確保する必要がある．

整直難症例

このような特殊な症例は難易度が非常に高い．

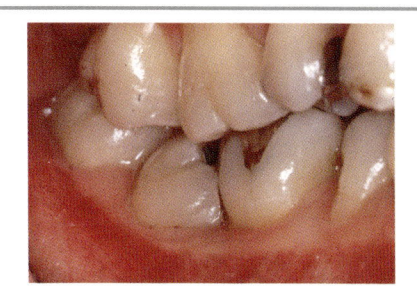

図 8-12 $\overline{7}$ が $\overline{6}$ の遠心歯頸部に食い込むように近心傾斜している．さらに，その上に $\overline{8}$ が乗りかかるように萌出している．$\overline{8}$ を抜去しても整直はかなり難しい．

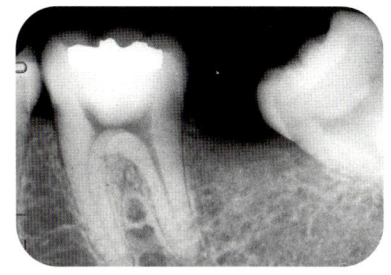

図 8-13a $\overline{7}$ は保存不可と診断されて抜去された．$\overline{8}$ を近心移動させる予定であるが，歯根は短く移動距離が大きいので難しい治療である．

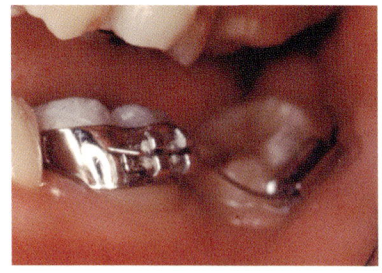

図 8-13b 矯正治療開始時．$\overline{6}$ にリンガルアーチを装着して加強固定している．

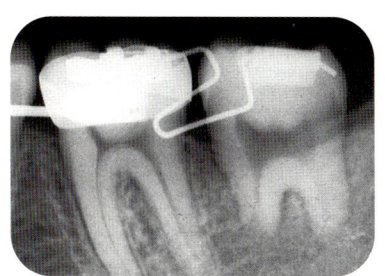

図 8-13c 移動後のエックス線写真．ホリゾンタルループによって歯根の近心移動を行った．

3．歯周組織の変化	4．その他	
全体に良好 　矯正力に対する反応が正常	患者の協力度がよい ほとんど健全歯である	易しい
部分的に不良		
全体に不良 　固定源として十分ではない 　矯正力のコントロールが難しい 　治療の予後に問題がある	患者の協力度が悪い 顎関節の異常がある 歯の欠損が多い 歯列の補綴状態が複雑	難しい

2) 治療方法

初期治療が終わり矯正治療を開始する段階になってから，固定準備を行い，そして動的治療に入り，矯正治療が終了したら保定を行う．

咬合の再構築の見地からすると多くの症例において矯正治療単独で治療を完了することはできない．そこで必要な部分だけを矯正治療で改善し，それ以外は補綴治療で対処する．治療方法の選択には，治療範囲の決定と固定源の設定と矯正力のコントロール，特に方向と力の分配が重要である．

(1) フォースシステム

移動させる歯が歯列の最後部なのでフォースシステムが片持ち梁になる．すなわち，固定源の設定は近心部に求めるしかないので，力の方向のコントロールが不安定である．特に頬舌方向への移動は，強い固定源がないと有効な力になり得ないのでさらにコントロールが難しい（図8-14）．

大臼歯の傾斜移動は，近心側が挺出，遠心側が圧下されるモーメントになる．挺出は容易に起こるが圧下は抵抗が大きい．その結果，歯は挺出しながら傾斜移動する（図8-3）．

大臼歯整直のフォースシステムの問題

大きく挺出すると咬合干渉が強くなるので圧下方向の力を加えながら傾斜移動させる必要があるが，治療方法はより難しい．(Proffit WR『プロフィトの現代歯科矯正学』（クインテッセンス出版）より引用)

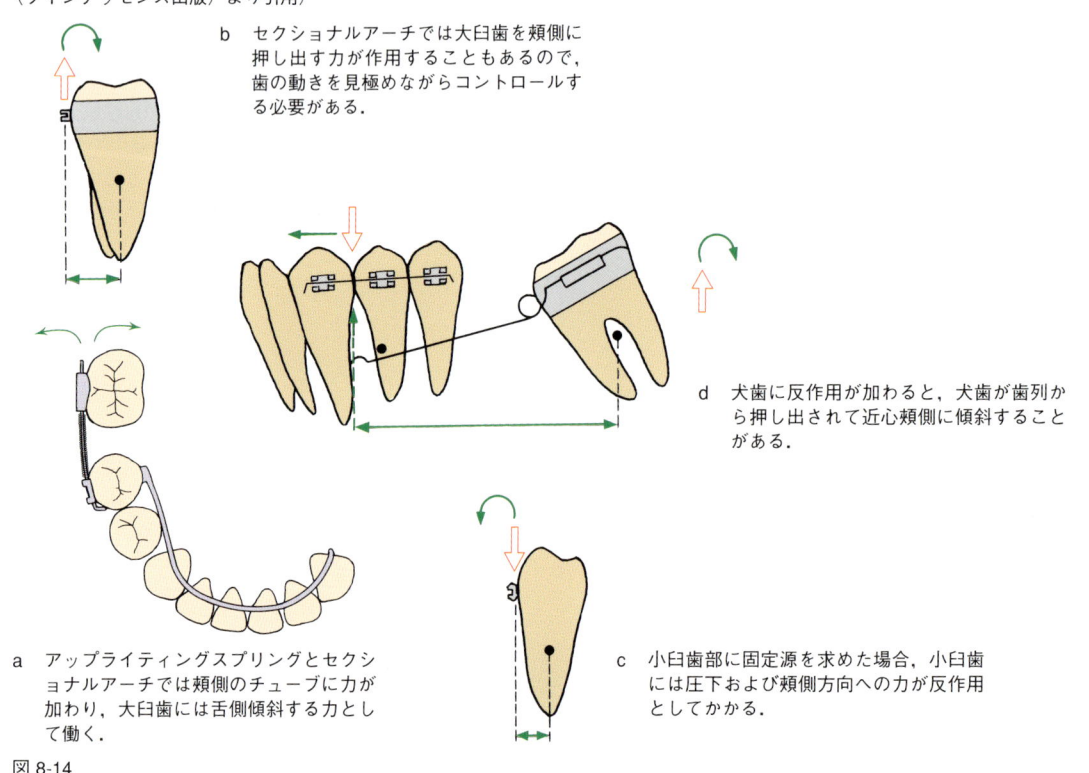

a　アップライティングスプリングとセクショナルアーチでは頬側のチューブに力が加わり，大臼歯には舌側傾斜する力として働く．

b　セクショナルアーチでは大臼歯を頬側に押し出す力が作用することもあるので，歯の動きを見極めながらコントロールする必要がある．

c　小臼歯部に固定源を求めた場合，小臼歯には圧下および頬側方向への力が反作用としてかかる．

d　犬歯に反作用が加わると，犬歯が歯列から押し出されて近心頬側に傾斜することがある．

図8-14

(2) 固定源

固定源としてどの程度の範囲の歯まで含む必要があるかは，難易度によって決定する．比較的難易度の低い症例とは，近心傾斜のみで傾斜度の小さく（45度以内），欠損部の近心歯列に空隙や傾斜または叢生などの異常がなく歯周組織が正常な症例である．この場合は，同側の小臼歯から反対側の犬歯まで舌側をワイヤー固定で連結して固定源とすることが多い（図 8-19）．前方の歯の歯周組織が不良な場合は，反対側の大臼歯まで加強固定することもある．残存歯の少ない症例では固定源が不足するが，残存歯がプロビジョナルレストレーションで連結固定されている場合は比較的有利である．矯正用インプラントを用いると強固な固定源となるので，フォースシステムが簡便になる可能性がある．

① 同側の前方歯群を固定源とする場合
  a. 頰側面に 0.9 〜 1.0mm の矯正用（技工用）ワイヤーを直接接着する（図 8-15）．
  b. 頰側面にフルサイズに近いレクタンギュラーワイヤーがまっすぐ挿入できるようにブラケットを接着してワイヤーを結紮する（図 8-16）．
② 反対側の犬歯まで延長する場合は舌側面に 0.7 〜 0.9mm の矯正用（技工用）ワイヤーを直接接着する（図 8-17）
③ 反対側の大臼歯まで含む場合はリンガルアーチを併用することが多い（図 8-18）

固定源

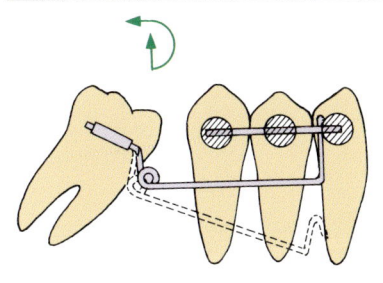

図 8-15　同側前方歯群（頰側にワイヤーを接着）

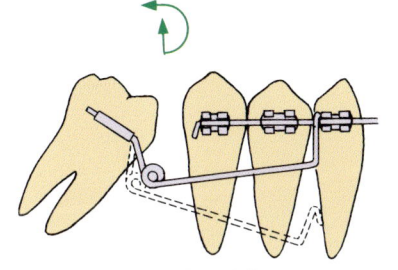

図 8-16　同側前方歯群（ブラケットにワイヤーを結紮）

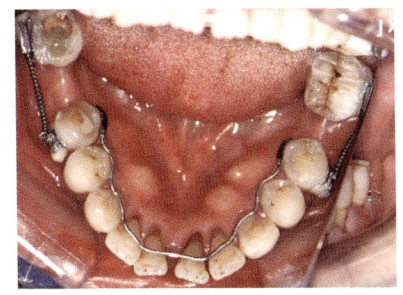

図 8-17　7|7 を左右同時に整直するために，5+5 を舌側で連結して固定源とした．

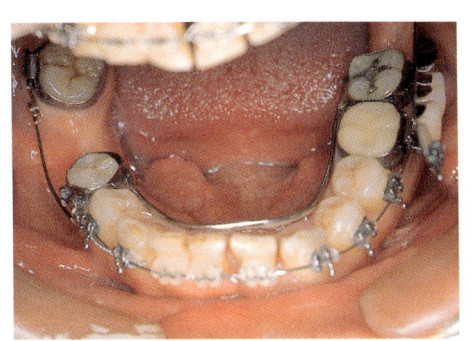

図 8-18　リンガルアーチの併用

(3) 矯正装置の種類と特徴

エッジワイズ装置のセクショナルアーチを用いる方法とモーラーアップライティングスプリング（図 8-15, 16）を用いる方法がある．セクショナルアーチは傾斜，圧下，頰舌側方向のコントロールが同時に可能である．ホリゾンタルループ（図 8-19a, b）またはオープンコイルを用いる（図 8-19c）．アップライティングスプリングは傾斜を改善するには非常に有効であり，捻転もわずかであれば改善することができるが，挺出量が大きくなりがちで，頰舌方向のずれに対処することはできない．

矯正装置の種類と特徴

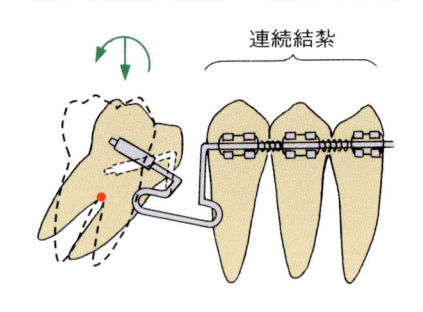

図 8-19a　ホリゾンタルループ.Tloop を用いて圧下しながら遠心に整直

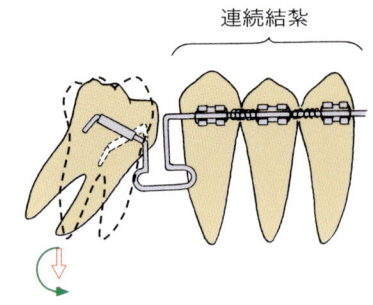

図 8-19b　圧下しながら歯根を近心に移動

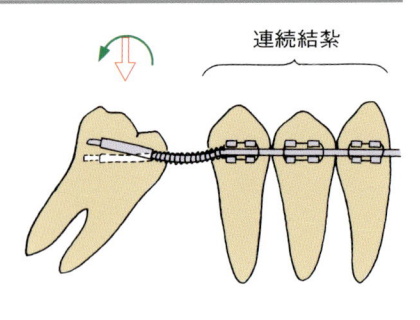

図 8-19c　オープンコイル

(4) 前処置と時期

初めに咬合干渉を回避するための処置が必要である．移動に合わせて移動歯や対合歯を削合することが多いが，傾斜度が強くて挺出量が大きくなる症例では，初めから抜髄処置をしておく場合もある．矯正治療中の臼歯部は咀嚼しにくくなるので，反対側で十分咀嚼できるように必要な歯科治療を済ませておく．

第三大臼歯の抜歯や歯周外科を行った場合は治癒後に移動を開始する．装置に慣れるまで咀嚼や発音に支障が出る場合があるので患者側の都合も考慮する（ほとんどの場合 2〜3 週間で慣れる）．

(5) 保定

整直後は動揺が大きいのですぐに位置が変化する．目的とする位置になったならば，矯正装置を撤去すると同時に何らかの保定装置を装着する．

暫間保定

矯正装置をそのまま使用して保定することもあるが，長期になると破折や脱離の危険性がある．また，プラークコントロールにも難がある．プロビジョナルブリッジが有効である．1 本義歯などの可撤式装置は確実性に乏しい．

永久保定

矯正治療終了後 6 ヵ月以上経過してから補綴治療を行う．

(6) 矯正治療後の歯周外科

移動終了後6ヵ月以上経過してから歯周外科を行う．大臼歯の近心が非感染性であれば整直後の歯周組織は本来の高さまで回復するので，移動後すぐに深い搔爬をしてはならない．遠心部は仮性ポケットになっているので歯肉歯槽骨整形術が必要である．重度の根分岐部病変がある場合は歯根分割を行い，さらに分割した歯根の近接を改善するために根の移動か抜根を行うことがある．同時に遊離歯肉移植や口腔前庭拡張術を行う場合がある．

3) 治療の注意
(1) 失敗の原因

咬合調整が十分でない場合は，咬合干渉によるジグリングが原因で歯の動揺が大きくなる．炎症因子がなければ咬合調整によって解消する．しかし，もともと骨欠損が大きく骨支持が不足している場合は，矯正力によってさらに吸収が進むことがある．これは適応症の選択の誤りである．

咬合干渉があると咬合関係全体が変化することがある．顎関節に問題が生じる場合もある．わずかな咬合関係の変化は診査が難しい．

固定源に変化があればその変化を修正し固定源を追加変更する必要がある．力の作用が片持ち梁（カンチレバー）として働くために，歯の移動範囲が大きくなると矯正力が分散し，個々の歯に対する作用反作用が複雑に入り交じる．そのために，意図したように歯が動かないことや固定源の変化が起こりやすい．前歯部被蓋の浅い症例では反作用によって前歯部の位置が変わることがある．

(2) 治療前に患者さんの理解を得ておくべきこと
- 装置の違和感と歯の移動に伴う疼痛がある
- 前歯部に装置が必要な場合は審美性に注意が必要である
- 大臼歯の整直のみで約6ヵ月を目安とする
- 咬合調整のための削合，場合によっては抜髄が必要になることがある
- 分岐部病変がある場合は，根分割，抜根を行う可能性がある
- 対合歯が挺出している場合は，削合が必要となる場合が多い
- 最終補綴方法とそれに伴う歯周形成外科

欠損側の歯槽骨頂が吸収して咬合平面が傾いているケースでは，左右対称の咬頭嵌合を再構築することが難しいことを患者にも説明しておく．このように歯の欠損の影響が広範囲に及ぶことがあるので，治療をどの範囲にするかによって処置方法，期間，費用が自ずから異なる．

下顎大臼歯の欠損を放置によって口腔内に起こる変化は，多種多様で見逃せば咬合の崩壊を招く危険性が高いが，患者自身は気づいていないことが多い．その為害性と治療の必要性を認識してもらうことが，術者の役目であり治療の第一歩である．

治療の問題点　Q＆A

Q 第三大臼歯がある場合には抜歯するか，2歯の整直を行うか？

A 2歯の整直は非常に難しい．第三大臼歯を整直しても機能的咬合を得られないことが多い．遠心部歯肉にポケットができやすく清掃性が悪い．第三大臼歯を抜歯する場合は第二大臼歯の整直開始の少なくとも1ヵ月前に抜歯しておく．

Q 歯の整直に伴う挺出にどのように対処するか？

A 整直に伴う挺出によって近心側の仮性ポケットが減少し，角化歯肉が増加する．しかし，咬合干渉が起こるので，咬合面を削合するか圧下することが必要である．大臼歯を大きく圧下することは固定源やフォースシステムの点で困難なだけでなく，歯周ポケットや上皮付着を増加させるので歯周治療の点では好ましくない．削合によって歯冠歯根長比が改善される（図8-20）．

Q 遠心への傾斜移動後できた空隙は補綴するか，歯根を近心移動して空隙を閉鎖するか？

A 対合歯がない場合は歯根を近心移動して空隙を閉鎖する方法が有効である．しかし，歯根を移動するには強い固定源が必要になり，期間も長くかかる．歯が欠損してから長期間経過した後では欠損部の歯槽骨が大きく吸収し骨髄腔が失われて骨が緻密になっていることが多い．そのような場合は歯根の移動は難しいだけでなく，歯肉退縮や歯槽骨の裂開が起こることがある．また，傾斜歯の近心に骨欠損がある場合に歯根を近心移動することは，さらなる付着の喪失を招くという研究報告がある．このため，遠心に整直して空隙を補綴することが合理的である．

Q 近心歯の変化を矯正治療する場合の固定源は？

A 小臼歯部の空隙や傾斜を改善しながら同時に傾斜した大臼歯を整直することはほとんど不可能である．近心の小臼歯か傾斜歯のどちらか一方を先に改善し，固定源を変えて他方を改善する．また，下顎の歯の位置は対合歯との嵌合関係に依存することを忘れてはならない．すなわち，近心部の小臼歯や犬歯の位置を変えることはそれまでの嵌合関係を変えることになるので，何らかの咬合調整が必要になる．

Q 挺出している対合歯の矯正治療は必要か？

A 対合歯は挺出していることが多いので，適切な咬合関係を得るためには圧下する必要がある．しかし，大臼歯を圧下することは困難な治療である．最近はインプラント固定という矯正治療のオプションがあるが，圧下によって歯周ポケットが増加するなど歯周組織にも問題が生じる．そこで咬合面の削合によって対応する場合が多い．

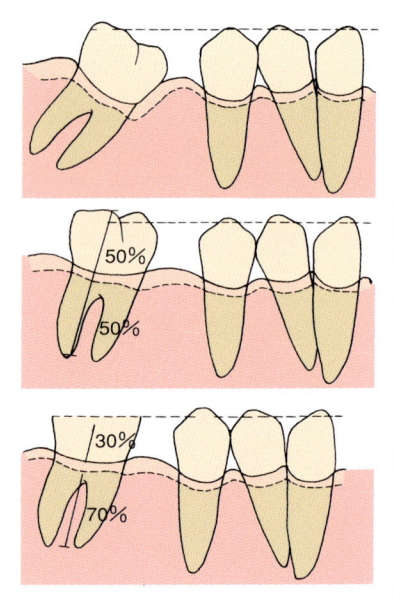

図 8-20

Proffit WR『プロフィットの現代歯科矯正学』
（クインテッセンス出版）より引用

8 臼歯の歯軸傾斜の改善

Case 8-1 両側下顎第二大臼歯左右同時の整直

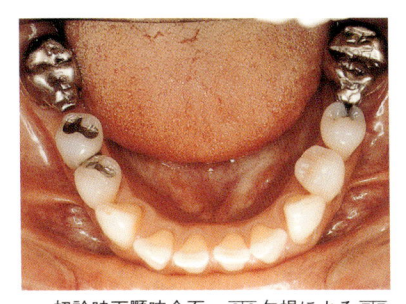

a 初診時下顎咬合面．6|6 欠損による 7|7 の近心傾斜．小臼歯にコンタクトのずれがある．第二大臼歯は隙を持つクラウンで修復されている．

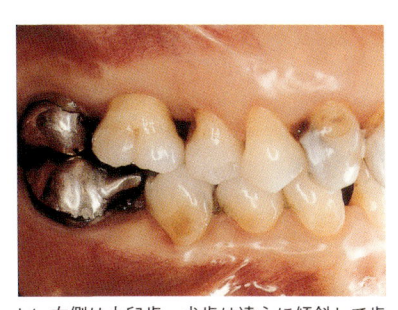

b1 右側は小臼歯，犬歯は遠心に傾斜して歯間空隙がある．左右とも対合歯の変化はあまりない．

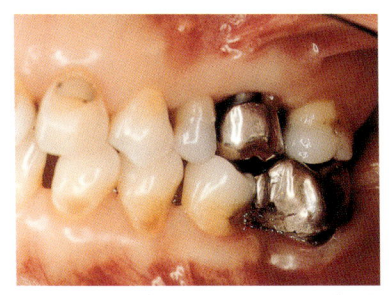

b2 左側は側方歯にデフェクトがあり補綴予定．左右とも口腔前庭が狭く付着歯肉が不足

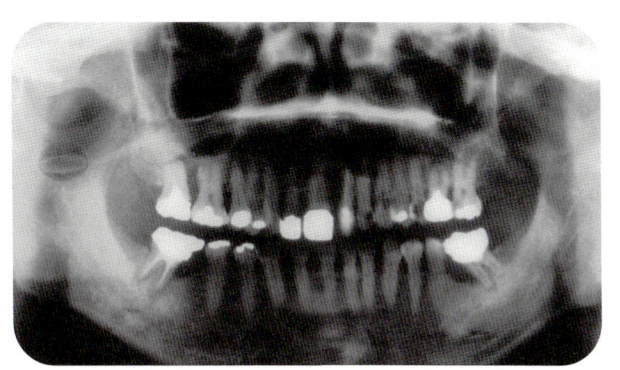

c パノラマエックス線写真．7|近心は仮性ポケットで|7は病的ポケットと根分岐部病変がある．

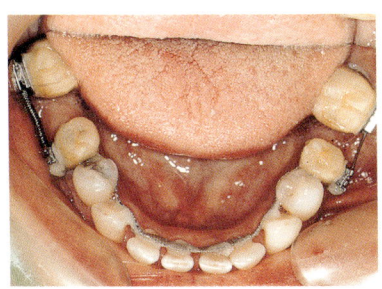

d 左右の小臼歯間にメッシュ板を接着し，強い固定を設けて左右同時に行う．前歯の空隙を同時に改善することはできない．|5の捻転はそのままでプロビジョナルクラウンとした．|7は根治後プロビジョナルにして咬合面削合

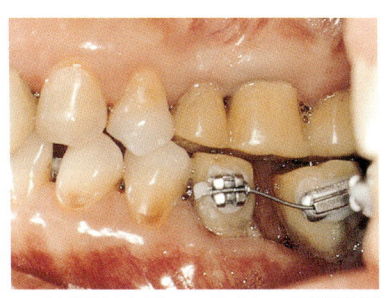

e 016NiTi ワイヤー．ワイヤーの変形と近心端の処理に注目．NiTi ワイヤーはずれやすい．

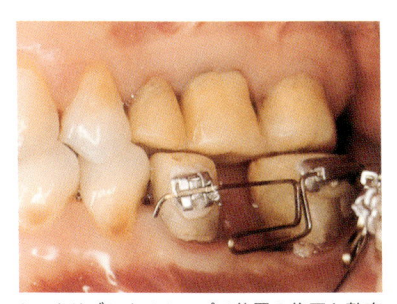

f ホリゾンタルループで位置の修正と整直を続ける．上下歯咬頭の削合

143

8 臼歯の歯軸傾斜の改善

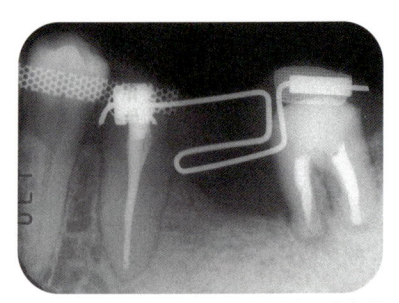

g　ほぼ整直終了している。近心部の骨欠損は大きい。根分割必要

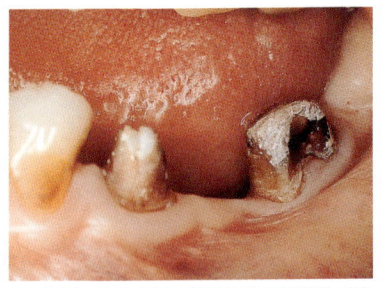

h　左側の整直終了．歯冠歯軸の平行性が得られているが，付着歯肉がほとんどない．

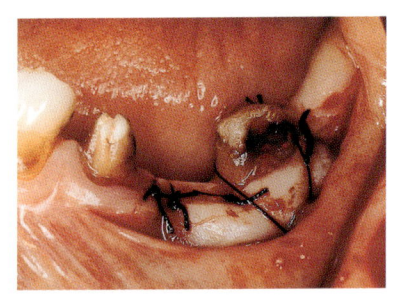

i　口腔前庭拡張と歯肉移植も行った．

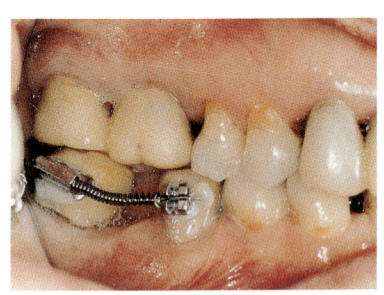

j　同側オープンコイルで整直中

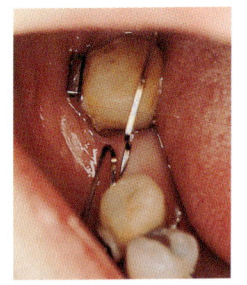

k　7⏌が頰側に出てきたので，トーインベンドを入れ，ホリゾンタルループに変えた．パッシヴな状態のワイヤー

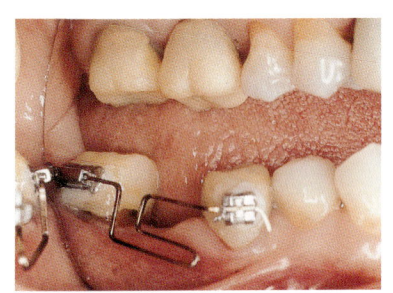

l　7⏌のチューブに挿入した状態

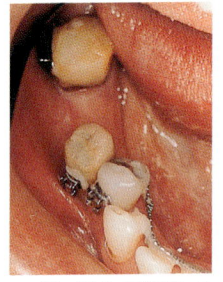

m　5⏌の固定が脱離して反作用で頰側に出てきた．

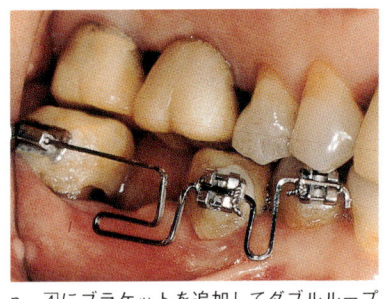

n　4⏌にブラケットを追加してダブルループを入れて，5⏌を元に戻すために舌側移動した．

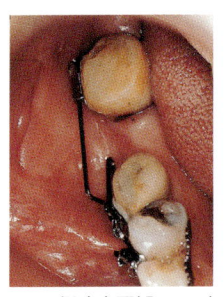

o　同側咬合面観．ほぼ元に戻っている．

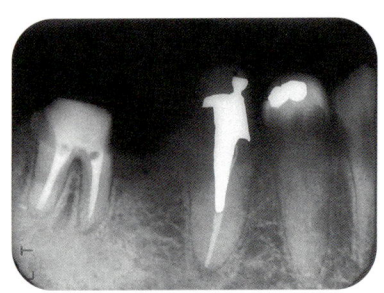

p　整直が終了して支台歯の平行性が得られた．

q　最終補綴装着

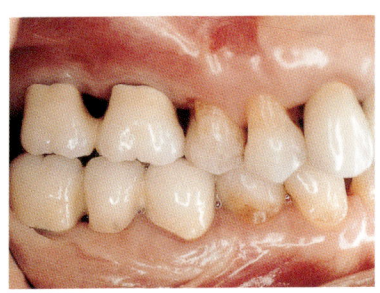

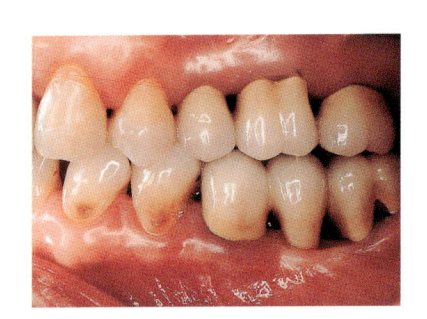

Case 8-2　下顎第一大臼歯の整直と歯根分割

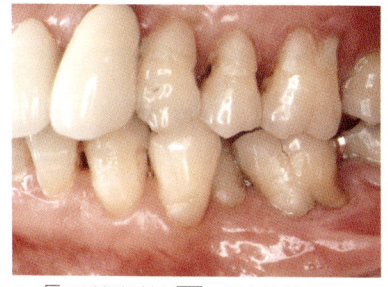

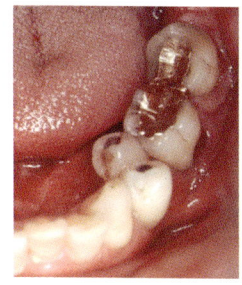

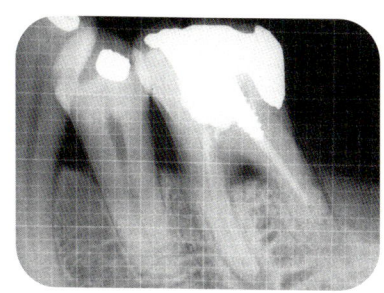

a　5̲の舌側傾斜と6̲7̲の近心傾斜が認められるが，口腔前庭が狭く付着歯肉も欠如している．7̲は骨吸収が著しく抜歯となった．6̲には根分岐部病変が認められ，5̲部近心にも垂直性骨吸収がある．

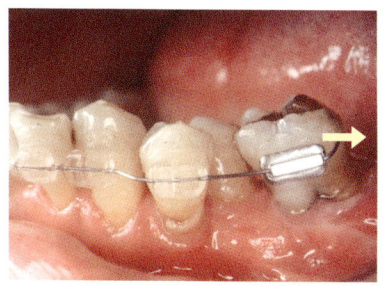

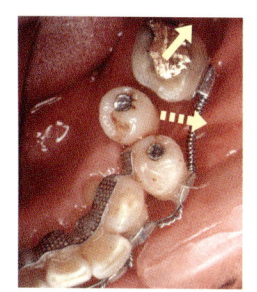

b　前方歯群を固定源として6̲の整直と5̲の頬側移動を計画した．

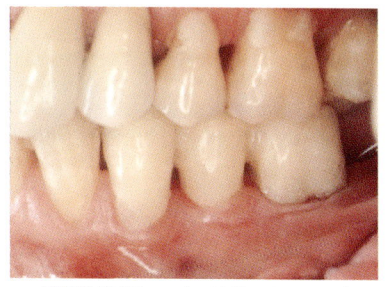

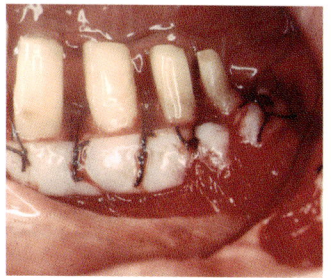

c　矯正治療後に，プロビジョナルクラウンを装着してから，大臼歯の歯根分割と遊離歯肉移植が行われた．

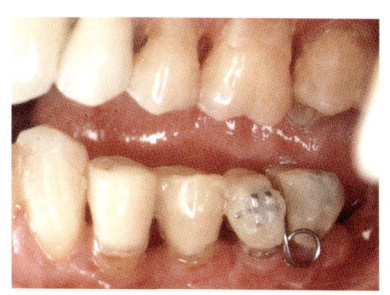

d　付着歯肉を獲得した後，大臼歯の遠心根を遠心移動して，分割歯根の近接を改善した．

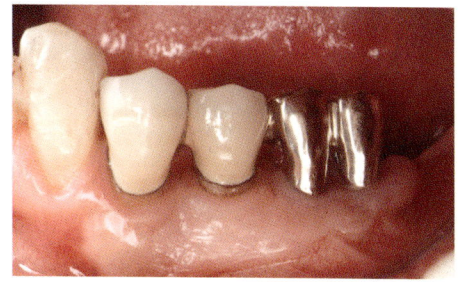

e　補綴治療後 11 年

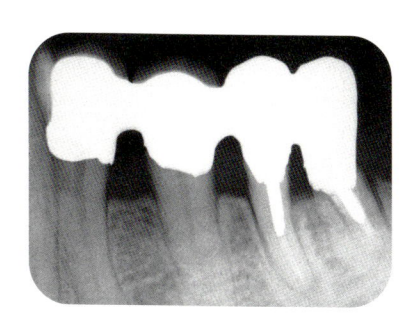

第二大臼歯の頰舌側傾斜

頻度はそれほど多くないが，第二大臼歯が頰舌側に傾斜しているケースがある．その場合，ほとんどの症例で上顎では頰側に下顎では舌側に傾斜している（図8-21）．このような頰舌側傾斜があると，プラークコントロールが困難で頰骨弓や舌根に近い部分が不潔域となりやすい．それと共に，異常な側方圧がかかり咬合性外傷が発現しやすいことから歯周病のリスクが高くなる．また，咬合干渉があると顎関節に大きな負担ともなる．

▶診査によって把握すべき問題点と難易度
　・傾斜の原因
　・傾斜の状態
　・歯周組織の状態
▶治療の方法
　・セクショナルアーチ
　・クロスエラスティックス
　・エラスティックスの種類と大きさ
　・リンガルアーチ
　・床装置
　・移動後の処置

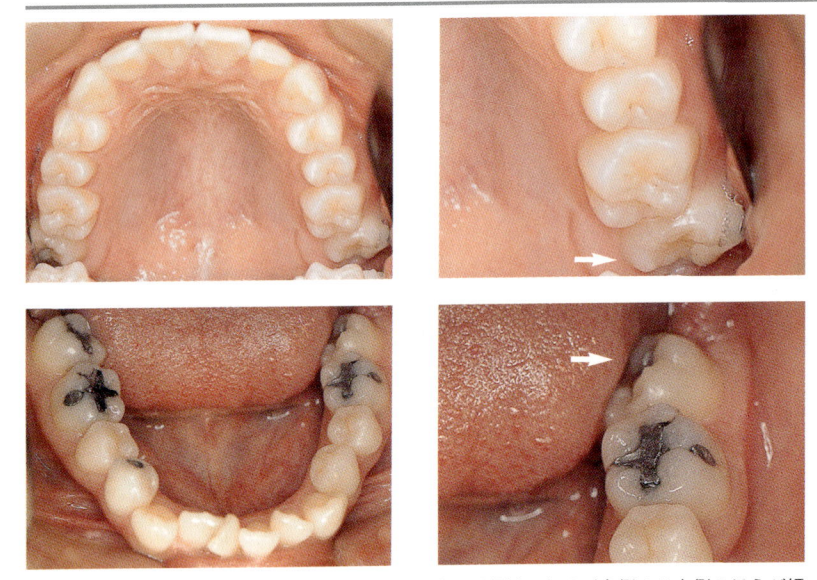

下顎第二大臼歯の舌側傾斜

図8-21　7̲の頰側傾斜（→）と7̲の舌側傾斜（→）．両側性であるが右側より左側のほうが傾斜の度合いは大きい．

1）診査によって把握すべき問題点と難易度

治療の難易度を考える上で重要なことは，①傾斜の原因，②傾斜の程度，③歯周組織の状態である．

(1) 傾斜の原因

① 大臼歯の萌出余地不足による傾斜

下顎大臼歯の歯冠エナメル質は，下顎枝内部で咬合面が近心舌側を向いた状態で形成される．下顎後方部が骨の添加によって成長するにつれて大臼歯の萌出するスペースが生み出され，徐々に歯が直立して萌出する（図8-22）．これに対して上顎の大臼歯は遠心頰側に傾斜しており，上顎結節に萌出スペースができるのに伴って直立する．このため上下顎骨の成長が不足すると萌出しても傾斜が残る（成長不足が著しい場合は埋伏する）．傾斜が残ったまま咬合平面に達するとシザーズバイトになる（図8-23）．対咬関係がないので

歯は挺出を続けて，上顎大臼歯の口蓋側面と下顎大臼歯の頬側面が接する場合もある（図8-23b）．このようなシザーズバイトは左右のどちらか片側だけに発現する場合と両側性に起こる場合がある．歯槽骨後方部の基底骨に歯を排列させる余地がない場合は，矯正移動の量や方向に限界がある．上顎の第二大臼歯に関しては，排列余地の不足が原因で頬側に傾斜して萌出しても，その後の顎骨の成長や歯の生理的な近心移動で歯槽基底後方に余裕があることが多いので，治療は比較的容易である．下顎については，舌側傾斜と同時に近心傾斜が起こりやすいので，その場合は，一度遠心に整直して近心隣接歯とのコンタクトをはずしてから頬側に整直する必要がある．第三大臼歯が埋伏している場合は抜歯する．

傾斜の原因

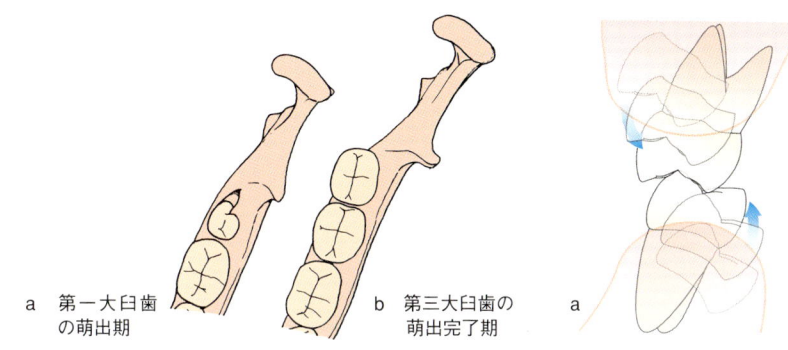

図8-22 下顎後方部の成長と後続永久歯の萌出．（Thurow より）
a 第一大臼歯の萌出期
b 第三大臼歯の萌出完了期

図8-23 上顎大臼歯は頬側に，下顎大臼歯は舌側に傾斜して形成されるが，通常は萌出に伴って徐々に直立して正常な対咬関係が得られる．（Thurow より）

- 歯槽骨の厚みの違いや咬合圧のベクトルの違いによって上顎の大臼歯と下顎の大臼歯では近心移動傾向の強さに違いがある
- 上顎第一大臼歯欠損の場合は第二大臼歯は傾斜するよりも急速に近心移動する（その場合口蓋根を支点として捻転していることもある）
- 下顎第一大臼歯欠損では歯根の位置があまり変わらず近心傾斜しやすい

② 骨格性の異常と歯性の異常との鑑別

上下顎第二大臼歯の対咬関係が頬舌的にすれ違っている症例の中には骨格性の異常に起因する場合がある．①上下顎の基底骨幅径の大きな差があることによって起こる両側性のシザーズバイト（図8-24a）やクロスバイト（図8-24b），②顎偏位による片側性のシザーズバイトやクロスバイト（図8-24c）である．治療は非常に困難であり外科矯正の適応となることも多い．このように顎態に異常がある場合は，少なくとも同側の大臼歯部もしくは歯列全体に同様の傾向を示し，第二大臼歯のみが局所的に歯列から大きく逸脱している歯性の異常とは異なる．診断を確定するには正面におけるセファロ分析が必要であろうが，治療の難易度を判定するためであれば模型診査で可能である．

8 臼歯の歯軸傾斜の改善

傾斜の原因

骨格性の異常

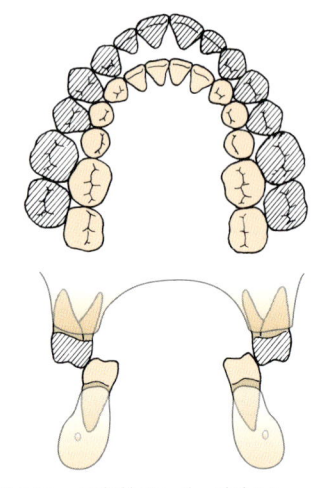

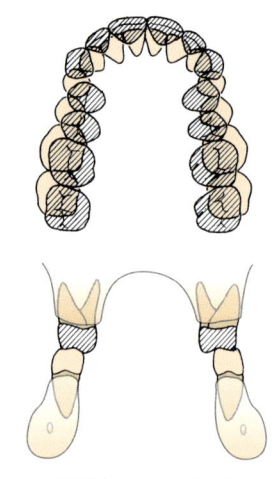

図 8-24a　両側性のシザーズバイト　　図 8-24b　両側性のクロスバイト　　図 8-24c　顎偏位

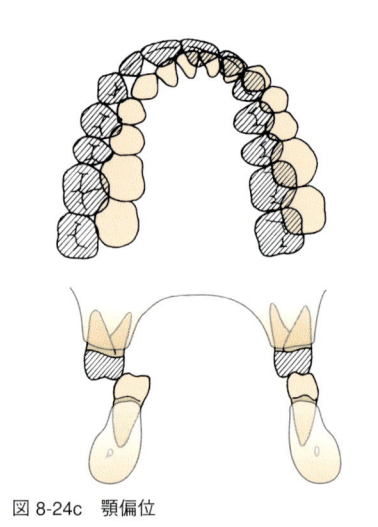

『Glossary of orthodontic terms』より

(2) 傾斜の状態

① 傾斜度が小さくすれ違い咬合になっていない場合

わずかな傾斜移動によって対咬関係を咬頭対中央窩の位置づけることができるので比較的容易である．その後は咬合によって自然に位置が安定する．咬合挙上は必要でない．

② 傾斜度が大きく完全に対咬関係がなくなっている場合

対咬関係がなくなっている場合は，治療が難しい．歯の移動量が大きくなり，十分な矯正力，移動期間を必要とする．またフォースシステムが複雑になり，固定源を十分確保しなければならず，被蓋改善のために咬合挙上や咬合調整が必要になる．大きく挺出している場合は咬合挙上や咬合調整をしても，矯正に必要な十分なクリアランスが得られない．

③ 上下顎か片顎か

上下顎ともに発現している場合は難しい．歯列から頬舌側への傾斜が上下顎どちらか一方のみであれば比較的容易である．対咬する上下顎両方の大臼歯に発現している場合は各々の歯に対して処置する必要があるので，上下顎に装置が必要になる．

(3) 歯周組織の状態

頬側傾斜している上顎大臼歯の頬側面および舌側傾斜している下顎大臼歯の舌側面は，プラークコントロールが非常に困難である．側方圧による咬合性因子とあいまって骨の垂直吸収が大きくポケットが深い場合は抜歯の適応となる．

2) 治療の方法

頬舌側方向の傾斜異常が大きい場合は，被蓋を越えて移動させなければならないので，一時的に必ず咬合干渉が生じる．それが歯列の後方で起これば，わずかな量でも大きな干渉になる．これは第二大臼歯の歯軸改善で重要な点である．しかし，傾斜移動で改善できるので，咬合干渉などの移動を妨げる要因がなければ比較的弱い力で治療できる．歯列内に歯の欠損や補綴歯が多い場合は，フォースシステムが片持ち梁になることと固定源の選択がしにくいのでセクショナルアーチの適用は難しくなる．

上下顎ともに位置異常がある場合は，上下顎ともに矯正治療で改善するか，どちらか一方を補綴的に改善するかなど口腔の諸条件を考えて治療計画を立てる．患者にとって分かりにくい不正咬合なので上下顎に大きな装置をいれることについて，事前に十分な理解を得なければならない．

(1) セクショナルアーチ（図 8-25）

① フォースシステム

わずかな移動であれば，ホリゾンタルループを使って圧下と同時にリンガルクラウントルク（頬側傾斜している上顎大臼歯を口蓋側に整直させる）やラビアルクラウントルク（舌側傾斜している下顎大臼歯を頬側に整直させる）をかけることはできるが，片持ち梁のフォースシステムになり十分な矯正力をかけることが難しい．

② 固定源

多くの症例では，リンガルアーチを用いて加強固定をすることによって反作用に対抗できる．症例によっては，圧下しながら整直できるので矯正用インプラントも有効である．

セクショナルアーチによる治療

a：舌側傾斜している ７」．プロビジョナルクラウンは実際の歯軸に忠実に作成されている．当該歯以外は連結固定されているので固定源としては非常に強い．
b：セクショナルワイヤー（016NiTi）で整直開始．遠心への整直もかねている．
c：016 × 022 レクタンギュラーワイヤーのホリゾンタルループによる整直．
d：咬合面観．かなり改善している．

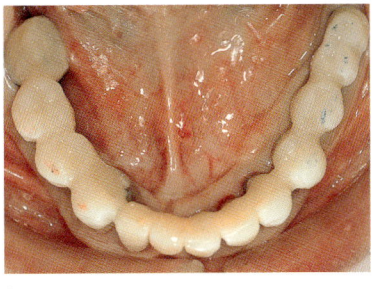

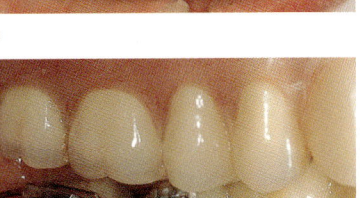

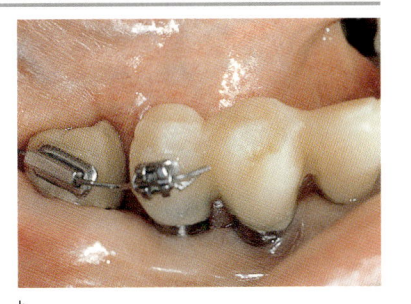

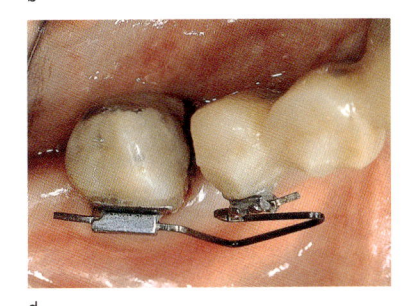

図 8-25　セクショナルアーチによる第二大臼歯の舌側傾斜の改善

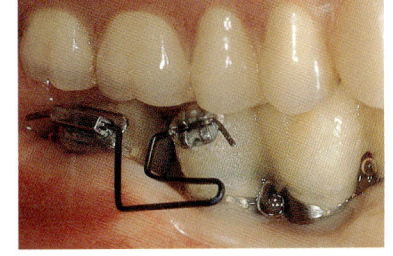

8 臼歯の歯軸傾斜の改善

(2) クロスエラスティックス（図8-26）
① フォースシステム

上下顎の大臼歯にエラスティックスを掛ける手段（方法はさまざまであるがフックを接着することが多い）を設けて固定源との間をエラスティックスでつなぐ。上顎頬側から下顎舌側に歯列を越えて通すのでクロスエラスティックスという。上顎大臼歯は舌側方向に，下顎大臼歯は頬側方向に牽引されることになる。

クロスエラスティックスによる治療

クロスエラスティックスを用いた場合の歯の移動．$\frac{|7}{|7}$にクロスエラスティックス．咬合面を通るので切られやすい．切れたらすぐ装着し直してもらうこと．

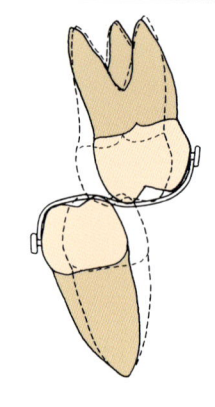

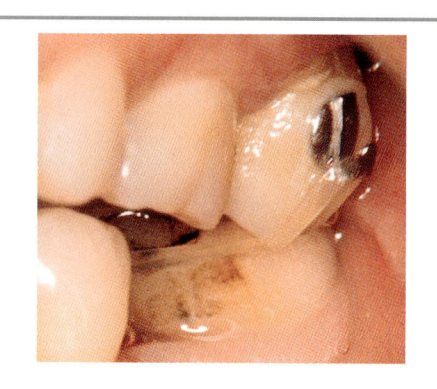

図8-26 クロスエラスティックス

クロスエラスティックスの長所と短所

長所
- 上下同時に傾斜を改善することができ，治療する歯の相対固定によるので装置が小さい範囲ですむ

短所
- 挺出が大きくなる．成長期の患者では，多くの場合，大臼歯が挺出しても下顎枝の垂直発育によって適応する．しかし成人では，咬合干渉により垂直高径が増加して下顎の後退を招き顎関節に負担を与えるだけでなく，歯周組織に破壊的な外傷となる危険性がある
- 患者自身のエラスティックス装着による間歇力となるので患者の協力が必要不可欠である

8 臼歯の歯軸傾斜の改善

リンガルアーチを固定源とした頬側傾斜上顎第二大臼歯の口蓋側移動

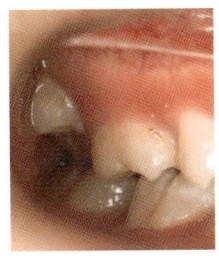

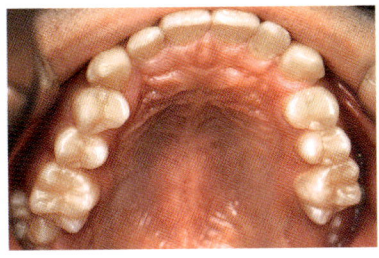

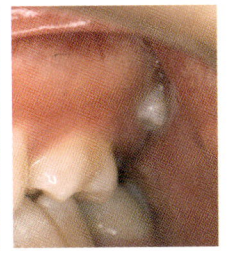

a 7|7 の著明な頬側傾斜が認められる．

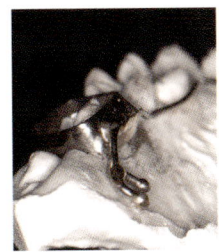

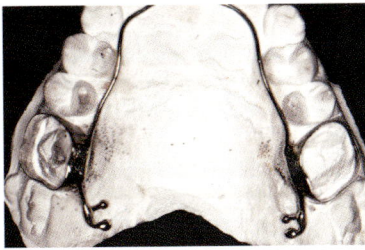

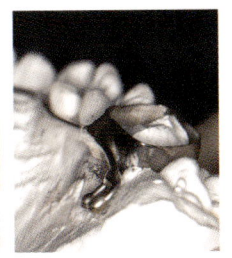

b フォースシステムにリンガルアーチを用いる．フックを鑞着したリンガルアーチ

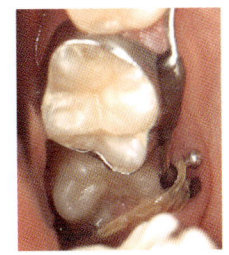

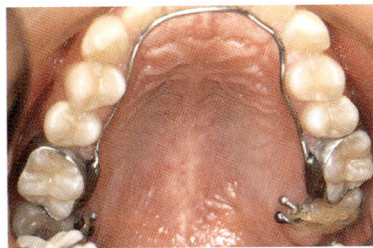

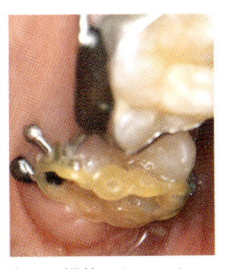

c 頬側傾斜した 7|7 の頬側面にフックを接着し，リンガルアーチの 6|6 遠心に鑞着したフックとの間にエラスティックスをかけて大臼歯を圧下しながら 7|7 の口蓋側移動を計画した．

図 8-27 リンガルアーチにエラスティックスを用いた例

② 固定源

上顎大臼歯口蓋側に，下顎大臼歯を頬側に移動させる場合は，相対固定となるので他の固定源は不要である．どちらか一方のみを移動させる場合は，対合歯にリンガルアーチかそれと同等の加強固定をする．

治療上の注意

フックの設計における注意
1. 矯正力の作用方向と歯の傾斜移動の方向が合っていること
2. 患者自身がエラスティックスを掛けやすい位置に設計する
3. 頬粘膜や舌に強く当たって傷つけないこと

エラスティックス装着時の注意
1. 毎日食事の時とブラッシング時以外の持続的装着が必要である
2. 口腔内のエラスティックスは劣化して弾力が一定でないので毎日新しいエラスティックスに交換する
3. 咬合時や大きく開口した時に切れることがあるのでその旨を患者に理解してもらい，切れた時はすぐ装着し直すように言っておく

8 臼歯の歯軸傾斜の改善

③ エラスティックスの種類と大きさ

エラスティックスには各種の強さや大きさのものがあるので，症例に応じて使い分ける必要がある．エラスティックスは太くなるとより大きな矯正力を生む．咬合時の上下フック間の距離と咀嚼時の開口量を目安にして，エラスティックスの大きさとその時にかかる牽引力を判定して種類を決定する．メーカーによって大きさや強さが異なるので注意すること．

大きさ（エラスティックスのリングの直径）

	リング径	所定の力を発揮する状態
1/8（2/16）インチ	内径　3mm	10mmに牽引
3/16 インチ	内径　5mm	15mmに牽引
1/4（4/16）インチ	内径　6mm	20mmに牽引
5/16 インチ	内径　8mm	25mmに牽引
3/8（6/16）インチ	内径　10mm	30mmに牽引

強さ

ライト	50g
ミディアム	75〜100g
ヘビー	100〜170g

3倍の長さに牽引したとき

(3) リンガルアーチ（図 8-28）

下顎大臼歯の舌側傾斜の改善にはループを組み込んだリンガルアーチが有効である．

リンガルアーチの長所と短所

長所
- 固定式装置なので持続力がある
- 技工で作製できる

短所
- 調製がやや難しい

リンガルアーチによる第一大臼歯の舌側傾斜の改善

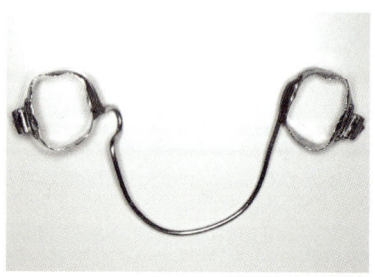

a　下顎右側第一大臼歯の舌側傾斜が認められる．リンガルアーチにいれたループによって同歯を頰側に整直した．

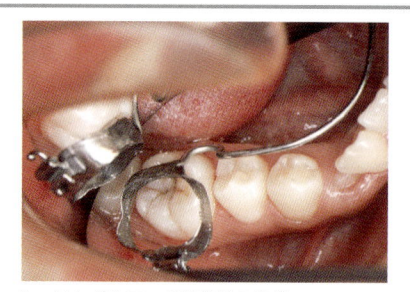

b　リンガルアーチ装着前の位置

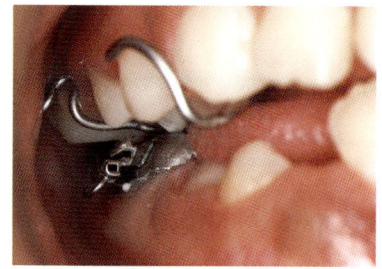

c　リンガルアーチ装着前の位置

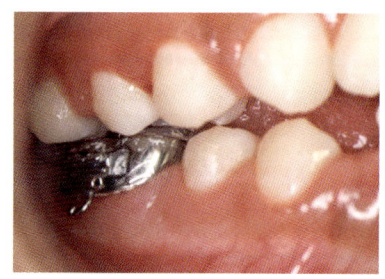

d　被蓋改善後

図 8-28　リンガルアーチ

① フォースシステム

頬側面に対して圧下力を加えながら頬側に傾斜移動させることができる．

② 固定源

反対側の大臼歯が固定源である．この部分が十分に咬合しているならば反作用に対して抵抗性が強い．

(4) 床装置（図 8-29）

患者の協力が得られれば可撤式の床装置も有効である．

① フォースシステム

矯正力はエラスティックスや補助弾線などを用いる．エラスティックスの牽引方向が予定した歯の移動と一致するようにフックを設定する必要がある．

床装置の長所と短所

長所
- バイトプレートとしての機能も持たせることによって咬合干渉を避けることができる
- プレートで覆われた粘膜面が大きな固定源となるので維持がしっかりしているならば強い固定となる
- 清掃性がよい

短所
- 患者の協力に結果が左右される

床装置による改善

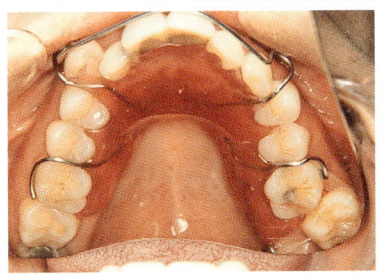

a ⏉ を口蓋側に整直させるためのプレート．固定源はプレートが接触しているすべての歯と粘膜．プレートに埋入したフックにエラスティックスをかけて大臼歯の頬側面に回す．

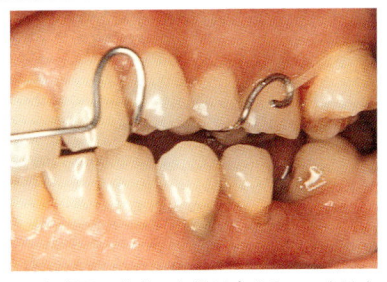

b 頬側面に接着した滑り止めのフックはクロスエラスティックスによる牽引もかねる．咬頭側にすべるとエラスティックスが脱離し，歯肉側にずれると歯肉を傷つけるので注意が必要である．

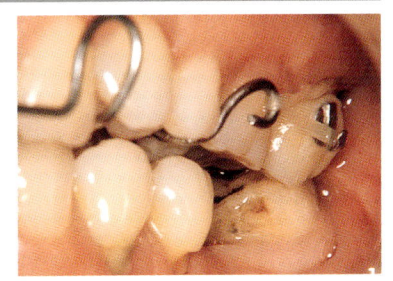

c このような歯列後方部では患者が装着しやすいように工夫しなければならない．被蓋は改善している．

図 8-29 床装置を用いた上顎第二大臼歯頬側傾斜の改善

(5) 移動後の処置

① 保定

歯軸改善後にしっかり咬頭嵌合しているならば，咬合力によって後戻りを防ぐことができる．咬頭の咬耗が進んでいる場合や咬合力が弱い場合は後戻りしやすい．すれ違い咬合になっている症例では，咬合干渉を避けるために咬合面を削合しているので矯正治療後は補綴が必要である．しっかり嵌合するような咬合面形態にするか，隣接歯と連結する．

② 矯正後の歯周外科

移動終了後6ヵ月以上経過してから歯周外科を行う．傾斜側の歯周ポケットが非感染部位であれば整直後付着は本来の高さまで回復するので，移動後すぐに深い掻爬をしてはならない．同時に遊離歯肉移植や口腔前庭拡張術を行う場合がある．

小臼歯の頰舌側傾斜（転位）

上下顎の小臼歯は頰舌側に傾斜（転位）していることが多い（図8-30a）．対合歯とすれ違い咬合になっているだけでなく，同側の上下4本の小臼歯が複雑な対咬関係を呈している症例も珍しくない．成人の場合は，歯が歯槽弓から大きくずれて歯根が歯槽骨からはみ出し，歯肉の退縮や歯槽骨の裂開を生じていることが多い．清掃性の不良や外傷性咬合による歯周組織への影響だけでなく根近接があるので歯周組織の破壊が進みやすい．このような状態を矯正治療によって改善することは，歯周組織の改善になると同時に，それまで十分機能していない傾斜歯を咬合に参加させることで咬合負担を軽減することができ，予後を大きく改善することにつながるだろう．

しかし，小臼歯部の異常は歯列全体の叢生の一部として表われている症例が多く，専門医による便宜抜去を含む通常の矯正治療を行うべきケースも少なくない．

▶原因
▶診査によって把握すべき問題点と難易度
　・排列余地の獲得
　・傾斜の程度
　・歯周組織の状態
　・歯の移動後に適切な咬合関係を確立しうるか
▶治療の方法（傾斜症例集）
　・フォースシステム
　・スペースコントロール

小臼歯頰舌側傾斜

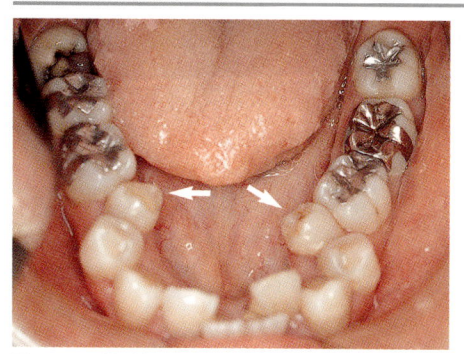

図8-30a　排列余地不足の結果大きく舌側傾斜（⇨）している下顎左右小臼歯

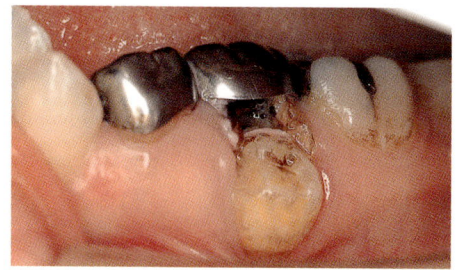

図8-30b　晩期残存している下顎左側第二乳臼歯の頰側から半萌出している第二小臼歯

1）原因

小臼歯の舌側傾斜の原因のほとんどは，歯の幅径と歯槽骨の大きさの不調和（ディスクレパンシー）と永久歯交換の異常である．歯の交換期に乳臼歯の早期喪失によって大臼歯が近心傾斜し，後継の小臼歯の萌出余地不足を招くことは珍しくない．また，臼歯の歯胚の位置異常によって歯根が正常に吸収せず，乳臼歯の晩期残存が起こった結果，後続小臼歯が頰舌側に萌出して

くる例も多い（図 8-30b）．いずれも永久歯交換期の注意深い観察と咬合誘導によって予防することが最善である．

2）診査によって把握すべき問題点と難易度

治療の難易度を考える上で重要なことは，① 排列余地の獲得，② 傾斜の程度，③ 歯周組織の状態，④ 歯の移動後に適切な咬合関係の確立が得られるかである．

（1）排列余地の獲得

傾斜している小臼歯を整直して歯列のなかに戻すには歯間に空隙が必要である．

空隙がない場合は便宜抜去による通常の矯正治療を行うべきである．しかし，なんらかの理由（う蝕，歯周病など）で抜歯せざるを得なかった場合や，積極的な戦略的抜歯が診断された場合は，その空隙を利用して限局性の歯周矯正で対処することができる（図 8-31）．しかし，移動距離が大きく平行移動が必要になれば難易度は高い．

わずかな空隙不足の場合は，隣接面の削除で対処できるので比較的容易である．しかし，根近接に注意しなければならない．う蝕が大きい場合や永久固定などの理由で最終的に補綴を予定している場合は，歯冠幅径を多少調整して空隙を確保することができるので比較的容易である．ただし根近接に配慮する．離れた部分の空隙を利用するために多くの歯を移動させなければならないときは，治療期間が長期になり，フォースシステムが複雑になるなどの点で難易度は高くなる．

戦略的抜歯による排列余地の獲得

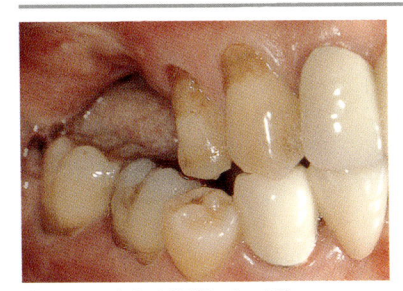

図 8-31a　大きく傾斜している 5⏌

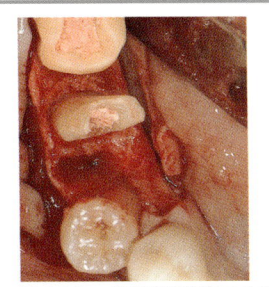

図 8-31b　歯周病の進行のため第一大臼歯の近心根が抜根された．この空隙を用いることで比較的容易に小臼歯を歯列に戻すことができる．

（2）傾斜の程度

傾斜度が小さい場合は比較的容易である．傾斜度が大きく対咬関係を失っている場合は，咬合干渉を避ける必要がある，治療期間，挺出の問題などで難易度は高くなる．

(3) 歯周組織の状態

根近接があり歯肉の炎症や骨吸収が生じている部位では，矯正移動の力の大きさ，期間に配慮が必要で難しい．歯肉退縮，高位の頬小帯付着がある場合は，矯正治療の前か後に付着歯肉獲得の処置および小帯切除を行う必要がある（図 8-32）．

小臼歯の転位に伴う歯周組織の問題

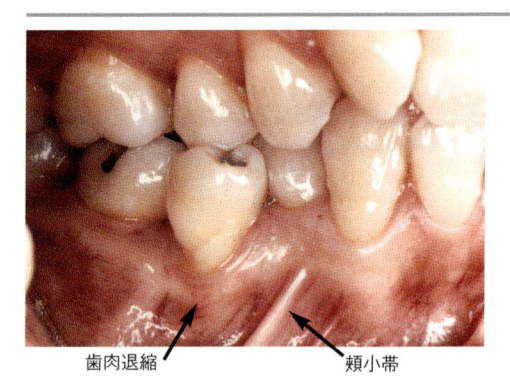

図 8-32　5̲は頬側傾斜と歯肉の退縮が認められる．高位の頬小帯や付着歯肉の不足もみられる．

抜歯よる再排列

患者にとって，排列余地不足を抜歯で解消する方法には抵抗があるかもしれない．しかし，叢生が強い部位は必ず根近接が起こっており，抜歯による歯の再排列は歯根の近接を解消することになるので歯周組織の改善につながる（図 8-33）．

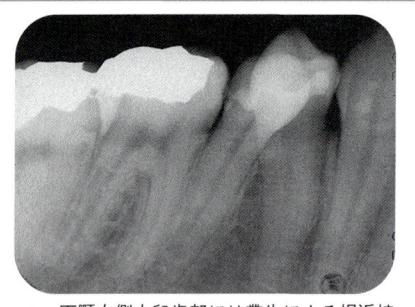

a　下顎右側小臼歯部には叢生による根近接がある．

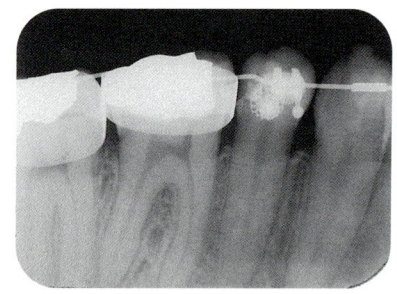

b　小臼歯1歯を便宜抜去してディスクレパンシーを解消した結果，清掃性が改善されただけでなく抵抗性の高い歯周組織となっている．

図 8-33　小臼歯転位による根の近接とその改善

(4) 歯の移動後に適切な咬合関係を確立しうるか

歯の移動後には適切な咬合関係を確立しなければならない．そのためには，傾斜歯を整直して歯列内に排列した時に，排列余地に過不足がないか，対合歯との間で安定した咬頭嵌合が得られるか，側方運動がスムースに行われるか，犬歯の位置に影響を与えるか（犬歯誘導の変化）について，できればセットアップモデルを作製して評価しておく．特に，犬歯誘導の代わりに小臼歯に側方誘導路ができている症例も多いので，このような症例で安易に小臼歯の位置を変えることは危険である．

補綴治療を予定している部位については，歯冠修復によってこのような咬合関係をある程度調節することができるだろう．限局矯正治療だけでガイドの問題を解決するのは難しいことが多い．

3）治療の方法（傾斜症例集）

（1）フォースシステム

移動させる小臼歯の近心と遠心に固定源を設けることができればセクショナルアーチが最も有効である（図8-34）．離れたところにある空隙を利用するために，歯を近遠心的に平行移動させることも，セクショナルアーチであれば可能である．ただし，固定源は広範囲に必要であり，特に大臼歯の平行移動を含む場合は非常に難しい．

（2）スペースコントロール

歯間空隙を調節するために補綴治療を必要とする症例がほとんどである．歯の移動量，最終的な位置，対合関係などについて，術前に十分計画を立てて治療を行うことが重要である．

セクショナルアーチによる転位小臼歯の改善

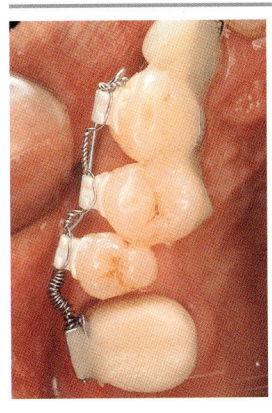

a ５┘が頬側傾斜している．７┘は抜去予定．４３２┘の舌側をメッシュ板で接着固定し固定源とした．６５４３┘にブラケットおよびチューブを装着し，まず，５４３２┘を固定源としてオープンコイルで６┘の遠心移動を行って５┘の排列余地を作った．

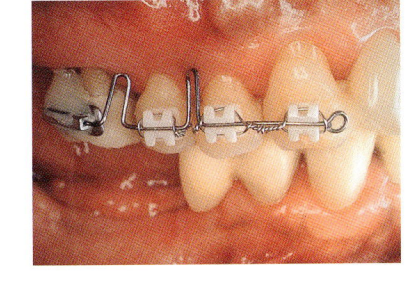

b ダブルバーティカルループで５┘の口蓋側移動を行った．

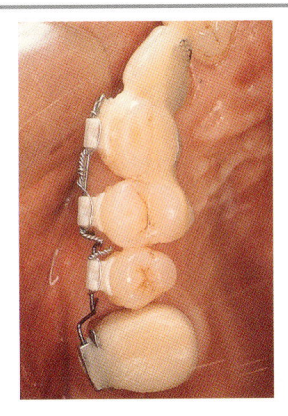

c 改善後

図8-34 ５┘頬側転位の改善

8 臼歯の歯軸傾斜の改善

Case 8-3 小臼歯の頰舌側傾斜症例

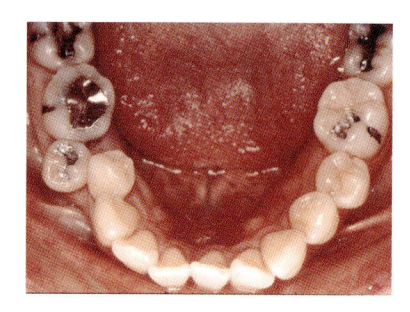

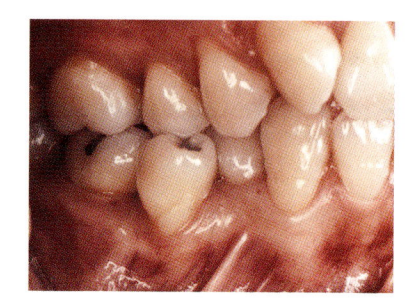

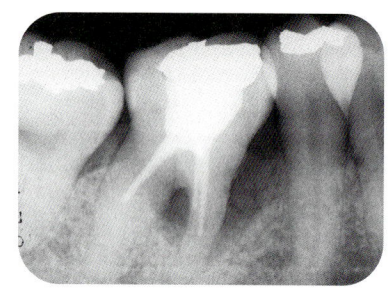

a 初診時．5⏌が頰側転位してクロスバイトになっている．近心傾斜した⏌6は骨吸収が著しく保存不可と診断された．

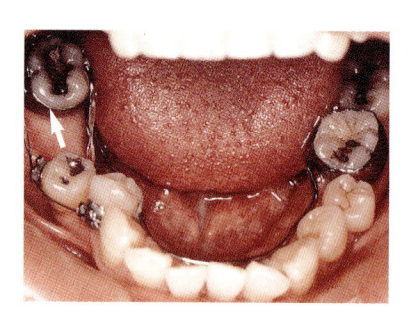

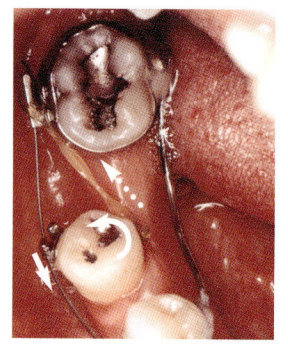

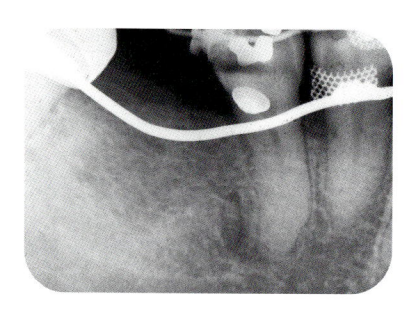

b ⏌6の抜歯後，7⏌をリンガルアーチによって加強固定しつつ，セクショナルアーチとエラスティックスによって頰側傾斜している5⏌を頰舌側両方から遠心移動するように計画した．

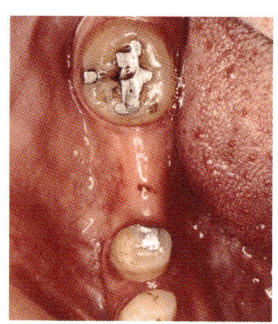

c 矯正治療終了後の支台歯形成

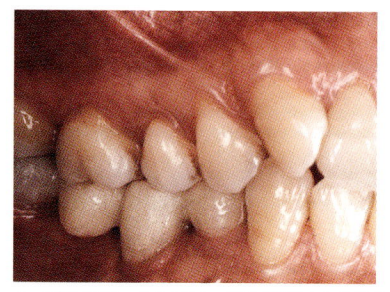

d プロビジョナルブリッジの装着による保定

上顎第一大臼歯欠損に伴う第二大臼歯の変化

　下顎ほどの頻度ではないが，上顎第一大臼歯の欠損もよくみられる．その場合，上顎の大臼歯は下顎のように近心傾斜することなく近心移動する傾向がある．大きな口蓋根は変化しにくいので頬側二根のほうが大きく近心移動した結果，口蓋根を中心に回転して内捻転することが多い（Case 8-4）．その程度によっては，近心頬側咬頭が逆被蓋となり，咬合干渉を起こす原因となる．また，このような状態が長く放置された後に無理に改善すると（内捻転を元に戻そうとすると）頬側歯肉の退縮や骨の裂開を招くことがある．

　問題点や治療については，下顎大臼歯の近心傾斜の治療に準ずるが，下顎と異なる注意点は治療中の審美性をどのように確保するかということであろう．特に大臼歯の欠損の影響が広範囲に及んで近心に空隙
などがある場合，固定源をどこに設けるか難しくなる．前歯被蓋の非常に浅い症例は，下顎と同様に前歯部の口蓋側面にワイヤー固定することができるが，そうでないとワイヤーが咬合時に接触するので不可能である．多くの場合，反対側の大臼歯をリンガルアーチでつないで固定源を強化する．

　臼歯部に歯軸傾斜の異常は，さまざまな問題が生じる．若年層では歯軸傾斜は審美性やう蝕のリスクの問題としてとらえられやすいが，炎症性因子および咬合性因子の両面で歯周組織に与える影響は大きい．特に歯周病のハイリスク者では，このような部分から歯周病が進行して歯や歯槽骨を失い咬合崩壊へとつながってゆくことが多いので，できるだけ早い機会に修正するべきである．このような症例を多く手がけるにつけて，永久歯交換期の適切な咬合誘導，第一大臼歯抜歯時の補綴など一般臨床医の果たす役割が大きいことを痛感する．

Case 8-4　上顎大臼歯の近心傾斜症例 *

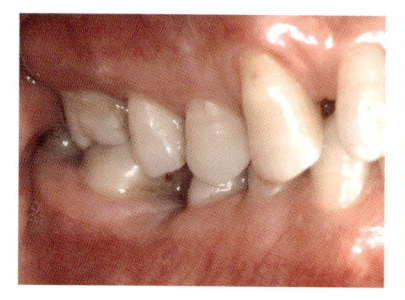

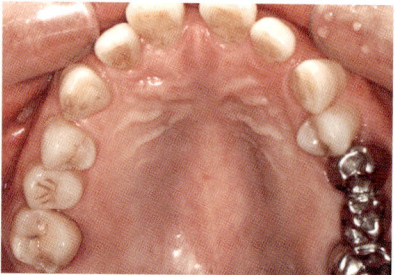

a　6⏌の欠損放置のため，7⏌の近心傾斜が著しい．空隙歯列の傾向もあるが，これに対する治療は計画に含めていない．

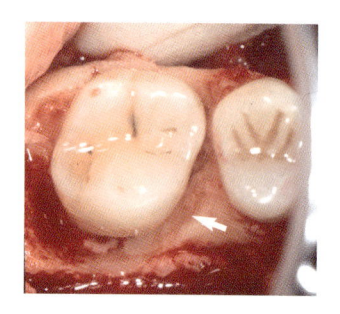

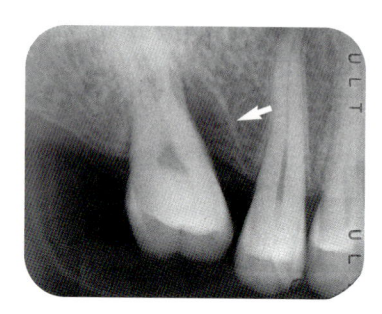

b　歯肉弁を翻転すると7⏌周囲に囲焼性の骨欠損が認められ，エックス線写真では7⏌の近心側に大きな骨吸収が認められる．咬合性外傷の影響が考えられるので，近心傾斜を放置したままでは有効な治療ができない．

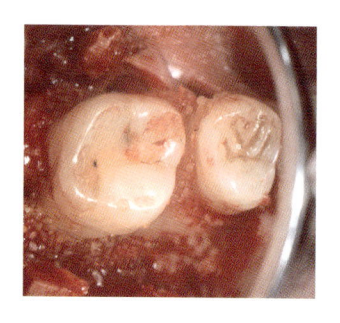

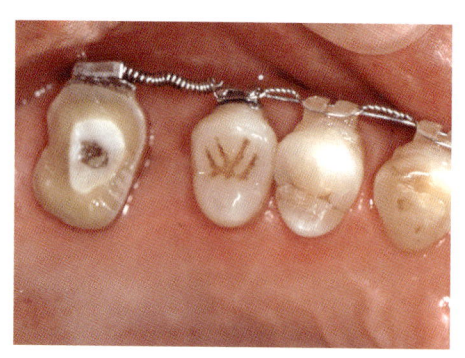

c　骨欠損に対して再生療法を行った後に，前方の3歯を固定源として7⏌の整直を行った．

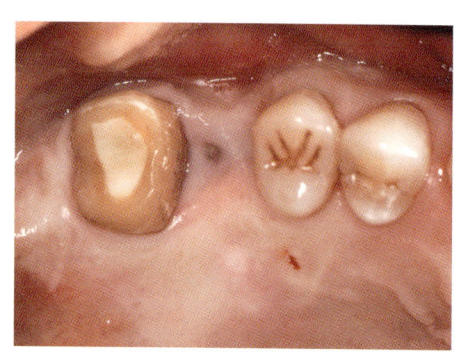

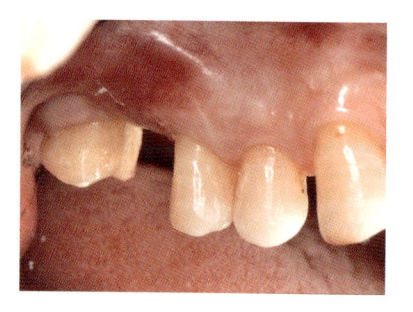

d　矯正治療終了時

* Case Report Int J Periodontics Restrativ Dent（in press）

8 臼歯の歯軸傾斜の改善

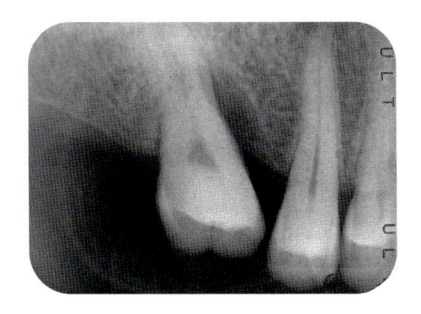

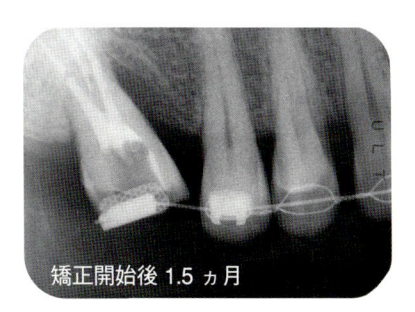

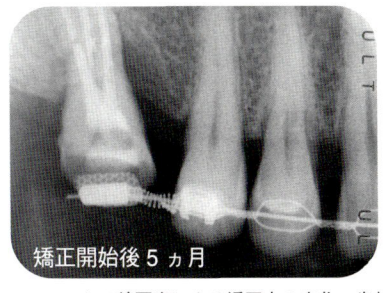

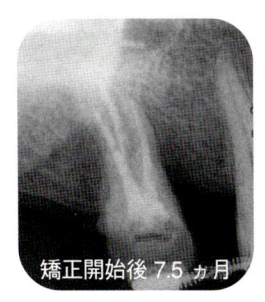

e　エックス線写真による矯正中の変化．歯軸の改善とともに骨吸収像の改善が認められる．

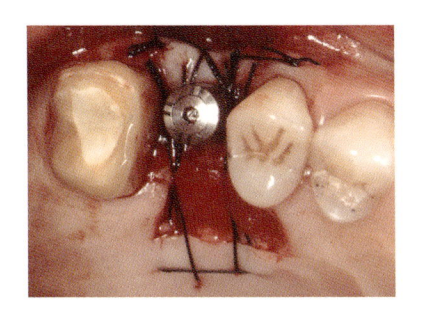

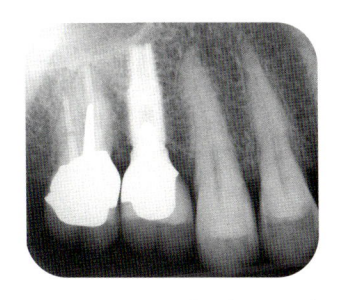

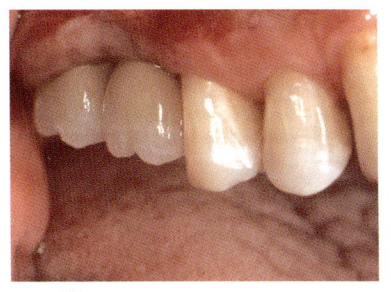

（矯正開始後 1.5 ヵ月／矯正開始後 5 ヵ月／矯正開始後 7.5 ヵ月）

f　整直後にできた欠損部はインプラントにより補綴した．

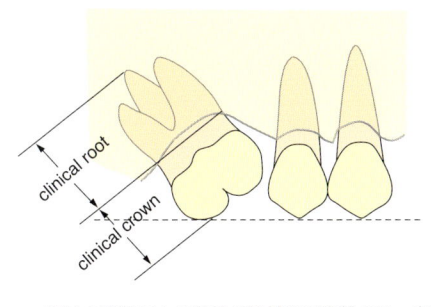

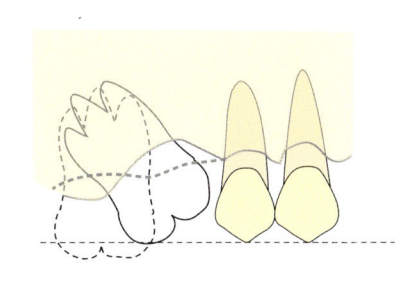

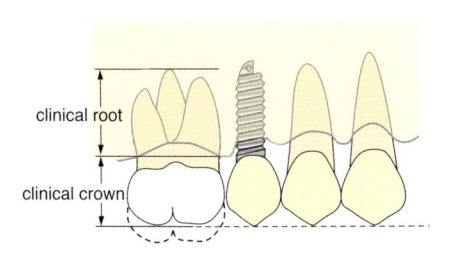

g　歯軸の改善により付着が相対的に改善する．歯冠修復により臨床歯冠歯根比も改善する．

161

# 9 前歯部叢生と空隙の改善

　叢生とは，叢（くさむら）という文字が示すとおり草が密生しているように歯が重なり合っている状態である．このような状態を改善するには，歯の重なりを除去するだけでなく，それぞれの歯が歯列内の適切な場所に位置し，そして，適切な歯軸傾斜になるように排列しなければならない．

　歯の叢生は，プラークコントロールが難しいだけでなく咬合の障害になることから歯周病の危険因子であることが古くから指摘されている．なかでも前歯部の叢生は，う蝕や歯周病の観点だけではなく，咀嚼時の前歯誘導や発音などの機能性ならびに審美性の面で治療の必要性が増す傾向にある．

　逆に空隙の場合はどうであろうか．前歯部にみられる空隙歯列も患者側から治療要求が高い．このような症例に対してはさまざまな治療方法が考えられる．たとえば，包括的矯正治療ですべての空隙を閉鎖するか，補綴治療を組み合わせるかなどであるが，それをどのような基準で決定すればいいだろうか．また，歯間空隙の状態で長く変化なく経過していて，それなりの生理的安定が得られている症例がある．このような症例において歯の移動によって空隙を閉鎖した場合，新たな安定が得られるであろうか．または，治療による変化がどの程度であれば生体に受け入れられるのであろうか．

　このようなことを考慮すると，限局的な矯正で対処するほうが望ましい場合がある．

叢生と空隙の問題点

▶叢生の問題点
▶空隙の問題点

1）叢生の問題点

　叢生の問題点の一つは，プラークコントロールが困難になり，う蝕や歯周病のリスクが高くなることである．特に歯周病については，歯周病の発症因子と増悪因子の両面がある．すなわち，叢生は，プラークコントロールが難しいだけでなく口腔内の自浄作用が悪くなり（図9-1），コンタクトのずれによる食片圧入が起こりやすくなる．また，対咬関係の異常を引き起こし咬合性外傷の原因になるリスクが高い．増悪因子という面では，叢生歯は付着歯肉の量が少なく歯肉退縮が起こりやすい．たとえば，萌出余地不足のために歯槽粘膜部に萌出している歯には，付着歯肉がなく炎症に対する抵抗性が低い．また，叢生歯は歯槽基底部中央から唇（頬）舌的にずれているので，歯根周囲の歯槽骨が薄くなり歯槽骨の裂開を招来する危険性が高く，歯根近接が起こりやすいなどボーンハウジングに問題が生じることが多い．

叢生とプラークコントロール

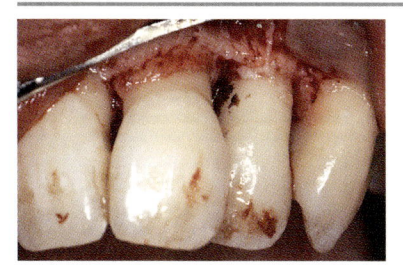

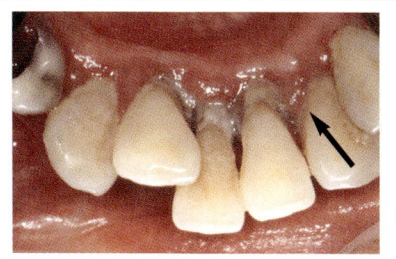

図 9-1 叢生のある部位はプラークコントロールが不良になりやすい．縁下歯石が多量に付着している（→）．下顎前歯は叢生の多発部位であり，プラークコントロールが不良になりやすい（右）．

　また叢生は，早期接触を生じやすく，その結果，顎の偏位やブラキシズムの誘発，前方誘導および側方誘導などの下顎運動を阻害する可能性がある．異常な咬耗を生じることも多いが，これは早期接触に対する生体の防御反応と考えられる．

　前歯部の叢生は，会話時やスマイル時に審美性を大きく損ない，ひいては心理的な障害の原因となる．歯の排列状態だけでなく歯肉や歯肉縁の形態不良も大きな要素である．また，犬歯低位唇側転位（いわゆる八重歯）があると上口唇にゆがみが生じることや，前歯の唇側傾斜が大きいと口元が無力な感じになるなど，前歯の位置は口唇形態への影響が大きい．

　症例によっては発音機能や咀嚼機能に対する機能的障害が問題となることもある．

2) 空隙の問題点

　隣接面のコンタクトがない歯は，咬合圧や側方圧への抵抗力が小さく，その結果，歯周組織を傷害しやすい．歯間空隙が大きい場合，その部分の歯槽骨は水平的，頬舌的に吸収する（図 9-2）．

　患者にとって前歯空隙歯列の最も大きな問題は，審美障害とそれに伴う心理的な負担であることが多い．また，前歯空隙が大きいと発音時に息漏れなどの発音機能障害や，唾液が飛ぶなどの不都合を訴えることがある．

空隙歯列の骨の水平的頬舌的吸収

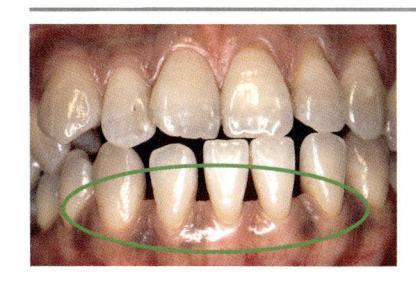

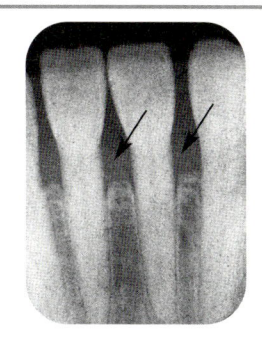

図 9-2 歯肉および歯槽骨が水平吸収している（↓）．歯間空隙があると食片の圧入などが起こりやすく，刺激に脆弱なコルの部分の骨吸収が起こりやすい．

下顎前歯部叢生の改善

叢生を有する患者は非常に多いが，叢生の種類，部位，程度は人によって千差万別である．成人に多い下顎前歯部の叢生の改善について，患者の現症から問題点を把握，分類し，その難易度を評価し，さらに治療方法を決定する基本的な手順を述べる．

叢生は，6章で解説したようにディスクレパンシーの異常，すなわち利用可能な歯列の大きさより実際の歯の排列に要するスペース（その部位の歯冠幅径の総和）が大きい場合に発現する不正咬合である．通常は上下歯列ともに発現するので，可能であれば小臼歯の便宜抜去や大臼歯の遠心移動などを含む全顎的な矯正治療によってディスクレパンシーの改善を行う．しかし，成人の下顎前歯部叢生については，全顎の矯正治療よりも下顎に限局した治療のほうが望ましい場合がある．すなわち，歯周組織の条件が悪く長期間の広範囲にわたる歯の移動がもたらす弊害が大きいと考えられる症例や，歯列の多くに歯の欠損や補綴治療があって局所的に解決しなければならない症例などは下顎に限局した治療が望ましい．

それではどのような症例が限局矯正治療の適応症だろうか．ここでは，一般臨床医が限局矯正によって治療可能な症例を見極める目安について，叢生の発症原因，難易度を把握する基準をまとめた．

▶ 原因と鑑別
▶ 限局矯正治療の適応症
　・下顎4前歯叢生の改善
　・犬歯や臼歯を含む治療
▶ 下顎4前歯叢生の治療方法
　・排列余地を獲得する方法
　・エッジワイズ装置による治療方法
▶ 治療上の注意
　・治療の限界
　・保定
　・インフォームドコンセント

1）原因と鑑別

下顎前歯部叢生については，特に成人ではその原因が多様であり，治療には個々の症例の原因を鑑別した上で適応症を選択する必要がある．さらに，治療方法や治療範囲を決定して治療計画を立案するためにも発症原因を考慮することが重要である．

萌出時からの下顎前歯部叢生は，空隙余地不足が原因である．萌出余地が不足する原因としては，①ディスクレパンシー（歯の大きさが歯槽基底部の大きさより大きい），②乳歯の晩期残存（図9-3），③乳臼歯の早期欠損などによる第一大臼歯の近心移動が挙げられる．

一方，萌出時には問題なく排列したにもかかわらず，成人後に叢生が発現する場合（晩期叢生）がある．この原因の一つは，下顎前歯に対する舌側方向の圧力である．下顎頭の軟骨性成長による思春期後成長（図9-4），口唇周囲筋の圧力（図9-5），咬合高径低下（図9-6）による下顎前歯の舌側移動などの要因によって，排列余地が減少して叢生となる．他にも，臼歯部の生理的な近心移動傾向による前歯部の排列余地不足（図9-7）や，埋伏大臼歯の萌出力の影響によって前歯部の排列余地不足を招くという説もある．対合歯や隣接歯の異常による影響も報告されている．たとえば，下顎前歯の位置は上顎前歯によって規定されるので，上顎前歯の舌側転位によって対合する下顎前歯の舌側転位を引き起こすことがある（図9-8）．また，不必要に強い隣

乳歯の晩期残存による叢生

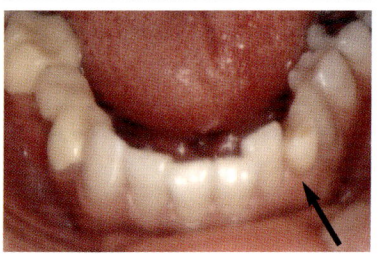

図9-3 乳歯の晩期残存（↑）による前歯の叢生．

下顎前歯への舌側からの圧力

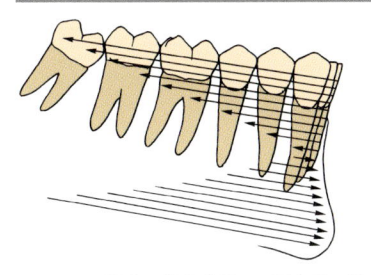

図9-4 下顎骨の前方成長と下顎歯列の後方への圧迫.

図9-5 口唇が緊張して強い圧が切歯に加わると叢生の原因になる.

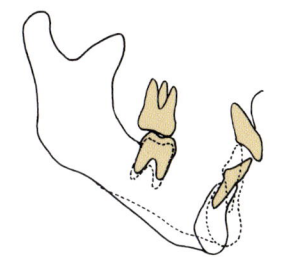

図9-6 咬合高径が低下すると上顎前歯を突き上げ下顎前歯は舌側に傾斜することが多い.

遠心へのドリフトに対する抵抗

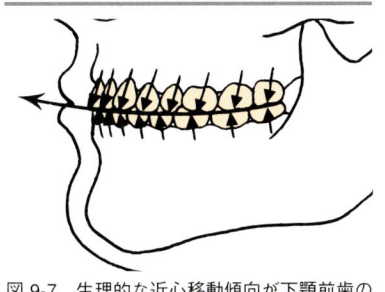

図9-7 生理的な近心移動傾向が下顎前歯の排列スペースを減少させる.

歯の解剖学的形態

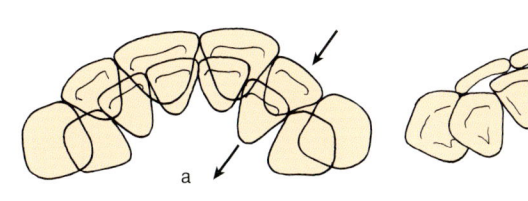

図9-8 上顎前歯の舌側転位によって下顎前歯の位置が影響を受ける (a). シャベル状の上顎切歯の辺縁隆線によって下顎前歯が舌側に押し込まれる (b).

医原性のディスクレパンシー

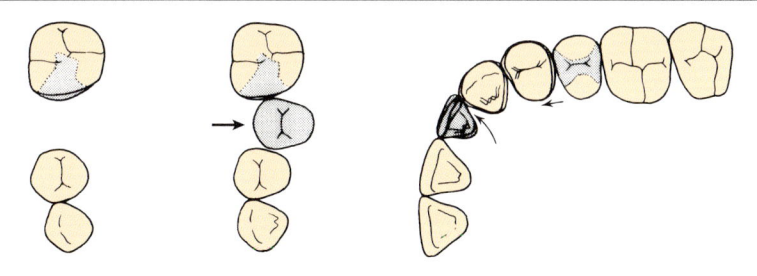

Thurow; 1979 より引用

図9-9 大きすぎる充填物によって叢生が誘発される.

接面コンタクトを付与した不適切な充填物や補綴物によって排列余地の不足が引き起こされることがある（図9-9）．このような変化は気がつかないままゆっくりと進行するので，その程度はしばしば時間とともに増悪する．このような症例では，周囲の状態を改善しない限り根本的な治療は不可能である．

さらに，歯周病に起因するフレアアウトによって叢生が起こることもある．治療に当たっては原因を把握することが重要である．

2）限局矯正治療の適応症

（1）下顎4前歯叢生の改善

下顎4前歯は，中高年においても天然歯で残存していることが比較的多く，審美性，清掃性の点で治療のメリットが高い．歯周病による骨吸収が進行している症例も多いが，スプリンティングの必要性からも叢生を改善して適切な排列にすることは望ましい．また，一般臨床医が対応できる症例として比較的容易である．

(2) 犬歯や臼歯を含む治療

犬歯や臼歯を含む治療は，移動に時間と大きな力が必要になるため治療方法が難しい．また，対合関係や側方誘導などの確保が必要になるので治療後の安定が得られにくい．そのため，矯正専門医による治療が必要になる．また，最終的に広範囲の補綴治療による永久保定が必要になる症例も多い．

3) 下顎4前歯叢生の治療方法

(1) 排列余地を獲得する方法

叢生症例の改善では必ず排列スペースを獲得しなければならない．排列余地を獲得するにはさまざまな方法があるので，症例の条件にあった方法を選択する．

(i) 歯列の拡大

歯列を拡大すると，歯列弓の長さは大きくなるので排列余地が得られる．前方拡大（図9-10）と側方拡大がある．基底弓は不変であるために傾斜移動になる．拡大は器械的に容易な方法であるが，安易に行うと唇側歯周組織が薄くなる危険性がある．また，もともと唇側傾斜している歯列ではさらに傾斜が大きくなるのは好ましくないので，正常な歯軸傾斜の範囲内で行うことが重要である．上顎では審美的に口唇の突出度から見て許容される範囲の拡大にとどめるべきであり，その点で患者のインフォームドコンセントが必要になる．また，下顎を唇側に拡大する際には，上顎前歯舌側面と接触し適切なアンテリアガイダンスが得られるように配慮しなければならない．

歯列を拡大すると，それまでの歯列で得られていた舌および口唇，頰などの軟組織の生理的な安定が崩れて後戻りが起こりやすい．すなわち，口唇などの圧力で歯列を舌側に押し戻す力が作用することが考えられるので永久保定が必要である

(ii) 隣接面の削合

1～数歯の隣接面を削合して，排列空隙を得る方法である（図9-11）．エナメル質の厚みの約半分の削合であれば，歯髄に対する為害性がはあまりないと考えられる．個人差があることを忘れてはならないが，下顎前歯部では1歯の近遠心両側を各0.2～0.3mm削合すると，犬歯で近心を含めて約2～3mmのスペースが獲得できる．すなわち2～3mmのディスクレパンシーを有する症例が適応症となる．削合した隣接面は適切なコンタクトエリアになるように形態を整えてから滑沢に研磨し，さらにフッ化物を塗布してう蝕予防する（図9-12）．

移動距離が小さく治療期間が短いので治療が比較的容易であることが利点であるが，エナメル質が薄くなるのでう蝕のリスクが高くなることと，歯根近接のおそれがあることが欠点である．適応症は，ディスクレパンシーが2mm以下の軽度の叢生であることと，歯冠形態が適切なことである．隣接面接触面積がは小さいほうが適しているので，三角形の歯冠を有する症例が望ましく長方形の歯冠は不適である．削合は，最も細いバーで切削するか，

▶排列スペースの獲得
 ・歯列の拡大
 ・隣接面の削合
 ・抜歯
 ・犬歯や小臼歯の遠心移動

歯列の拡大によるスペースの獲得

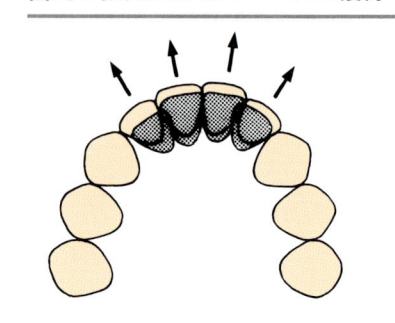

図9-10　歯列の前方拡大による移動スペースの獲得

隣接面の削合によるスペースの獲得

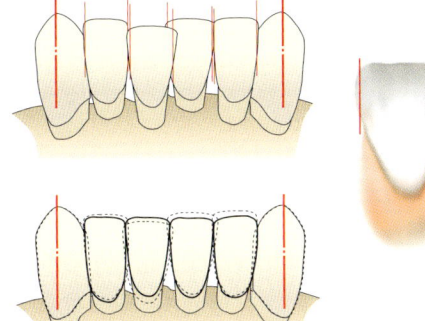

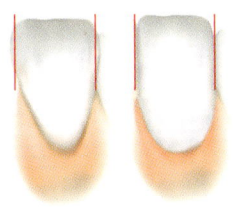

図 9-11 隣接面の削合によるスペースの獲得．三角形の歯は削合に適しているが，長方形の歯は好ましくない．

隣接面の削合（三角形の歯）

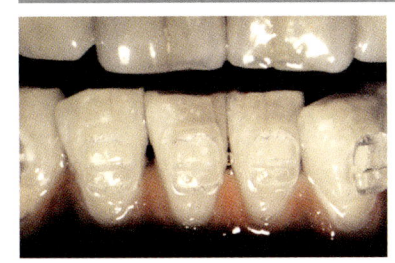

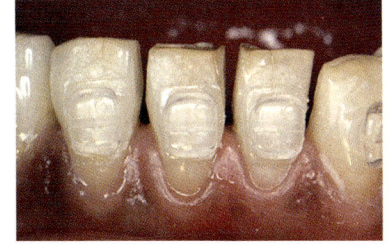

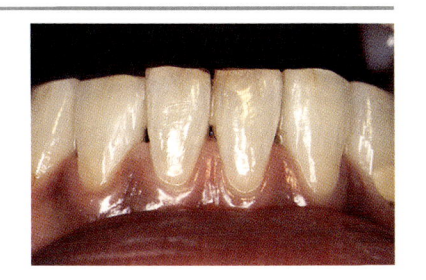

図 9-12 下顎前歯にわずかな叢生が認められる．ディスクレパンシーは 2mm 以内なので隣接面の削合で対応する．ブラケットを装着してから削合する．

手動の削合器具を用いて行う．

(iii) 抜歯

抜歯によって空隙を獲得するには上下左右の第一小臼歯を抜去するのが一般的であるが，この場合は通常の包括的矯正治療になる．それに対し，下顎前歯叢生を治療する症例で 3mm 以上のディスクレパンシーがある場合に，下顎前歯を 1 本抜去し three incisors で限局矯正する方法がよく用いられる（図 9-13）．この方法は大きなディスクレパンシーがある場合に有効であるが，左右対称性がなくなり正中のずれが生じることや歯間鼓形空隙下部のすき間が大きくなる（ブラックトライアングル）問題がある．また，スペースが余った場合にそのスペースを舌側移動で閉鎖するとオーバーバイトやオーバージェットの調節が難しい．わずかな空隙からは隣接面にレジンを接着する．抜歯によるスペースの獲得は，ストリッピングと比較して歯の移動量が大きく，歯根の移動が必要なので，難易度が高い．抜歯部位の選択には失活歯，歯槽骨の吸収が大きいなど条件が悪い歯，歯冠の大きさがディスクレパンシーと適合する，位置が矯正治療にとって有利などの諸点を考慮する．

(iv) 犬歯や小臼歯の遠心移動

通常，包括的矯正治療でない限り犬歯や小臼歯の遠心移動は不可能である．しかし，遠心側に何らかの理由（う蝕，歯周病，根近接を解消するための便宜抜去など）で抜歯した部位がある時は，抜歯空隙を利用して歯を遠心移動することができる（図 9-14）．これによって増加した available space（利用可能な歯列弓長）を利用して前歯を排列する方法である．隣接面削合に比べて歯に対する為害性がないことは利点であるが，遠心移動は平行移動すること

抜歯によるスペースの獲得

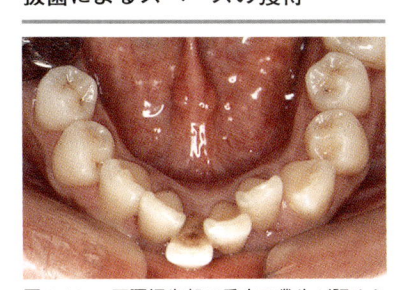

図 9-13a 下顎切歯部の重度の叢生が認められる．

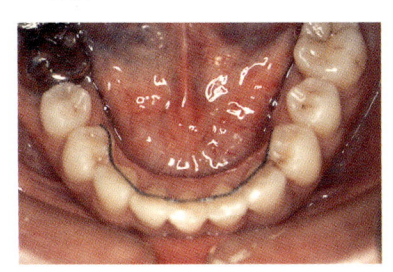

図 9-13b ７̄の抜去による叢生の改善後，リンガルリテーナーで保定．

9 前歯部叢生と空隙の改善

犬歯・小臼歯遠心移動によるスペースの獲得

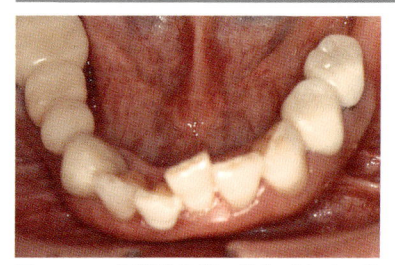

図 9-14a 下顎前歯部に叢生がある．約 3mm のディスクレパンシーである．4┘が欠損している．

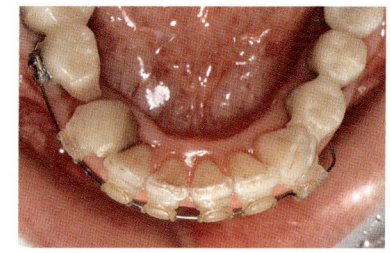

図 9-14b 左右臼歯部を固定源としてセクショナルアーチで ┌3 から順に遠心移動した．

が原則であり強固な固定源が必要など難易度の高い方法である．また，対合歯との位置関係が変化するので，犬歯では側方誘導路の，また臼歯部では咬合関係の再構築が必要になることを忘れてはならない．

(2) エッジワイズ装置による治療方法

叢生の改善には歯の近遠心方向への移動が必要になるので，できれば傾斜移動ではなく平行移動が望ましい．そのため，装置としてはエッジワイズ装置を用いる．症例によっては，限局矯正であってもフルアーチを用いることがあるが，通常はセクショナルアーチで行う．

(i) ブラケットポジション（図 9-15）

天然歯のまま保定する場合はブラケットを規定の位置に装着するのが原則であるが，歯冠修復が続く場合は目的に応じたポジショニングで行う．たとえば，切端を削合する予定ならばブラケットを規定の高さよりも低位に装着する．

▶エッジワイズ装置による治療方法
・ブラケットポジション
・用いるワイヤーの種類と順序
・アーチフォーム
・平行移動
・歯根の平行化
・対合関係

エッジワイズ装置

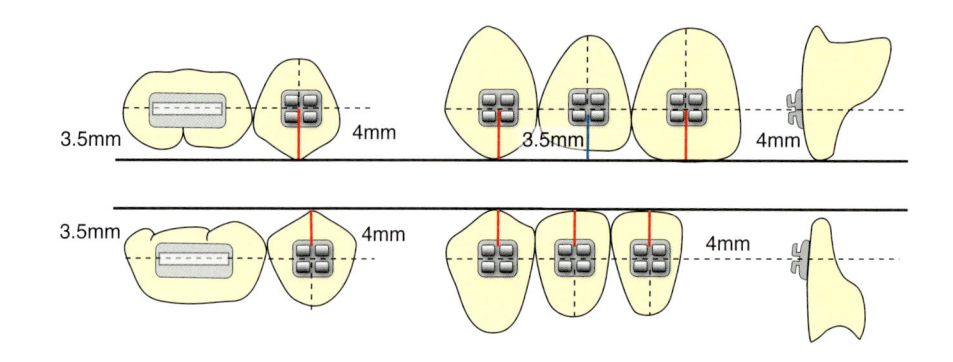

図 9-15 基本的なブラケットポジション

過蓋咬合の場合は低位に装着せざるを得ないことがあるが，その場合は装着する全てのポジションを低位にそろえた方が治療しやすい．

three incisors で治療する場合は，歯根を平行にする目的でわずかにアンギュレーションを付けて装着する．ストリッピングを行う場合はブラケットを装着してから削合する．先にストリッピングすると歯軸がわかりにくくなる．

(ii) 用いるワイヤーの種類と順序

　包括的矯正治療で叢生を改善する場合は，弾性の大きいワイヤーを用いてまず頰舌的および垂直的な乱排を改善し，叢生がなくなってから剛性の大きいワイヤーに変えて，近遠心移動を行う．その理由は，叢生の大きい部分には弾性の大きいワイヤーによる弱い持続力が適しているからで，剛性の大きいワイヤーでは非常に強い力がかかるかワイヤーの変形が起こるおそれがある．近遠心移動は主に平行移動なので，剛性の大きいワイヤーで傾斜を防ぐことが必要になる．

　下顎前歯の叢生を限局矯正で治療する場合において，隣接面のストリッピングで改善できる量の叢生症例では，超弾性ワイヤーを用いることによってほとんど改善できる（図 9-16）．しかし，唇舌的な乱排が大きいケースでは，超弾性ワイヤーを用いる場合は唇側歯肉の退縮に注意しなければならない（図 9-17）．

超弾性ワイヤーによる叢生の改善

ストリッピングで改善できる量の叢生は，超弾性ワイヤーで改善できるが，唇舌側転位のある歯に安易に弾性の大きいワイヤーを用いると必ず歯列弓を前方拡大することになり，その結果歯根が骨内におさまらなくなってしまう．それを防ぐには，1 歯ずつ空隙部位に移動してスペースを広げていく．そのために，初期の段階では歯列から大きくはみだしている歯にはワイヤーを結紮しない．

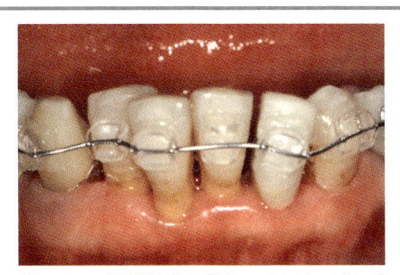

図 9-16a　下顎前歯の叢生．ストリッピングした後に超弾性ワイヤーを装着した状態．ワイヤーの変形が大きい．

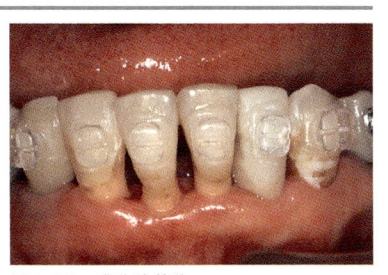

図 9-16b　叢生改善後

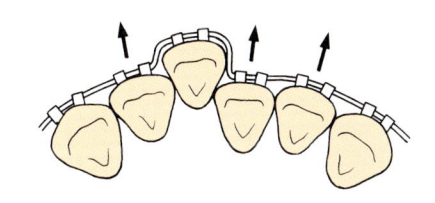

図 9-17　叢生が大きい場合に安易に弾性の大きいワイヤーを入れることは，歯を唇側に傾斜させる危険性がある．

　超弾性ワイヤーでおおまかな排列ができるが，なかにはわずかに捻転や傾斜が改善できないことがある．このような症例はループを入れる特殊な操作が必要になる．

　ループは，剛性の大きいワイヤーの長さを増すことによって弾性を大きくする手段である（図 9-18）．ループを入れることによって，オーバートリート（目的の位置を超えて移動させること）するような力を作用させることができる．頰舌的に移動させるにはその歯の近遠心にバーティカルループ（図 9-19a）を，垂直的な移動にはホリゾンタルループ（図 9-19b）を，傾斜の改善にはホリゾンタルループかボックスループを入れる（図 9-19c）．前歯部でこのようなループを使うには，直径が 0.016 インチのステンレススティールワイヤーかチタンモリブデンワイヤーかコバルトクロムワイヤーを用いる（図 9-20）．歯根の位置を頰舌的に変化させるには，トルクを与えなければな

ワイヤーの弾性を高めるループの入れ方

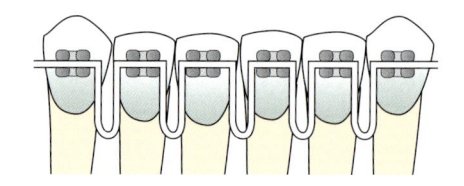

図 9-18　剛性の大きいワイヤーにループを入れて弾性を大きくする方法．歯列弓長径を一定に保つことができるので唇側拡大が少ない．しかし，患者の違和感や審美的障害は大きい．

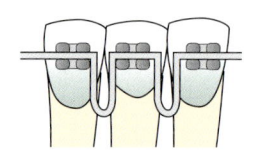

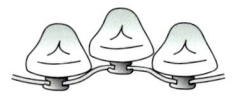

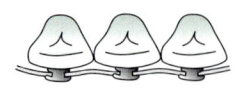

図 9-19a　頬舌側移動のためのダブルバーティカルループ

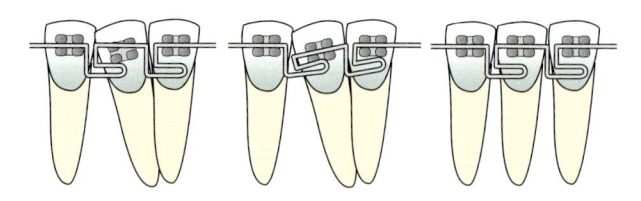

図 9-19b　歯軸傾斜を改善して歯根の平行化を意図したダブルホリゾンタルループ

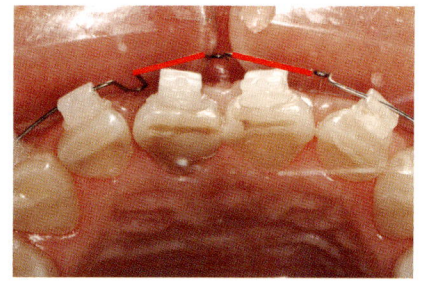

図 9-20a　内捻転している上顎左右中切歯．ブラケットに装着する前のホリゾンタルループの位置

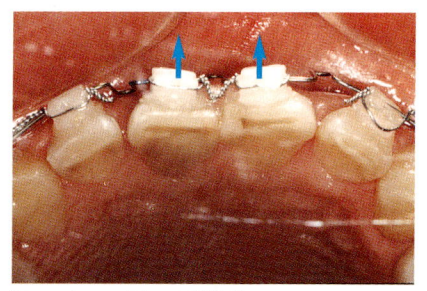

図 9-20b　ワイヤーの装着後

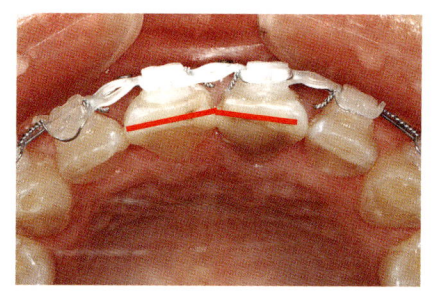

図 9-20c　捻転の改善後

らないので，断面が長方形のレクタンギュラーワイヤーが必要である．

　また，舌側傾斜している歯を唇側へ整直（upright）する場合も，大きな傾斜移動によって唇側の歯槽骨が失われるおそれがあることを忘れてはならない．

　(iii) アーチフォーム

　前歯部の歯列は円弧を描いているので，セクショナルアーチの形態もその点に考慮を要する．また，歯槽基底部の形態と合わせることも重要である（図 9-21）．たとえば，V字型の歯列にU字型のアーチフォームのワイヤーを装着すると，犬歯部を側方に拡大することになり後戻りを起こしやすくなる．咬合接触を維持するために，対合歯の歯列形態と合わせる必要もある．

　(iv) 平行移動

　叢生の改善には，歯を近心または遠心へ移動するので，多くの場合平行移動が必要になる．

　これもエッジワイズ装置を必要とする理由である．

　歯列から大きく逸脱している歯は，それ以外の歯を先に順次近遠心に移動

歯列弓の形状

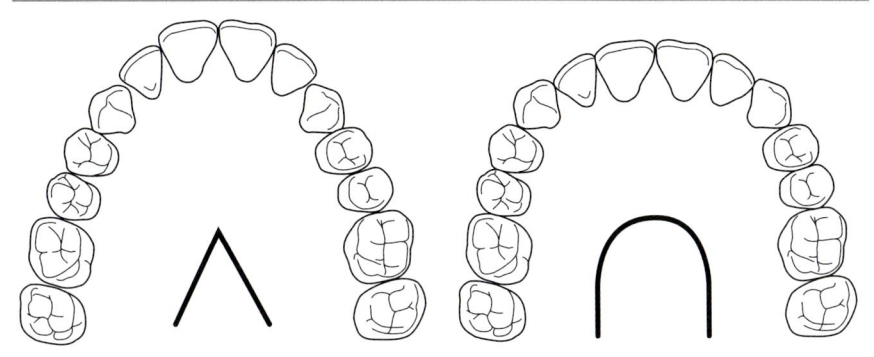

図 9-21　V-shape arch form, U-shape arch form.

唇側への拡大を防ぐための平行移動

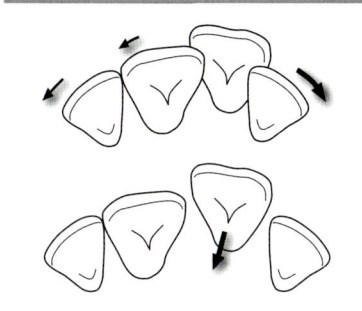

図 9-22　歯列から逸脱している歯は，先に隣接する歯を移動して十分にスペースを開けてから歯列内に誘導する．

して，十分にスペースを開けてから歯列内に誘導する．唇側への拡大を防ぐためである（図9-22）．

(v) 歯軸の平行化

歯根を平行に排列することは治療の予知性にとって大きな意味を持つ（図9-23）．特に下顎前歯部の叢生のために1歯抜去するような症例は，残る前歯が近遠心的に傾斜していることが多い．切端が咬耗して歯冠が非対称になっていることが多いので，近遠心的な歯軸傾斜を正しく把握することに注意しなければならない．この傾斜を残したまま歯冠部分の排列を終えると，後戻りしやすいだけでなく歯間鼓形空隙の形態が均一にならないなどの問題が残る（図9-23a）．歯体移動が必要であり術式の難易度は高い．下顎前歯3～4歯を移動させるので左右臼歯部に強い固定が必要である．また，歯根を移動させなければならないので期間が長くかかる．ループの入ったアーチワイヤーが必要になることも多い．

(vi) 対合関係

下顎前歯の排列は上顎前歯の位置によって大きな制約を受ける．前歯被蓋が緊密な症例では注意が必要である．特に，舌側転位している切歯は挺出していることが多いので，唇側に移動させると早期接触が起きる．圧下するか切端を削合しなければならない．同様に，捻転している切歯を改善する場合も，切端の変化する方向にクリアランスが必要である．上顎側切歯は舌側転位していることがあるので注意しなければならない．

歯軸傾斜と歯体移動

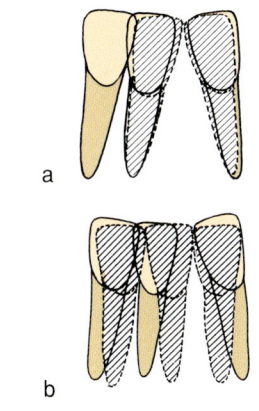

図 9-23
a　傾斜によって歯冠のみを排列しても問題が残る．
b　1 歯軸を平行に改善することが必要である．

4）治療上の注意

(1) 治療の限界

顎堤の異常がある場合には難しくなる

骨格性の異常がある場合は，下顎前歯の位置や歯軸傾斜は制約を受けるので妥協的な排列にせざるを得ないことがある．骨格性の下顎前突症例では下顎切歯が舌側傾斜していることが多いが，正常な歯軸傾斜を意図すると反対咬合になってしまい，また，それ以上の舌側移動はできないので，そのままの歯軸を維持せざるを得ない．

歯周組織の状態が悪いと治療方法が限られる

歯周組織の状態によってどの程度歯の移動に耐えられるか，治療後に長期間の安定した咬合が維持できるかを予測しなければならない．唇舌側方向への大きな移動や捻転の改善は歯肉退縮を招く危険性があるので，Maynardの分類およびMillerの分類を用いた診断から，歯肉を積極的に改善する方法を選択することも考慮する．また，年齢の高い患者では前歯部の叢生を改善した後にブラックトライアングルができることを前もって理解していただく．

軟組織の状態によっては予後の安定が難しい

上下顎前歯の位置は軟組織（主に舌圧と口唇圧）の調和によって能動的安定が保たれている（図9-24）．

軟組織圧の調和が前歯の位置を構成している

舌圧と口唇圧の調和が現在の上下顎前歯の位置を構成している．舌圧が口唇圧より大きい場合は前歯が唇側に前突し，その結果歯間空隙ができることがある．舌圧が口唇圧より小さい場合は前歯が舌側傾斜し，その結果叢生となる．

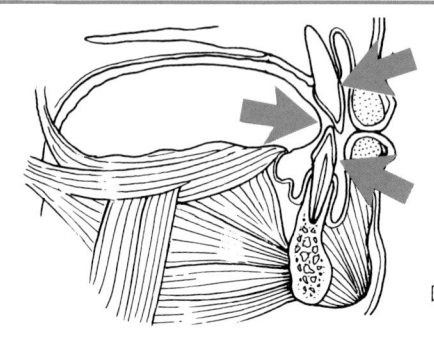

図9-24 舌圧と上下口唇圧の調和によって前歯の位置が決定される．

矯正治療を行って叢生や空隙が改善されてもこの軟組織のバランスがくずれて矯正治療後の安定が得られなくなることがある．すなわち後戻りである．後戻りを防ぐには，新しい歯の位置に適応するように軟組織の圧を変えるか，強固な保定（連結した補綴装置による永久保定）が必要になる．軟組織の圧を変えるためには舌や口輪筋の筋訓練法があるが，成人ではかなり難しい．

(2) 保定

天然歯で保定する場合

天然歯で保定するには，排列余地の過不足なくコンタクトを有する歯列にした上で，中心咬合位および機能時に適切な被蓋関係が得られるようにしなければならない．ストリッピング症例の場合は比較的容易であるが，切歯の抜歯症例では空隙が余ることが多いので難しい．余った空隙の量がわずかであれば，隣接面にレジンを接着してコンタクトを回復するか，わずかな舌側移動と挺出で対応する．舌側移動だけではバーティカルストップがなくなってしまうからであるが，治療術式としては難しくなる．

デットソフトのマルチストランドワイヤーを下顎前歯舌側面に接着する保定方法は，歯の生理的な動揺を妨げないので矯正治療で最もポピュラーである．歯周組織が比較的健全でスプリンティングの必要がなく，天然歯のままで空隙閉鎖と対咬関係の確立ができる場合はこの方法が適切である．

補綴装置で保定

歯周病による支持骨の喪失が大きい症例は二次性咬合性外傷の可能性があ

るので，スプリンティングを兼ねて補綴装置による連結で永久保定することが望ましい．

抜歯による空隙が残ってしまう症例では，補綴による歯冠修復で空隙を補うこともある．

(3) インフォームドコンセント

治療中の審美性

前歯部の矯正治療は，舌側装置や審美ブラケットを使うなどできるだけ目立たない方法を工夫する努力を怠ってはならない．しかし，治療上必要な場合は患者の理解を得る努力もまた必要である．

治療後の審美性

ほとんどの患者にとって前歯部の治療で最も重要なポイントは審美性なので，できるだけ患者の主観を尊重すべきである．しかし，治療の限界があるのも確かなので治療目標について治療計画を立てる段階から十分に話し合わなければならない（図 9-25）．

叢生改善に伴って生ずるマイナス

歯の重なりが大きい部分は，歯根が近接しているので歯間部に歯槽骨がなく叢生改善後にブラックトライアングルが生じる．特に上顎では大きく審美性を損ねる結果となる．隣接面のコンタクト部を削合し歯根を寄せることである程度解決できるが，そのためには矯正治療前に患者に予告して歯冠削合の了解をとっておかなければならない．

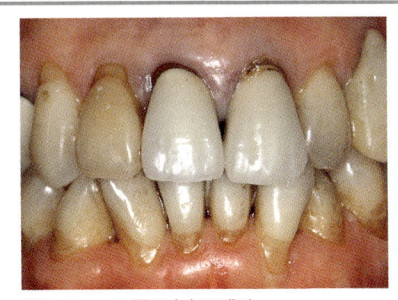

図 9-25a　下顎前歯部の叢生

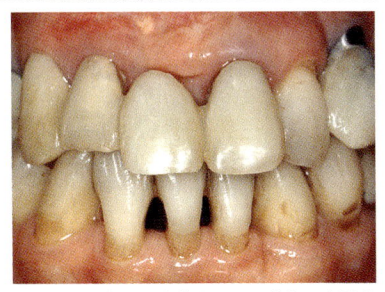

図 9-25b　叢生を改善すると正中部の歯間乳頭が退縮してブラックトライアングルが生じた．

多くの叢生症例は切歯の捻転を伴っている．切歯の歯根は頬舌径のほうが近遠心径より大きいので，頬舌径の小さい歯槽基底部に収まりきらなくなる．すなわち，捻転の度合いが大きいほど捻転改善後のリセッションが大きくなることに前もって留意しなければならない．

歯の削合や抜歯について

ディスクレパンシーを解消するためには，抜歯や歯の削合，歯列の拡大などが必要になる．それらはいずれも不可逆性の方法であるので，十分に患者の理解を得ておく必要がある．

保定について

下顎前歯の叢生は後戻りしやすいので，長期間の保定が必要である．特に捻転があると後戻りしやすい．連結補綴による永久保定が最も確実であるが，その場合は前もって患者の了解を得ておかなければならない．

叢生の治療手順（1）下顎4前歯の叢生を three incisors（3切歯）で改善するケース（図9-26）

1. 問題点と適応症の判断

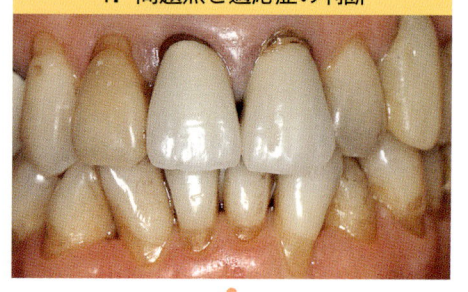

- 負のディスクレパンシーが3mm以上
- 歯冠形態がストリッピングに適さない
- 前歯部の歯列弓長の拡大が不可能

下顎中切歯の歯冠幅径は約6〜7mmなので，ディスクレパンシーがこれ以下であれば空隙が余ることになる．この空隙をどのように解決するか矯正治療前に決定しておく．

2. セットアップモデルによる評価

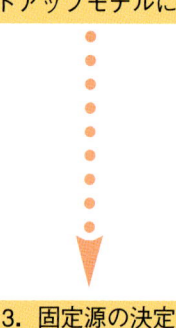

- 抜歯によるディスクレパンシーの変化
    さらに不足する場合のストリッピング量，あまる場合の補塡方法など
- 垂直的な歯の位置の変化
    切端の削合量
- 対合関係の確認
    バーティカルストップ，中心咬合位，アンテリアルガイダンス時，ラテラルガイダンス時
- 補綴や修復の試適

3. 固定源の決定

- 左右それぞれの犬歯から第二小臼歯まで（左右）を固定源とする
- これらの歯の支持が不良であれば，大臼歯も固定源に含めるか，プロビジョナルレストレーションでの連結が必要になることもある
- コンタクトポイントか歯冠中央の高さで，舌側面に沿わせるように0.7mmのワイヤーを屈曲して接着性レジンで装着する．これが脱離すると固定源にならないので，毎回チェックすること．

4. 抜歯する歯の決定

抜歯の選択基準は，4切歯のうちで最も保存価値が低いと思われる歯，大きな修復，失活，大きな咬耗，歯肉退縮などのある歯が第一の選択肢となる．条件が同じであれば，全体の歯の移動距離が小さくてすむ歯か，平行移動よりも傾斜移動で改善できる歯を選ぶ．歯の幅径の違いを考慮する．

5. 装置装着

抜歯から約1ヵ月後に犬歯から犬歯までブラケットを装着する．ブラケットアンギュレーションは歯軸傾斜に対してほぼ平行にするが，抜去部の両隣在歯はわずかに（数度）歯根側が抜去部に近づくように傾斜させて装着する．ブラケットハイトは，咬合時に干渉のない位置にしなければならない．そのためには，干渉を避けるために最も低位に装着する必要がある歯のハイトが基準となる．治療計画に切端の削合をあらかじめ含めている場合はその量を考慮に入れて浅く付ける．

6. ワイヤー作製

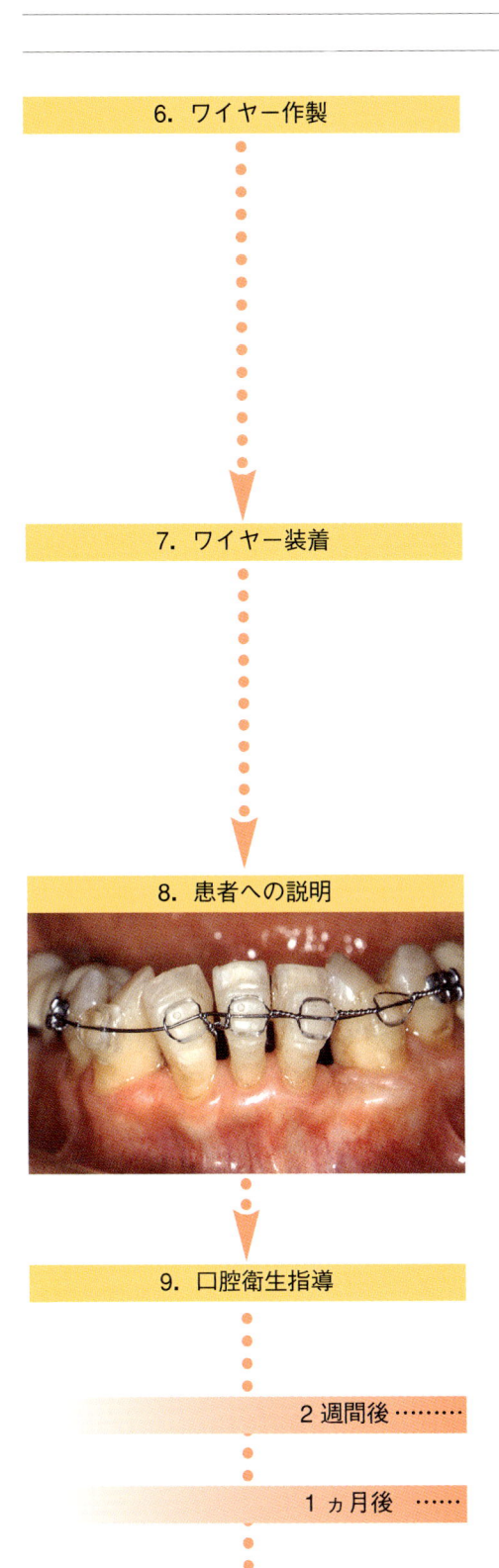

three incisors で治療する症例は叢生が大きいので，イニシャルワイヤーは弾性の大きいものが必要である．通常 012 か 014 の NiTi 系ワイヤーが用いられる．プリフォームドワイヤーの前歯のアーチ部分の必要と思われる長さを大まかに切り取り，そのワイヤーの正中と歯列の正中を一致させてから，ブラケットスロットにワイヤーを挿入し，左右犬歯のブラケット遠心相当部にマーカーで印を入れる（このようにしてセクショナルワイヤーの長さを測る．叢生が大きい場合は実際にブラケットスロットに挿入してみないと長さが不足しやすい）．歯列弓からの逸脱が大きすぎてワイヤーがスロットに入らないようであれば，初めのうちは逸脱した歯を除外することもある．口腔外に取り出してから印の部分でシンチバックする．シンチバックを確実にするにはワイヤーエンドでヘリカルを作る．その場合，ワイヤーエンドを赤くなるまで加熱してデッドソフトの状態にしてから行う．

7. ワイヤー装着

作製したセクショナルワイヤーをブラケットスロットに確実に挿入して結紮する．イニシャルワイヤーの結紮はモジュールでよいが，排列のずれが大きい歯はワイヤーの変形が大きく脱離しやすいのでワイヤー結紮が無難である．抜歯部の両隣在歯はチェーンエラスティックスで緩やかに牽引するか，レースバックで牽引する．通常のブラケット間距離より長いスパンのワイヤー部分は，下口唇裏の粘膜に食い込んで炎症を起こしやすいので，市販されている粘膜保護チューブを挿入しておくと良い．ワイヤーエンドは歯頸側および舌側に向けておく．指で装置を上からさっとなでて引っかかるところがないかチェックすること．指の皮膚やグローブに引っかかる部分は，口唇粘膜に痛みを生じる原因となる．

8. 患者への説明

手鏡を患者に持たせて装置の状態，形，目的などの説明をする．患者に唇を動かしてもらい引っかかるところがないか尋ねる．このとき装置自身のデコボコやザラザラはやむをえないので我慢してもらう．また，前歯部は審美性も重要であるがこの部分は我慢してもらわなければならない．

その他：歯や歯ぐきや口唇粘膜の痛みについて，食事の注意，ブラッシング，不必要に触らないなど

9. 口腔衛生指導

2週間後

プラークと咬合の診査

1ヵ月後

歯の移動の程度は人によって大きく異なる．早い場合は1ヵ月で叢生が大きく改善していることもある．しかし，成人では細胞活性に時間がかかるので，初めの1ヵ月ではほとんど変化がみられない場合もある．総じて歯周組織が不良で骨支持が低下している場合は変化が速い．

叢生の改善の程度によって次の一手が異なる．あまり変化がないようであれば早期接触や咬合干渉がないことを確認してから，同じワイヤーを結紮だけやり直してさらに1ヵ月装着する．

叢生がほぐれてきている場合は 016NiTi ワイヤーに換える．相対固定でよい場合は，抜歯部の両隣在歯をチェーンエラスティックスで緩やかに牽引するか，レースバックする．どちらか一方の歯だけを抜歯部に牽引したい場合は，加強固定として他方の歯を連続結紮しておく．

レベリング

平行移動や近遠心移動を積極的に行うのはアーチワイヤーが SS になってからが原則である．叢生を大まかにほぐして剛性の高いワイヤーが入るようにすることをレベリングという．レベリングの段階では弾性の大きいワイヤーで傾斜移動が主になるので，チェーンエラスティックスで強く牽引することは歯に対して為害性が高くなるだけでなく，歯根の平行性を大きく悪化させることになるので避けなければならない．

前歯部被蓋が浅い場合

前歯部被蓋が浅い場合は，弾性の大きいワイヤーを用いて前歯が唇側に拡大することにより切端咬合あるいは反対咬合になる危険性がある．そのような場合は，ストリッピングよりも抜歯により three incisors で排列する．

1ヵ月と2週間後 …… プラークと咬合の診査

2ヵ月後 ……… 可能であれば 016SS ワイヤーに換える．まだ抵抗が大きいようであれば，同じワイヤーのままで抜歯空隙への歯の移動を続ける．

2ヵ月と2週間後 ……… プラークと咬合の診査

3ヵ月後 …… SS ワイヤーが入ってから行うのは，歯根の平行移動と空隙の閉鎖もしくは調節である．

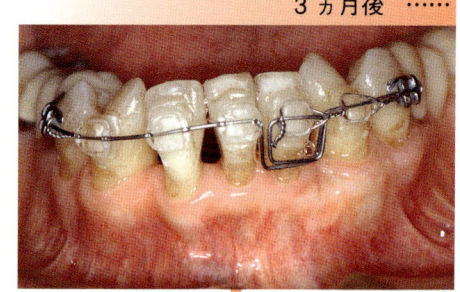

抜歯空隙に両隣在歯の歯冠を牽引しただけでは歯軸が傾斜するので，歯根の移動が必要になる．その場合，積極的に歯根を平行にするためには必要に応じてループの入ったアーチワイヤーを作製する．1歯だけであればボックスループが効率的である．複数歯であればホリゾンタールループをブラケット間にいれる．いずれの場合も歯根の移動が主たる目的であるから，歯冠部分が動かないように連続結紮しておくことを忘れてはいけない．

空隙の過不足

three incisors とする場合，適正な前歯被蓋が得られると同時に治療後の歯列に空隙が全く残らず過不足なく抜歯空隙が閉鎖されることはまれである．どちらかというと空隙が余るほうが多いので，余った空隙を何らかの方法で閉鎖することを考えておかなければならない．この調節は，治療前のセットアップモデルで判断できるが，舌側移動によって閉鎖することはバーティカルストップを失わせることが多いので，少なくとも1歯の歯冠修復で幅径を調節するか，隣接面部のレジン付与で対処する．また，抜歯してもまだ空隙が不足する場合は残る前歯のストリッピングを行う．

垂直方向の調節

歯列から舌側に逸脱している前歯は挺出していることが多い．このような歯を唇側移動させると対合歯と咬合干渉を起こす．挺出歯を圧下する（垂直方向にレベリングする）ことはわずかなら可能である．しかし，時間を要する上にレベリング中に咬合干渉を起こす可能性があるので，一般に切端の削合で対処する．叢生の強い下顎前歯はすでに咬耗によって切端が不ぞろいになっていることがほとんどなので，ある程度の切端削合は許容されると考えられる．その場合，切端の頬舌的幅径が大きくなるので唇側面をそろえると舌側面の高さが不ぞろいになることはやむをえない．もちろん術前に予想されるので患者の理解を得ておく．

4ヵ月目以降

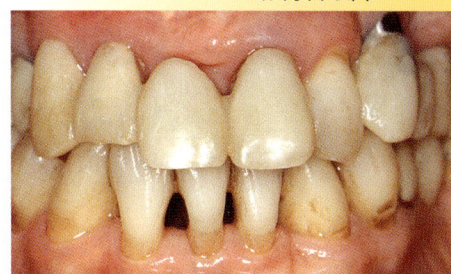

歯根の平行化と空隙の閉鎖もしくは調節を続ける．
最終的には適切な対合歯関係（バーティカルストップ，アンテリアガイダンス）が得られたら動的治療終了である．装置を撤去して保定に入る．

リテーナー

骨支持が少なく歯の動揺がある場合は，二次性咬合性外傷を防止する必要がある．そのため，歯周矯正の場合は，通常の矯正治療のための保定よりもスプリンティングの意味が大きい．

リンガルリテーナー

リンガルリテーナーは，デッドソフトにしたマルチストランドワイヤー（MSW，0.0175 または 0.0195 インチ）を舌側面にあわせて作製したものを接着性レジンで接着する．MSW 以外にも 0.5mm 矯正技工用ワイヤーやメッシュ板を用いることもある．スプリンティングとしてはやや弱いが，脱離しにくく，生理的な歯の動揺を維持することができる．また，作製や装着が容易で歯を削合する必要がないことが利点である．まず，装置をブロックアウトして保定装置作製用模型の印象を取る．次回来院時に装置の撤去とリテーナーの装着を行う．

A スプリント

比較的強固にスプリンティングできるが，歯の削合を要する．舌側面中央からコンタクトポイントの高さの位置に 0.5mm 程度の溝を削合する．その溝に 0.0195 インチのマルチストランドワイヤーを埋めてレジンで充塡する．

補綴による連結

骨支持が少なく歯の動揺がある場合は補綴物による連結が望ましい．

歯肉歯槽骨整形

保定後 6ヵ月以上を経過してから必要に応じて歯肉歯槽骨整形を行う．

メインテナンス

保定は半永久的に必要であるが，歯石沈着が起こりやすい部位なのでプラークコントロールに注意が必要である．

ブラックトライアングル

下顎を three incisors として叢生を改善すると，ほとんどの症例で歯肉の高さが低下してブラックトライアングルを生じる．審美性は悪くなるので，治療前の患者への説明が欠かせない．

叢生の治療手順（2）下顎前歯叢生をストリッピングで改善（図 9-27）

1. 固定源の決定

2. 装置装着

ストリッピングの前にブラケットを装着する．先にストリッピングを行うと，歯冠形態や歯軸方向が判定しにくいのでポジショニングが難しくなる．
ブラケット装着後に専用のストリップスや細いバーを用いて隣接面を削合する．一つの隣接面について 0.25〜0.3mm の削合とすると 4 切歯と犬歯の近心面で 2.5mm 程度のスペースが得られる．

3. ワイヤー装着

ワイヤー装着は three incisors による叢生治療に準じる．ただ，three incisors による叢生治療症例よりも叢生の程度は小さいのでワイヤーの装着はそれほど難しくない．イニシャルワイヤーは 012 または 014 の NiTi ワイヤーが多い．モジュールで結紮する．

2 週間後 …… 咬合調整とプラークコントロールの診査

1 ヵ月後 …… 叢生改善の程度によるが，スペースの余っている部分と不足している部分が混在していれば，チェーンエラスティックスなどで調整する．オープンコイルを用いる場合は，原則的には SS016 ラウンドワイヤー以上の剛性を有するアーチワイヤーが必要である．コイルを用いると歯列が唇側に拡大する危険性がある．これを防ぐためにはワイヤーエンドがずれないようにしなければならない．捻転している歯は可能な限りワイヤーでタイトに結紮する．

さらに 2 週間後 …… 咬合調整とプラークコントロールの診査

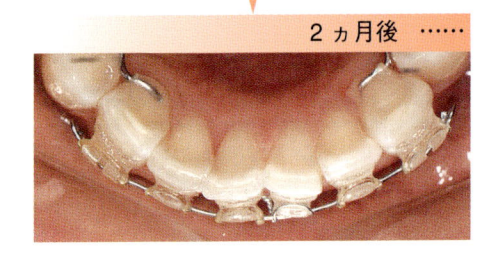

2 ヵ月後 …… 1 ヵ月後と同様の調節を行う．ストリッピングで治療する症例では歯軸の近遠心傾斜の平行化を要することはあまりないが，歯軸の回転（捻転）を改善しなければならないことが多い．超弾性ワイヤーだけでは捻転が改善しきれないことも多い．その場合は，SS016 ワイヤーでダブルバーティカルループを作製して用いる．捻転は非常に後戻りしやすい不正咬合なので，完全に直すかわずかにオーバートリートメントをする．

> **注 意**
> 捻転歯の改善時には歯肉退縮が起こりやすい．また，切端が異常な咬耗によって変形していることも多い．これらは捻転の改善後により顕著に見えるようになるので患者さんへの十分な事前の説明が重要である．また，矯正治療前の歯肉移植も考慮する．

Case 9-1 反対咬合を伴う叢生のストリッピングによる改善

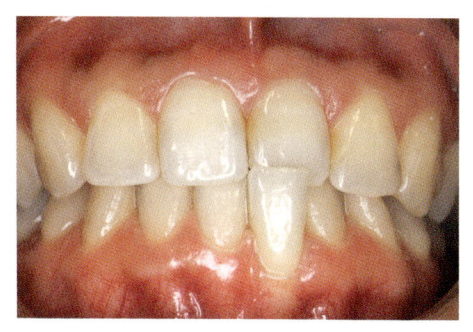

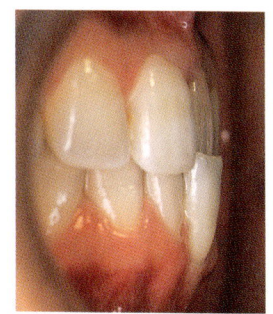

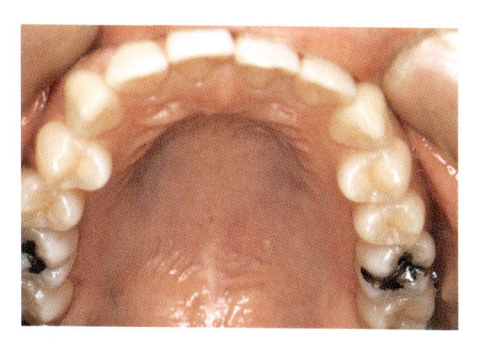

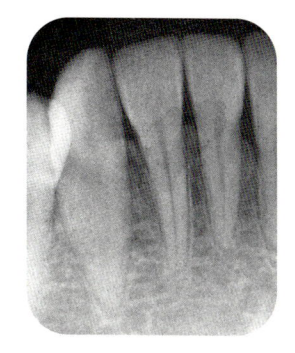

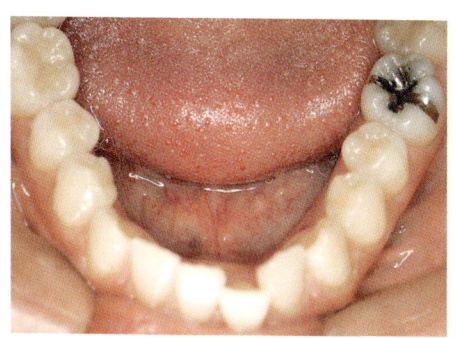

a 初診時．|1 が唇側傾斜して反対咬合を呈している．約 2mm のディスクレパンシーがある．同部の歯肉退縮が認められる．|1 がわずかに舌側傾斜している．

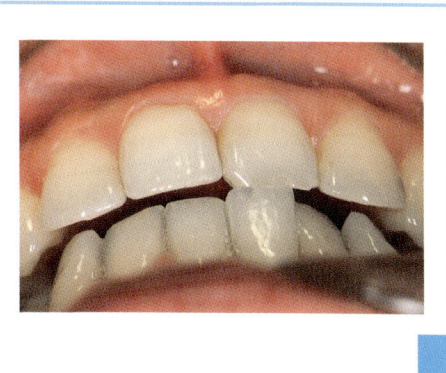

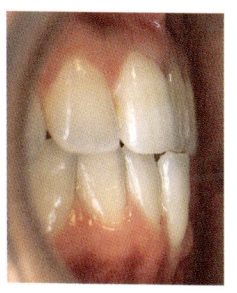

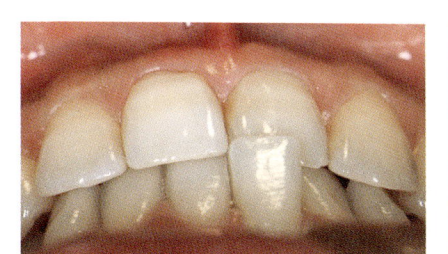

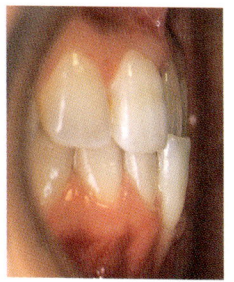

b 構成咬合位を示し，この後下顎がわずかに前方位をとって咬頭嵌合位に至る．咬合性外傷が疑われる．

9 前歯部叢生と空隙の改善

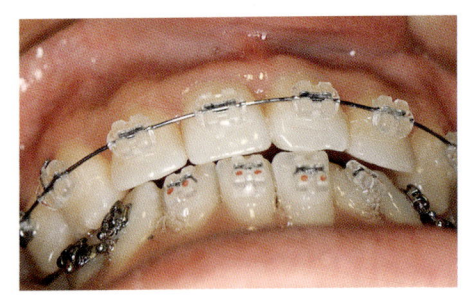

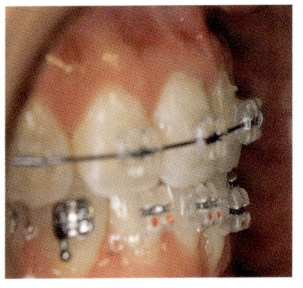

c 下顎切歯は，ストリッピングを行い 1̄ を舌側に移動した．上顎は，|1 の舌側傾斜を改善して被蓋改善を助ける．

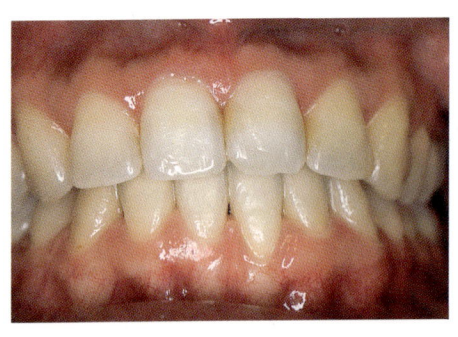

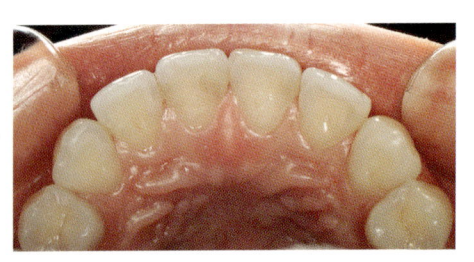

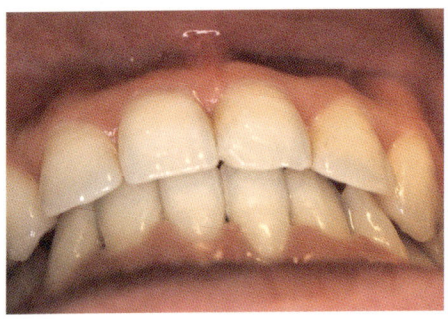

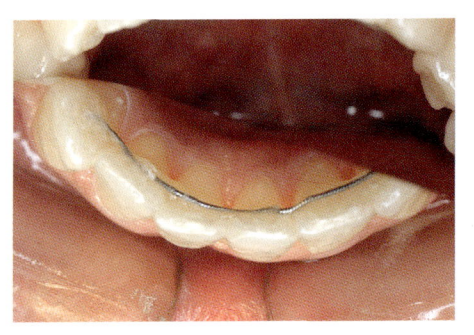

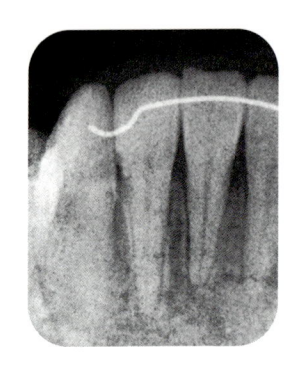

d 治療後．上顎は被蓋の改善によって保定されると考えられる．下顎はリンガルリテーナーにより保定．歯根の近接は認められない．

180

前歯部空隙の改善

前歯部の歯間空隙は，審美的に大きな問題となり，患者の治療要求の強い不正咬合である．

鑑別が重要であるが，限局矯正と補綴治療を組み合わせることによって，歯周組織に問題がある場合でも審美的，機能的に改善することができる．なかには難易度が高く，妥協的にならざるを得ない症例もあるが，そのような場合においても，治療の限界を正しく診断して適切な目標を設定することで予知性の高い治療を行うことができる．

▶原因と鑑別
・歯性の異常による空隙歯列
・解剖学的な異常による空隙
・フレアアウトによる空隙
・骨格性空隙歯列による空隙
・舌圧の影響

▶治療方法
・移動様式
・上顎の空隙症例の治療

1）原因と鑑別

空隙歯列にはさまざまな原因があり，それぞれに異なった治療が必要である．歯性の異常による空隙歯列とそれ以外を鑑別して考えることが重要である．

（1）歯性の異常による空隙歯列

歯の先天的欠如や先天的歯冠形態異常（矮小歯）（図9-28）

上顎側切歯は先天欠如の好発部位である．隣接している歯が欠損部分に移動することがあるので，空隙が分散する場合もある．埋伏歯の場合も空隙を生じる．また，上顎側切歯は歯冠幅径のばらつきの大きい歯である．特に歯冠幅径が小さいと空隙の原因になる．この場合，補綴治療を前提として，歯を解剖学的にあるべき位置および形態に回復すれば機能的審美的に満足されるので，治療目標は比較的明確である．

矮小歯のために生じた空隙

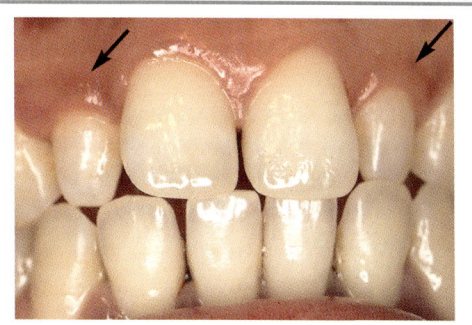

図9-28　2|2 が矮小歯で，前歯部に空隙が分散している．

後天的欠如と形態異常

「8章　臼歯の歯軸傾斜の改善」のところで述べたように，永久歯抜去後に補綴しないで放置すると近遠心の歯が移動して多くの歯間部に空隙が現れることがある．先天的欠如と同様に，本来の状態を復元すればよいので治療目標は明らかである．

9 前歯部叢生と空隙の改善

(2) 解剖学的な異常による空隙

空隙の原因となっている解剖学的な異常を除去してから矯正治療を行う．

上唇小帯付着異常（図 9-29）

正常な上唇小帯は，歯槽突起の唇側に付着し，歯槽間線維は一側の中切歯歯根から他側に横断する．しかし，唇側に付着する小帯が中切歯間を通過して口蓋側に付着すると正中に空隙が発現する．

上唇小帯の異常による空隙

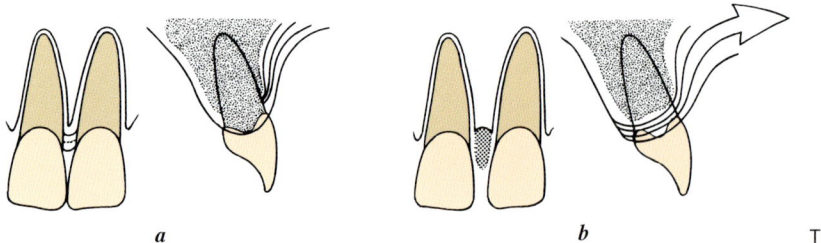

Thurow; 1979 より

図 9-29a　正常な上唇小帯の付着部は歯槽骨の唇側である．b　小帯が口蓋側にまで達するので，歯槽間線維が欠如する．

上唇小帯付着異常による正中離開の鑑別
- 空隙が正中部のみにある
- アーチレングスディスクレパンシーはあまりない
- 上口唇を翻転して軽く引っ張ると中切歯間および口蓋側の歯肉の血色が退色して白っぽくなる
- 正中部のデンタル X 線診査で歯槽中隔が鋤形や W 形（Thurow；1979）をしている

正中過剰歯
　上顎正中部は過剰歯の好初部位である．X 線診査によって診断が可能である（図 9-30）．

正中部癒合不全
　上顎正中部は，上皮遺残，封入嚢胞，発育障害の好初部位でもある．

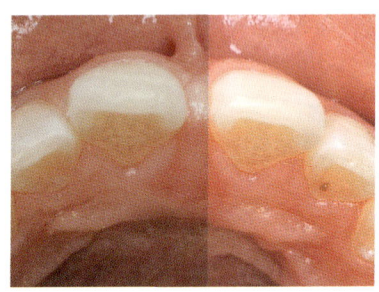

図 9-30　上顎小帯付着異常による正中離開 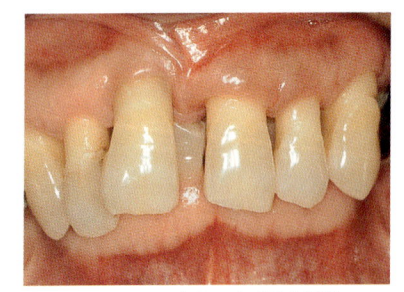　　図 9-31　フレアアウトによる正中離開

(3) フレアアウトによる空隙（図 9-31）

歯周病による前歯のフレアアウトによって生じる空隙もある．この場合は，矯正治療だけではなく，歯周治療および補綴治療と組み合わせた治療が必要になる（11 章参照）．

(4) 骨格性空隙歯列による空隙（図 9-32）

歯槽骨と比較して歯が小さすぎる場合（歯槽骨基底部過大もしくは歯冠幅径過小）は歯列全体に空隙を生じる．歯冠幅径や顎態を計測してその大きさ

を平均値と比較することによって容易に診断できる．成人の場合，無理な歯軸傾斜になり，舌容積が小さくなるので，矯正治療によってすべての空隙を閉鎖することは好ましくない．治療後も安定しない．治療が必要な場合には，矯正治療と補綴治療との組み合わせによる治療が望ましい．

骨格性空隙歯列

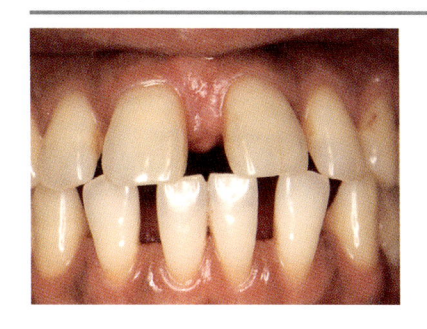

図 9-32 歯槽骨と比較して歯が小さすぎる場合（歯槽骨基底部過大もしくは歯冠幅径過小）は歯列全体に空隙を生じる．

(5) 舌圧の影響

異常に大きい舌を有する症例や口唇圧に比較して舌圧が大きい症例では歯列全体に空隙を生じる（図 9-33）．このような場合には，舌の辺縁部に歯列の舌側面形態に合わせて貝殻のような凹凸がみられることがある（図 9-34）．また，嚥下時にミラーなどですばやく口唇を持ち上げてみると歯の空隙部分に舌が突き出て見える（Case 9-2）．このような場合，矯正治療で空隙閉鎖しても容易に後戻りを生じ歯列が安定しない．補綴による改善か，必要であれば舌縮小手術の適用となる．

舌圧による空隙

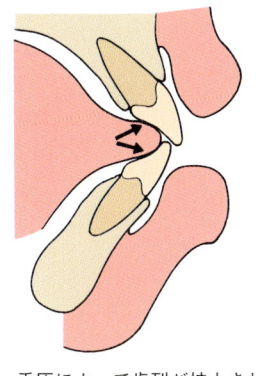

図 9-33 舌圧によって歯列が拡大されて歯間空隙が生じることがある．

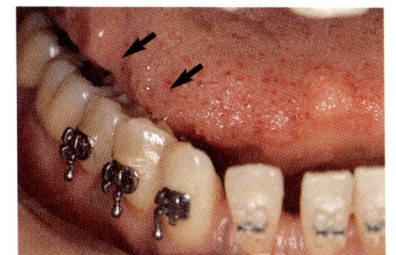

図 9-34 過大な舌の縁にみられる貝殻状の凹凸

2）治療方法

空隙を閉鎖する最も簡単な方法は，歯冠幅径を大きくした補綴物の装着であると考えられる．しかし，幅径の大きい歯冠形態は審美性が悪くなるだけでなくカントゥアが大きくなり清掃性も悪くなる．そこで空隙が大きい場合は，矯正治療を行い舌側移動によって空隙閉鎖するか，歯を近遠心移動して空隙を集めてから補綴するか，または，それらを組み合わせる．それぞれの特徴を理解して術式を選択しなければならない．上顎前歯部空隙で頻度の高

表 9-2 空隙歯列の原因の鑑別診断

	歯性＋解剖学的異常	骨格性	フレアアウト
歯槽骨の吸収	垂直吸収（−），水平吸収（＋）	垂直吸収（−），水平吸収（＋）	垂直吸収（＋）
顎骨の大きさ	正常範囲	上下顎骨過大	正常範囲
歯軸	正常範囲	正常範囲	異常な唇側傾斜と挺出
歯冠幅径	矮小歯か，欠損歯がある	すべての歯冠幅径過小	正常範囲
前歯被蓋	正常範囲	正常範囲	異常（強い過蓋咬合の場合）
舌，歯肉	小帯付着異常の可能性	巨大舌の可能性	歯肉の炎症や退縮
空隙の変化	変化なし	変化なし	成人以降に空隙が大きくなった
適応症	限局矯正の適応症	限局矯正困難	限局矯正困難

い，①正中離開症例，②側切歯に空隙がある症例，③上下顎前歯の空隙症例について処置の流れに沿って治療方法を述べる．

(1) 移動様式

近遠心移動

切歯歯軸が正常で舌側移動のためのクリアランス（唇舌的な）がない症例は，歯列弓に沿って近遠心方向に移動させる．その場合，空隙は閉じずに位置が変わるだけなので補綴が必要である．空隙を1ヵ所に集めて欠損補綴とするか，切歯歯冠幅径のバランスにあわせて空隙を均等に分散させて歯冠修復とするかは，空隙の大きさ，審美性，ガイダンスなどを考慮して決定する．

舌側移動

舌側移動させることができるのは，切歯歯軸が唇側傾斜していて，かつ唇舌的なクリアランスがある場合と，上下顎ともに移動させる場合である．このような症例は舌癖を有することが多いだけでなく，治療後に歯列弓が小さくなり予後が安定しにくいため，強固な保定が必要になる．

近遠心移動と舌側移動の組み合わせ

空隙が大きく上下歯列ともに改善する場合には両者を組み合わせたほうがよい．

表 9-3 移動様式の特性

	近遠心移動	舌側移動
歯列弓の大きさ	変わらない	小さくなる
対象歯の歯軸傾斜	正常	唇側傾斜歯
補綴の要・不要	必要	空隙が小さければ不要
原因	歯性	フレアアウトなど
上下歯列	どちらか単独でも可能	同時に移動
移動様式	平行移動	傾斜移動もしくはトルク
排列位置	正確な排列が可能	生理的安定が難しい
被蓋	変わらない	深くなる

(2) 上顎の空隙症例の治療

① 上顎正中離開の改善

　空隙が小さい場合，審美的に問題がなければ，補綴治療かレジン築造による形態修復で対応することになると思われる．しかし，空隙が大きい症例では矯正治療と補綴治療を組み合わせて治療することが多い．まず原因を考えて治療ゴールを設定する必要がある．

正中と空隙の閉鎖の方法

3mmの正中離開が正中部にあって空隙の真ん中を顔面正中線と下顎正中線が通っているような症例で，同時に前歯に3mmのディスクレパンシーがあるような場合は，相対固定で左右中切歯を1.5mmずつ近心移動させればよい（図9-35a）．このような例は上唇小帯付着異常による症例にみられる．

それに対して，同じ3mmの空隙でも，叢生がなく正中線が顔面の正中線に対して左側に偏位している場合はどうだろうか．図9-35bの例のように |2 が矮小歯で歯の正中がずれている場合は，|2 を3mm近心移動（平行移動）してから側切歯の歯冠修復をする．しかし，どの切歯の歯冠幅径も正常であれば，そして，舌側移動する余地がなく包括的矯正もできないならば，4切歯間に空隙を分散させて歯冠修復する方法がとられるかもしれない．この場合，正中のずれはやむをえない．

上顎切歯が唇側傾斜した水平的なオープンバイトは，舌癖やフレアアウトがあるときにみられるが，切歯を舌側に整直して空隙を閉鎖すると同時に水平的なオープンバイトを改善する方法がベストであろう．

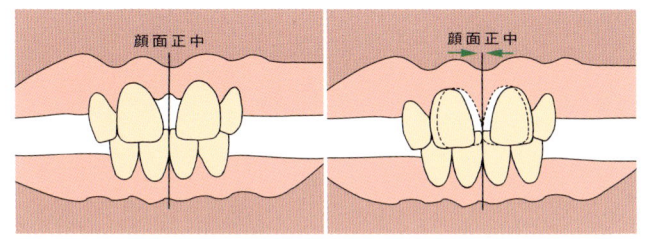

図9-35a　偏りのない正中離開

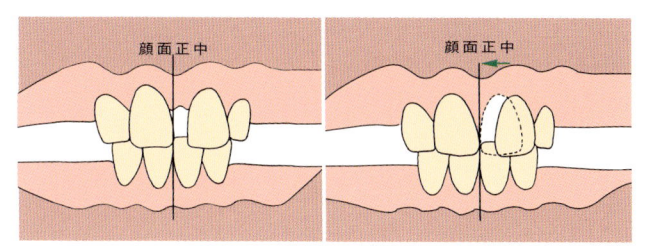

図9-35b　歯の正中に偏りがあるとき

正中離開改善のテクニック

中切歯のみの装置で治療できることもある．最も単純な方法はエラスティックスで互いに近心に牽引することであるが，この場合，必ず唇側面にアタッチメントを装着してエラスティックを用いる必要がある．直接歯冠にエラスティックスを引っ掛けると，エラスティックスが歯肉側にずれて歯肉溝内に迷入し，重篤な歯周組織の損傷を引き起こすことがある．また，セクショナルアーチを使用しない方法では，中切歯が傾斜移動によって近心移動する際に翼状捻転を生じる危険性がある．歯軸の近心傾斜が大きくなると，左右中切歯の歯根間距離が拡がりブラックトライアングルが生じて審美性が損なわれる（図9-36）．もともと遠心傾斜している症例は，セクショナルアーチにエラスティックスを組み合わせた方法を用いて，近心へ傾斜移動することで改善できるが，そのような例は少ない．

中切歯の歯間空隙を閉鎖するには，平行移動が望ましい．この場合ループを入れるかエラスティックスを組み合わせたセクショナルアーチを用いる．エラスティックスで近心移動させる場合は，積極的に根尖部の移動をさせるためにアンギュレーションを付けてブラケットを装着する（図9-37）．

ループを使用する場合は，原則的にはバーティカルクロージングループであるが，ワイヤーが交差すると左右中切歯の唇舌的位置が微妙に異なってくるのでオープンループを用いることが多い（図9-38）．翼状捻転やブラックトライアングルを防止するためにゲーブルベンドを入れたほうがよい（図9-39）．なお，上口唇粘膜を傷つけないようにループを唇面に沿わせて入れるためには，レクタンギュラーワイヤーを用いてトルクを入れる（図9-40）．

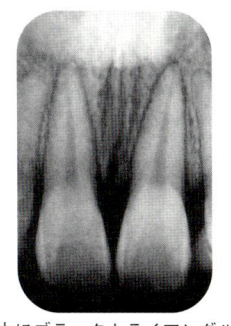

図9-36　傾斜移動による近心移動の結果，正中にブラックトライアングルが生じている．

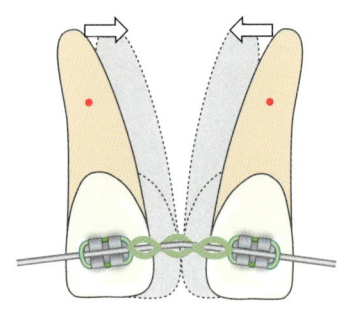

図9-37 アンギュレーションをつけてブラケットをセットする.

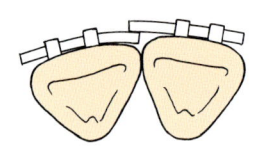

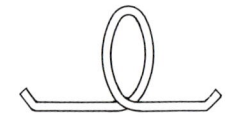

図9-38 クロージングバーティカルループを用いた場合の唇面の段差.

図9-39 ゲーブルベンド

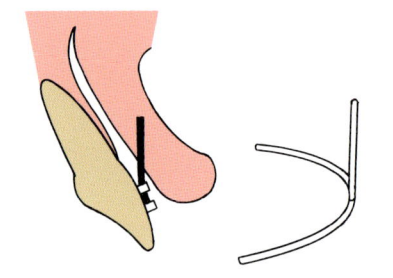

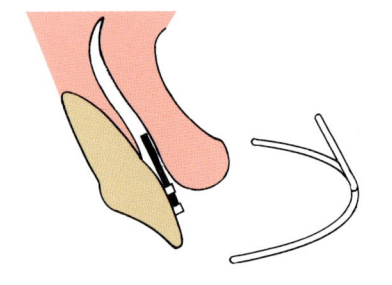

図9-40 ループによって上唇粘膜が傷つく（左）.
ワイヤーにトルクを入れることによってループが上唇粘膜を傷つけることを防ぐ（右）.

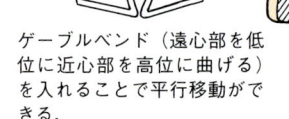

Winging 翼状捻転
ストレートなワイヤーによる空隙閉鎖は翼状捻転を起こしやすい

平行移動
ゲーブルベンド（遠心部を舌側に近心部を唇側に曲げる）を入れることで平行移動ができる.

近心傾斜
ストレートなワイヤーによる空隙閉鎖は近心傾斜を起こしやすい.

平行移動
ゲーブルベンド（遠心部を低位に近心部を高位に曲げる）を入れることで平行移動ができる.

中切歯を非対称性に近心移動させる場合

非対称性の移動を行う上で最も重要なことは，強い固定源を設けることである．移動させる歯に加わる力と，動いてはならない歯に加わる力に差をつけて，コントロールしなければならない．
ブラケットポジショニングは基本に則って装着する．剛性の大きいワイヤーが装着できるようになってから，歯軸が傾斜しないように 1| の近心移動を行う．
正中線に関しては，顔面正中と上顎正中と下顎正中を一致させることが理想であるが，それができない場合は顔面正中と上顎正中を一致させることが次善の方法である．

上唇小帯付着切除術

上唇小帯付着異常がある場合は，正中部の小帯が空隙閉鎖の妨害となり再発が起こるので，外科的切除を行う必要がある．上唇小帯の付着異常による正中離開は，子供であれば小帯の切除だけで自然に改善することが多いので，放置しないで早めに処置することを勧めたい．成人は，小帯切除だけでは改善しないので矯正力が必要である．この手術は矯正前に行う場合と後に行う場合がある．矯正前の切除は，手術の瘢痕が歯の移動を妨げることがある．矯正後の切除は手術後の瘢痕になって保定が強化されるといわれるが，歯間靱帯やクレフトの存在が移動を妨げるといわれている．重要なことは，中隔部に封入された軟組織を完全に除去することである．取り残した場合は組織が再生して空隙が再発する可能性がある．

② 側切歯部の空隙

上顎側切歯の先天欠如は比較的多くみられるが，このような症例では，空隙が分散していることが多いので，犬歯を近心移動して空隙を閉鎖するか，あるいは空隙を1ヵ所に集めて補綴する．患者の年齢，犬歯の大きさと形態，歯周組織の状態，支台歯としての隣接歯の条件，患者の希望，前歯の被蓋状態などによってどちらの方法をとるか判断する．

犬歯を近心移動して空隙閉鎖する方法（図 9-41）

長所
　ダミーが不要である
　天然歯で歯列が完成する

短所
　適切な対咬関係を作ることが難しい
　矯正治療は難しく長期間かかる
　臼歯部の咬合関係に影響がある
　――以上いずれの場合も包括的矯正治療適応
　歯冠幅径や歯冠形態が不自然になる
　犬歯歯根の頬舌的幅径が大きいので歯周組織が薄くなる

適応症
　若年者で空隙がわずかな側切歯の空隙

空隙を1ヵ所に集めて補綴する方法（図 9-42, 43）

長所
　矯正治療は比較的容易であり期間も短い
　審美的で調和のとれた改善ができる

短所
　ブリッジの場合，支台歯形成が必要になる
　矮小歯の場合，歯根が細すぎると大きなクラウンの咬合負荷に耐えられない危険性があり，また，歯肉縁の形態に不調和が残りやすい

適応症
　空隙が大きい側切歯部の空隙（成人も可）

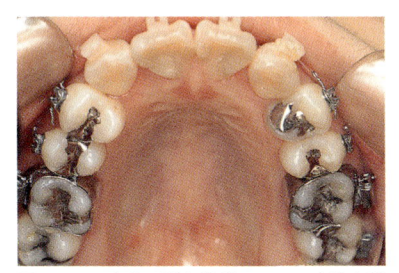

図 9-41a　犬歯の近心移動によって空隙を閉鎖した症例

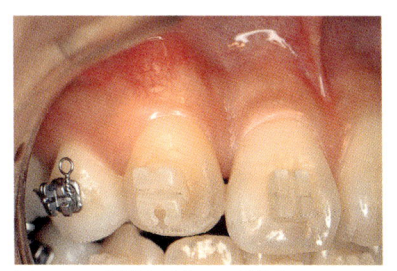

図 9-41b　切端を削合して形態修正したが歯頸部と隣接面がやや不自然になる．

③ 上下顎前歯の空隙（Case 9-2, 9-3）

上下顎の前歯部に空隙がみられる症例は，上下歯列に先天欠損があるか，骨格性空隙歯列である．

上下歯列に先天欠損がある場合は，それぞれ欠損している部位に空隙を集めて補綴する方法がベストであるが，それ以外の妥協的な方法もあろう．

骨格性空隙歯列の場合は，歯槽基底と歯冠幅径のバランスや舌の大きさなどによって限界があるが，可能な限り舌側移動で空隙を閉鎖して，必要な部分を歯冠修復などでカバーする方法になることが多い．しかし，無理な舌側移動は，審美性や軟組織の生理的安定を障害することにもなるので注意が必要である．前述したように後戻りしやすいので保定が重要となる．修復・補綴に重きをおけば限局矯正でも可能であるが，普通は包括的矯正治療で対応することになる．フレアアウトと違って歯軸は正常であることが多いので，トルクコントロールを要する平行移動が必要なので治療の難易度は高い．

切歯部空隙改善のテクニック

セクショナルアーチにオープンコイルやエラスティックスを用いて、歯を近遠心的に平行移動する．正中の一致や歯冠幅径のバランスに注意して排列する．移動距離が小さい場合はリンガルアーチでも可能であるが、排列のコントロールは不十分である（図9-42）．最終補綴がブリッジであれば、支台歯の平行性が重要であり、インプラントを用いる症例では、インプラントを埋入できるだけの空隙と歯槽骨の量（近遠心的、頬舌的、垂直的）を確保しなければならない（図9-43）．そのために偶力による歯根の移動が必要になる．また、歯槽骨の量を確保するために矯正治療後にGBRが必要になることもある．

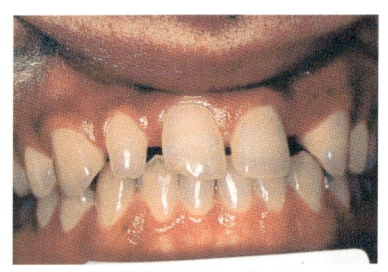

図9-42a　上顎右側側切歯が矮小歯で左側側切歯が先天欠如している空隙歯列

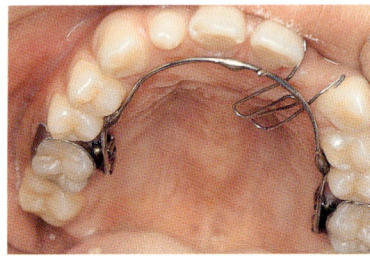

図9-42b　リンガルアーチの指様弾線によって空隙を集める．

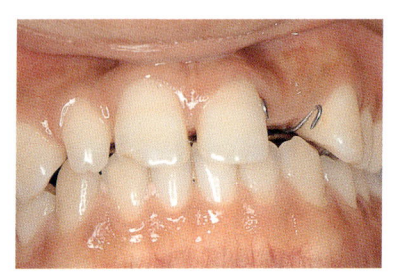

図9-42c　リンガルアーチは装置があまり見えないので治療中の審美性がよい．

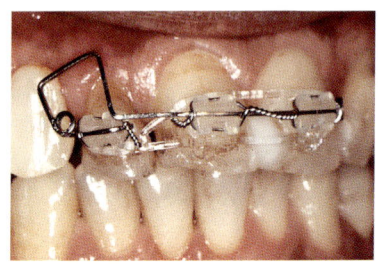

図9-43a　ボックスループによる歯根の近心移動

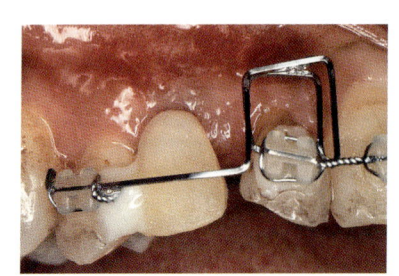

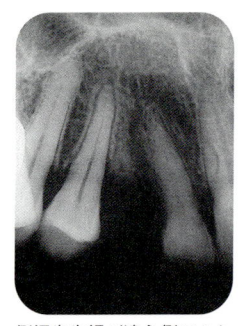

側切歯歯根が遠心側にふれている．

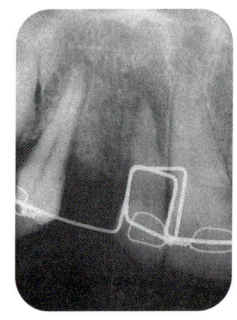

ボックスループにより側切歯歯根を近心によせて歯槽骨の幅を確保する．

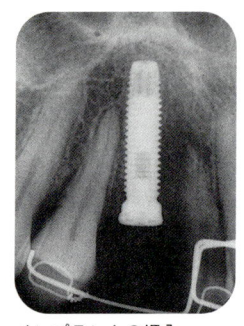

インプラントの埋入

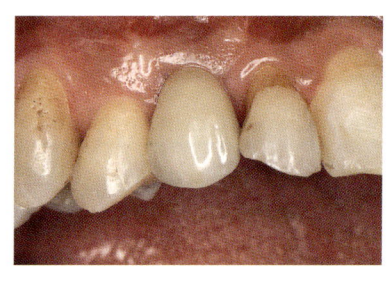

図9-43b　上顎右側犬歯が欠損．

治療上の注意
保定
　上唇小帯付着異常による正中離開の後戻りは非常に強い．上唇小帯が歯間を越えて存在するために正中部に本来あるべき歯槽間線維が欠如するので，左右中切歯をつなぐ働きがなく，中切歯が同側の側切歯のほうに牽引される働きが勝るからである．そのため，空隙閉鎖後は強固で長い保定が必要である．また，歯間靭帯切除も検討すべきである．

　長期間にわたって空隙が存続していた症例では，生理的な安定が乱されたことによって後戻りが非常に強く起こる．

インフォームドコンセント
　前歯部空隙は患者の審美性障害の訴えで治療介入することが多いので，補綴による永久保定を行うか否かを治療前に決定しておくことが重要である．空隙を補綴するための歯冠歯質の削合を望まない患者には隣接面コンタクトのゆるみが生じる可能性があることを説明しておく必要がある．舌側移動を行った場合は，舌房が狭くなることによる違和感や舌運動の障害がないことを確認しておく．

上顎前歯補綴と矯正治療
　上顎前歯部は叢生を伴うことが多いが，治療方法として包括的矯正治療が望ましい．しかし，成人ではう蝕などによって切歯を喪失することがある．ここで，叢生を放置したままでは予後に疑問が残る．抜歯の原因が叢生によるう蝕や二次う蝕であればなおさらである．そのような症例では，抜去部位の空隙を利用して叢生を改善した上で補綴処置する方が予知性が高いだろう．この種の治療では，叢生の程度や種類，また，抜去された歯の位置や大きさ，そして，どの程度審美性を追及するかなどによって治療目標や治療条件に多くのバリエーションがあるので治療方法を類型化しにくい．しかし，審美性の改善を重視した上で，前歯のバーティカルストップおよびガイダンスを確立するために補綴治療を組み合わせることになる．大きな移動ではないがコントロールされた移動が必要なので治療は容易ではない．

　前歯部の治療においては，患者の主観が大きな影響を及ぼす．しかし，歯周病がある症例では治療に限界があり，さらに，予知性を考慮すれば主訴をそのまま改善することが困難な場合も多い．何を優先するのか，どこまでの治療を行うべきか，現状の不正咬合をそのままにした場合の将来的なリスクを含めて十分なインフォームドコンセントがなければならない．そのためには術者が，ここに述べた叢生および空隙の原因論，評価方法，治療の限界について十分理解して自分の意見を持っている必要がある．

9 前歯部叢生と空隙の改善

Case 9-2 唇側傾斜の著しい空隙歯列に対するエッジワイズ装置を用いた舌側移動

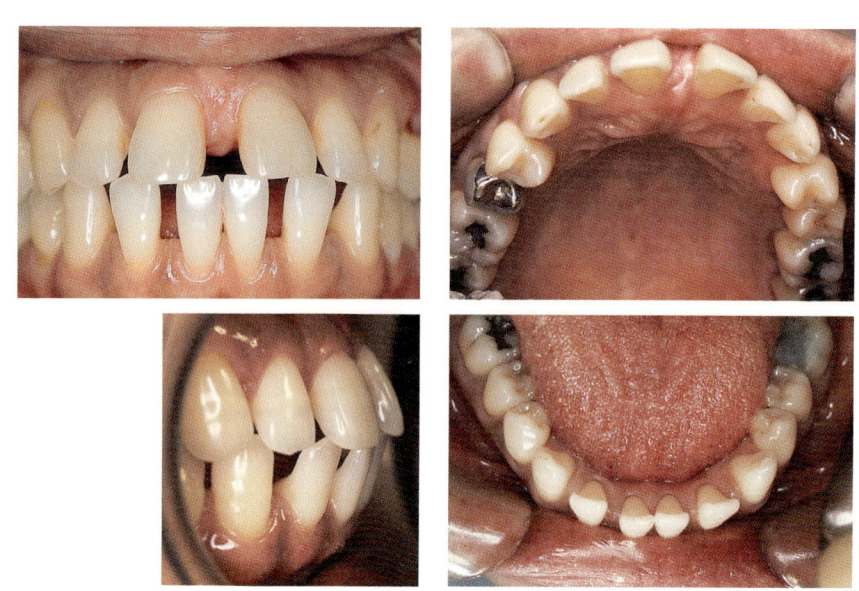

a 骨格性空隙歯列．上下切歯の唇側傾斜が認められる．

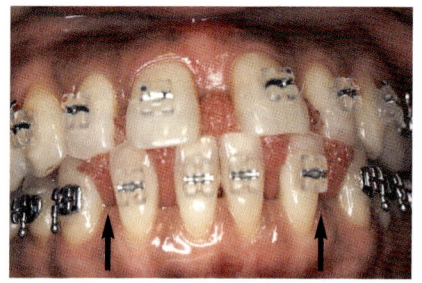

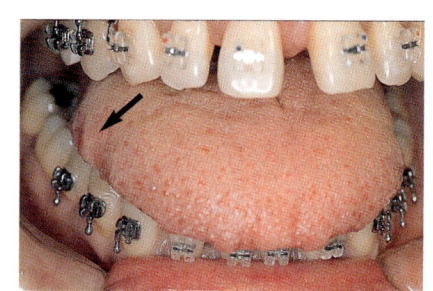

b 舌の過大が認められる．嚥下時に舌が歯間から逸脱している．

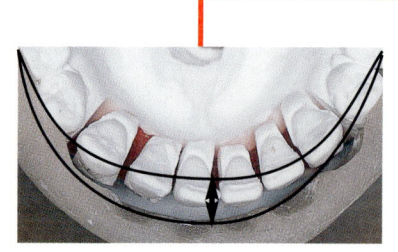

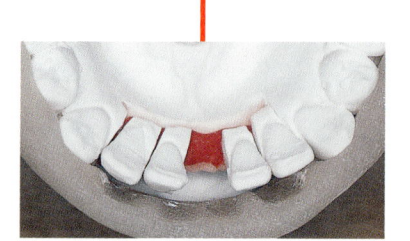

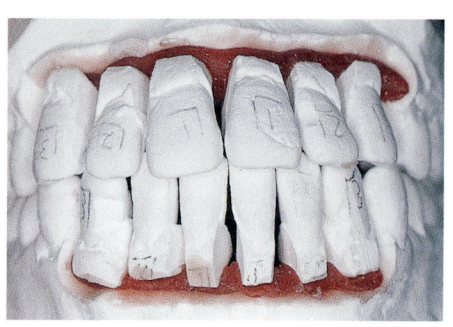

c セットアップモデルの作製．
 （右）上下前歯を舌側移動によって閉鎖した場合．
 （下）下顎前歯にダミー1歯分の空隙を集めた場合．舌側移動した場合の移動量を示す．

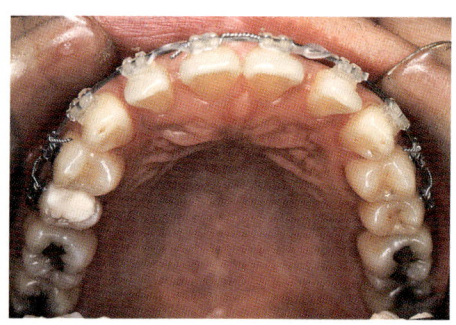

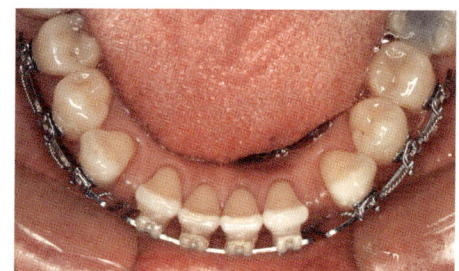

d 舌側移動の矯正治療を始める．

9 前歯部叢生と空隙の改善

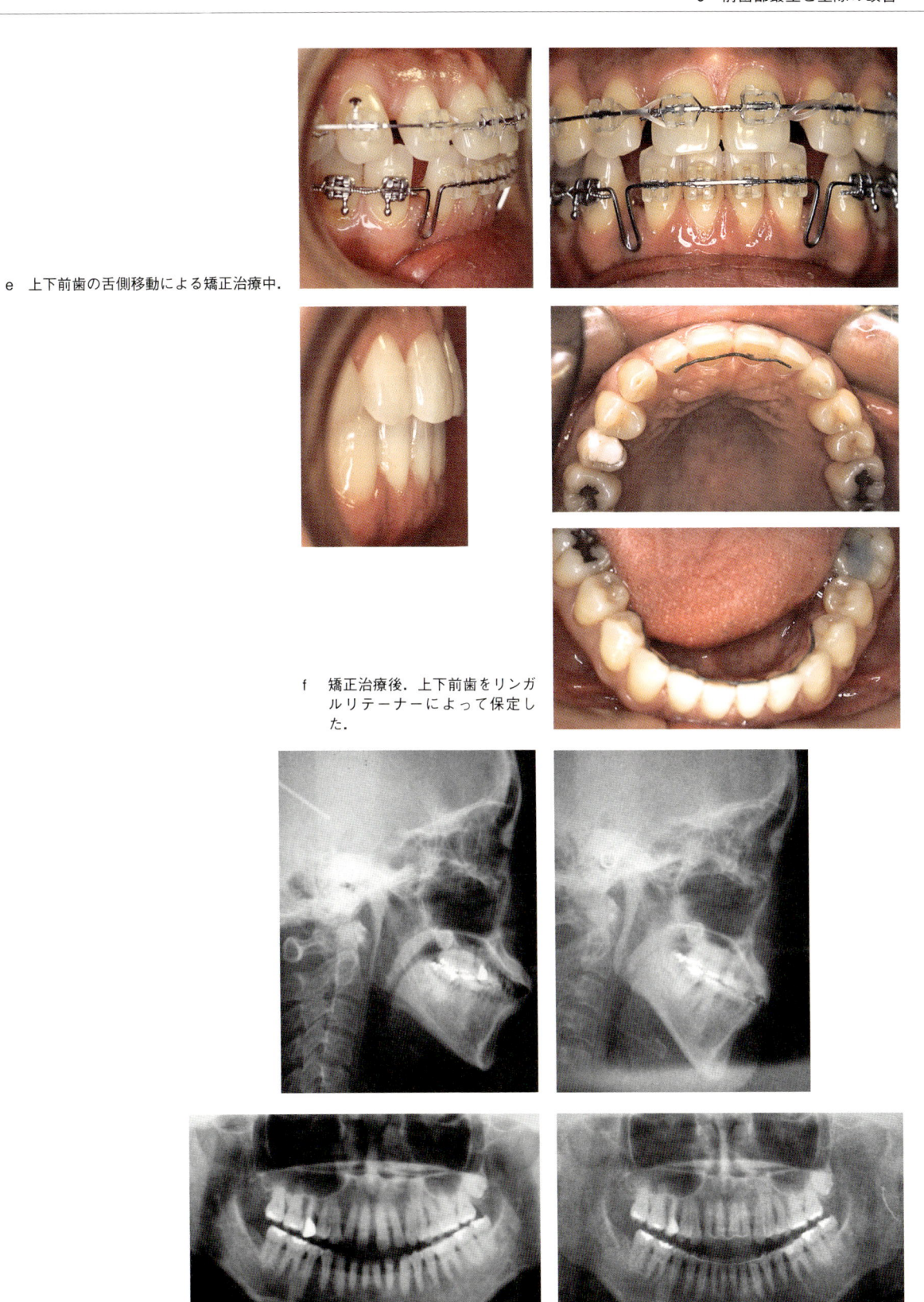

e 上下前歯の舌側移動による矯正治療中.

f 矯正治療後. 上下前歯をリンガルリテーナーによって保定した.

g 初診時.

h 矯正治療後. 空隙の閉鎖と前突の改善が認められる.

191

Case 9-3 重度の局所的歯周疾患を伴う叢生への対応

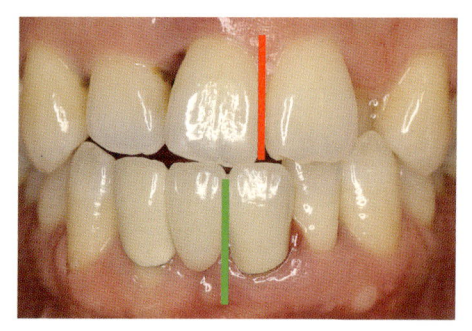

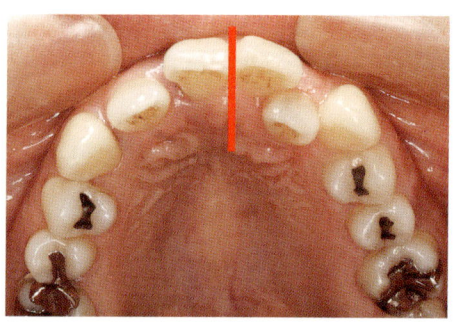

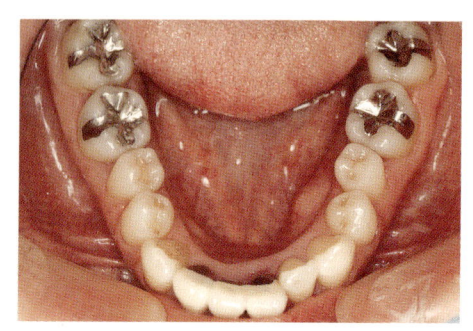

a 上顎前歯部の叢生．犬歯関係は左右ともⅠ級．1| には重篤な炎症が認められ，正中が大きく左側に偏位している．また，|2 が舌側転位して逆被蓋を呈している．

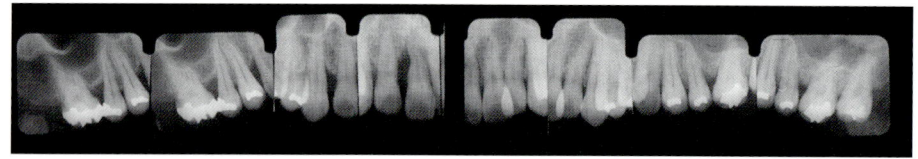

b 1| は歯槽骨が根尖付近まで吸収しているための抜歯となった．

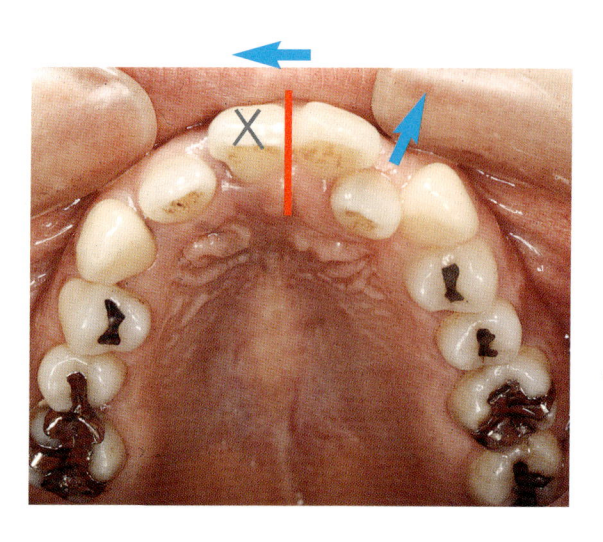

c 1| を抜歯して，|1 を近心移動する．正中を改善すると同時に |2 を唇側移動して被蓋を改善する．上顎4前歯はブリッジの予定で，ボルトンインデックスの不調和は補綴治療によって改善する治療計画を立てた．

9 前歯部叢生と空隙の改善

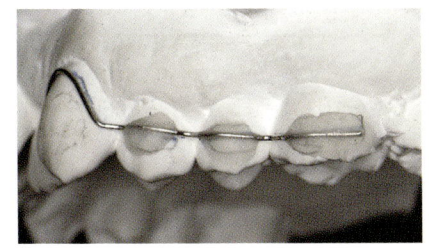

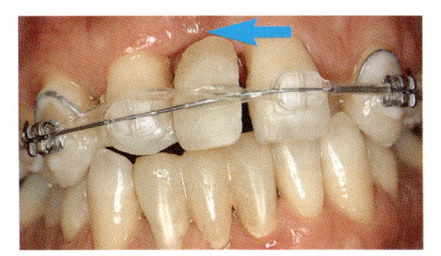

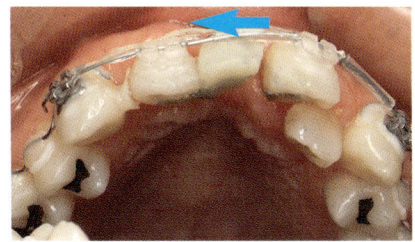

d 上顎左右臼歯部は技工用ワイヤーを接着して加強固定とした．1̱｜は人工歯を隣接歯に接着して審美性を確保しつつ，｜1̱ を近心に移動した．

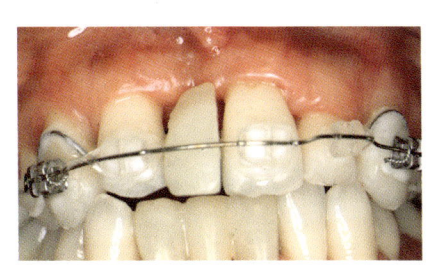

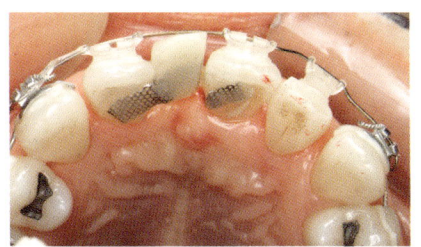

e 上下の正中がほぼ一致すると同時に，｜2̱ が唇側移動し被蓋の改善も認められる．

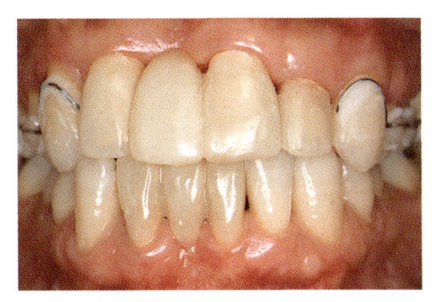

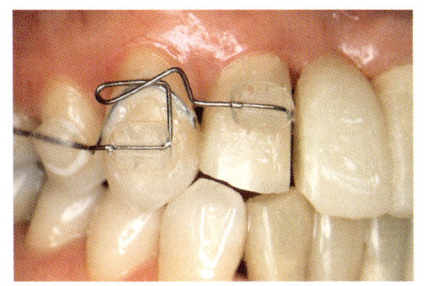

f いったん装置を撤去してプロビジョナルレストレーションを修正した後に，2̱｜を挺出して，歯肉縁の高さの不調和を改善した．

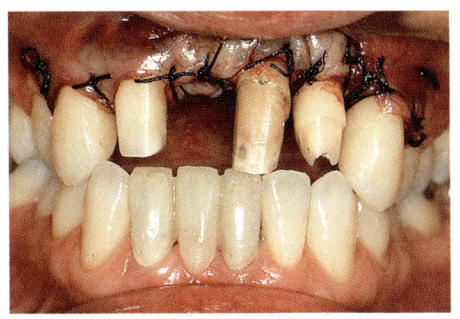

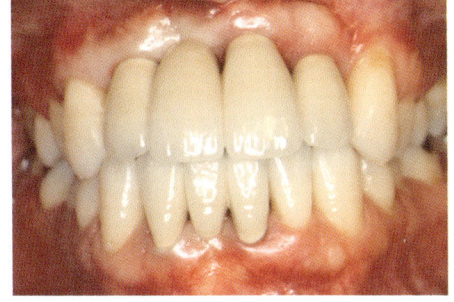

g 矯正治療後の歯周外科と補綴治療

193

10 前歯部反対咬合の改善

　反対咬合は，プラークコントロールの不良や咬合異常につながり，う蝕や歯周病など疾病の原因となりやすい不正咬合である．さらに，成人患者では，審美性の面で大きな心理的負担を感じてきたケースが多い．その意味で，反対咬合の改善は歯周治療もしくはその予防的な治療として有用であるばかりでなく，審美性の改善という点においても価値が高い．

　特に前歯部に何らかの補綴治療を行うような場合は，たとえ反対咬合を主訴としていない患者でも，反対咬合の現状を放置したままよりも，被蓋改善を治療計画に取り入れることを推奨するべきである．しかしながら，反対咬合には治療が非常に難しい症例が多い．また，矯正治療に要する時間や装置の点で成人患者にとって受け入れにくい場合もある．ここでは，一般臨床医が限局的に行うことができ，患者にとってもメリットの大きい症例の鑑別とその治療方法について述べる．

反対咬合の問題点

▶審美障害
▶発音障害
▶咬合干渉，歯周組織に対する障害
▶顎関節障害

　反対咬合とは通常上下前歯被蓋関係が逆になっている不正咬合を言う．成人反対咬合では，顎骨基底部の位置や大きさを変えることはできない．しかし，限局矯正で前歯の歯軸傾斜を変えることによって被蓋を改善することができる．この場合，唇舌的な傾斜異常の改善であると同時にスペースコントロールが重要になる．

　日本人における反対咬合の発現頻度は欧米に比べて高い[*]．また，発現に遺伝傾向があり家族内で早くから認知されており，さらに他の不正咬合に比べて不正状態が外見上識別しやすいので，一般臨床で主訴となる機会が多く，このことは，患者の認識が高いので治療の動機付けがしやすい．

表 10-1　反対咬合の問題点

1. 審美障害
2. 機能性障害（咬合障害，発音障害）
3. 歯周組織に対する障害
4. 顎関節障害

1）審美障害

　患者にとって最も大きな問題は審美障害であることが多い．反対咬合は，その容貌が特異な印象を与えることがある．いわゆる受け口とは，下顎（または下唇）が上顎（または上唇）よりも前に突き出た状態を示す言葉である．側貌では口唇部の陥凹観が認められ，鼻尖とオトガイを結んでできるエステティックラインよりも口唇が後方に位置する（図10-1a）．ある程度下顎が前方位にあることは，オトガイの発達が悪い日本人にとって側貌のバランスにプラスに働くこともある（図10-1b）．しかしながら，患者のなかには年齢や

[*]欧米で発行されているテキストには，前歯部反対咬合に関する記述は少ない．特に，限局矯正のテキストには，前歯反対咬合に関する記述はほとんどない．上顎前歯の唇側移動についても，上顎前突II級2類（上顎前歯の舌側傾斜を伴う上顎前突）に対する治療方法しか述べられていない．このような点に欧米と日本との発現頻度や臨床的興味の違いがうかがわれる．

側貌とエステティックライン

図 10-1a　陥凹した口元 concave type．上下口唇ともにエステティックラインから内側にある．

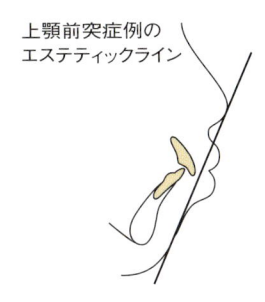

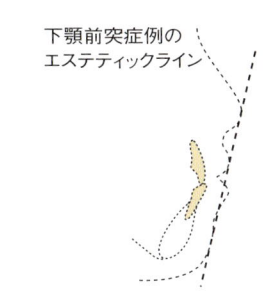

図 10-1b　上顎前突と下顎前突患者の側貌とエステティックライン．オトガイの発達が悪い日本人では，下顎の前方位によってより審美的なエステティックラインを示すことがある．

男女の別にかかわらず深刻な容貌上のコンプレックスをもっているケースが少なくない．

　反対咬合は，かみ合わせの異常を示す言葉であり，受け口は顔貌の特徴を表わす言葉であるので，両者は必ずしも一致しない．前歯部のかみ合わせが正常であるにもかかわらず，上顎骨の後退や下顎骨の前突によって受け口の顔貌を呈する場合も多い．このように骨格性の異常が大きい場合は，たとえ前歯部の反対咬合を改善しても顔貌はあまり改善されない．しかし多くの患者は，前歯被蓋の改善によって口元の審美性だけでなく会話やスマイルの自然感が得られることを歓迎する．

2）発音障害

　習慣性咀嚼で患者自身は咬合に問題を感じていない場合が多い．同様に発音障害においても，骨格性の下顎前突で低位舌の場合に歯擦音や破裂音が影響を受けるとも言われるが，これが障害となるのはよほど重症の場合だけであろう．

3）咬合干渉，歯周組織に対する障害

　前歯被蓋が逆になっているので正常な前方誘導や側方誘導がなく，また，咬合力が歯の長軸に沿って働かないなど，咬合性因子が歯周組織に及ぼす為害性は大きい（図 10-2）．特に，機能性反対咬合や歯性の反対対咬では，逆被蓋を形成する上下前歯部に強い咬合干渉を生じていることがある．

4）顎関節障害

　機能性反対咬合では，切歯部の早期接触後に下顎が前方に誘導されるような咀嚼運動パターンが筋の反射機構によって後天的に獲得されているので，筋や神経組織が常にストレスにさらされていることが考えられる（図 10-3）．

逆被蓋と咬合干渉

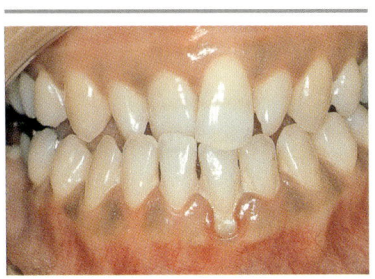

図 10-2　広範囲の反対咬合を示す症例．|1 のみが正常被蓋を呈するが，これは，|1 の唇側転位によるものと思われる．外傷性咬合が疑われる切歯の咬耗と |1 に著明な歯肉の炎症と退縮が認められる．

10 前歯部反対咬合の改善

下顎の前方誘導による関節部のストレス

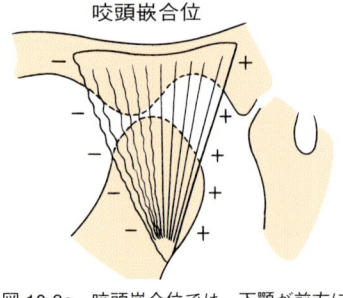

咬頭嵌合位

構成咬合位

図 10-3a 咬頭嵌合位では，下顎が前方に誘導されているので，顎関節部の靱帯が異常な緊張を示すと考えられる．

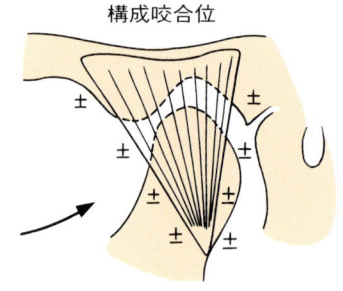

図 10-3b 本来の下顎頭の位置では，靱帯は均衡している．

図 10-3 〜 7 のイラストは，『歯科矯正臨床シリーズ 1 反対咬合 その基礎と臨床』（医歯薬出版）より改変引用

前歯部反対咬合の分類

1）中心咬合位による分類

　アングルの分類は，上下第一大臼歯の前後的な位置関係を基準にした不正咬合の分類で，反対咬合にはアングルの分類 I 級を示すものと III 級を示すものがある．

　I 級反対咬合では，頭蓋底に対する上下顎の位置は正常（I 級）で前歯部の被蓋関係が逆になっている（図 10-4a）．歯性の異常（上顎切歯の舌側傾斜もしくは下顎切歯の唇側傾斜）が主な原因と考えられる．上下の歯冠幅径の不調和がなければ，上顎前歯は舌側傾斜していることによって叢生を示し，下顎前歯は唇側傾斜していることによって空隙を示すだろう．このような症例では，上下前歯歯軸傾斜の異常と叢生空隙の問題は同根であり，その点では，治療が比較的容易であるといえる．ディスクレパンシーがある場合は，被蓋改善後に上下どちらかの前歯部に叢生空隙の問題が残るので，それをどのように解決するかによって難易度が高くなる．

　III 級反対咬合では，上下顎の位置は下歯列弓が上歯列弓に対して正常な位置より近心位で咬合する状態である（図 10-4b）．両側性と片側性があり，いずれも臼歯部に問題が及ぶので治療は困難であることが多い．

▶ 中心咬合位による分類
▶ 機能性の分類
　・真性下顎前突
　・仮性下顎前突（機能性下顎前突）
▶ その他
　・切歯の反対対咬
　・複数の臼歯部のクロスバイトを伴う場合

表 10-2　反対咬合の分類

中心咬合位による分類
　・アングルの分類
　　アングル I 級反対咬合，アングル III 級反対咬合
　・骨格性の分類
　　近遠心的分類，垂直的分類
機能性の分類
　・真性下顎前突（骨格性下顎前突）
　・仮性下顎前突（機能性下顎前突）
その他の分類
　・切歯の反対対咬
　・複数の臼歯部のクロスバイトを伴う場合

アングルの分類と反対咬合

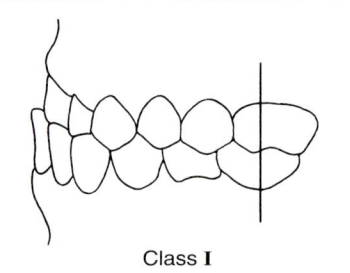

Class I

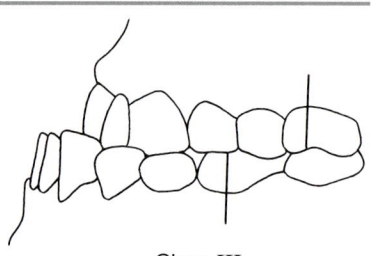

Class III

図 10-4a　アングル I 級反対咬合．頭蓋底に対する上下顎骨の位置（臼歯部の近遠心関係）は正常であるが，前歯が逆被蓋を呈する．

図 10-4b　アングル III 級反対咬合．下顎歯列弓が上顎歯列弓よりも正常より近心位を示す．

10 前歯部反対咬合の改善

骨格性の分類（図10-5）は上下顎歯槽基底の前後的関係による分類で，セファロ分析によってA点（上顎歯槽基底前方限界）－N（ナジオン）－B点（下顎歯槽基底前方限界）のなす角度が0°かそれ以下（この基準値は分析方法により異なる）の場合を骨格性III級として，骨格性I級および骨格性II級と区別している（図10-5）．骨格性III級は上顎骨の後退や下顎の前突を表わしている．その原因は，上顎骨の劣成長または下顎骨の過成長や前方位もしくはその両者によって顎の実質的な大きさにディスクレパンシーがあり，頭蓋部に対する上下顎の前後的位置関係がアンバランスになっていることによる．骨格性のIII級にはdolicho type（開咬傾向）およびbrachy type（過蓋咬合傾向）がある（図10-6）．いずれの場合も，成人では治療が非常に困難な症例である．

骨格性の分類と反対咬合

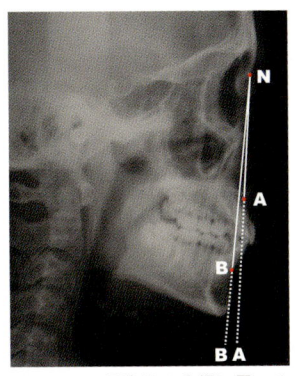

図10-5a　骨格性の分類に用いるセファログラムトレース上の基準点とANB角．

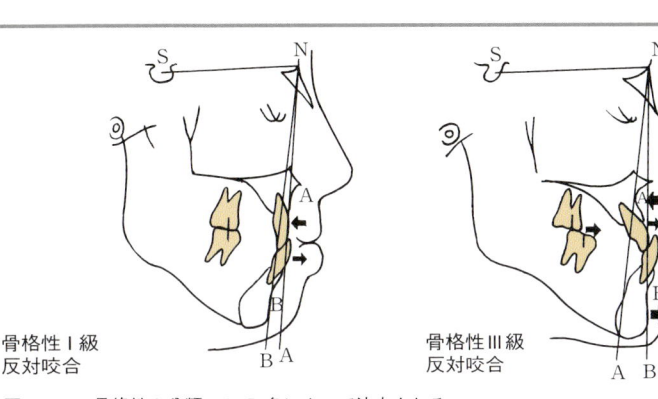

図10-5b　骨格性の分類．ANB角によって決定される．

骨格性I級 反対咬合

骨格性III級 反対咬合

骨格性III級のdolico facial/ brachy facial type

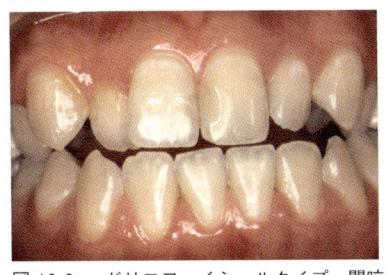

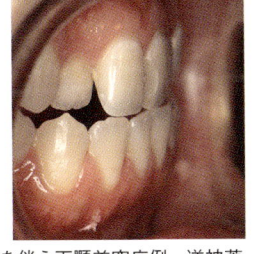

図10-6a　ドリコフェイシャルタイプ．開咬を伴う下顎前突症例．逆被蓋を呈しており，顎角は大きい．

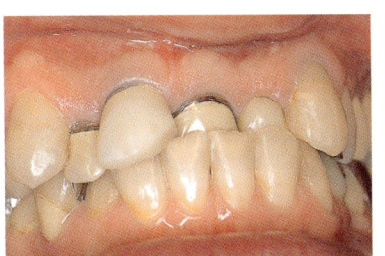

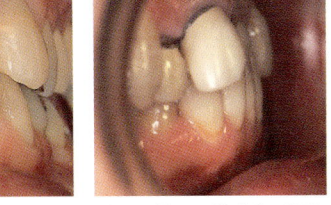

図10-6b　ブラキオフェイシャルタイプ．過蓋咬合を伴う反対咬合．顎角は小さい．

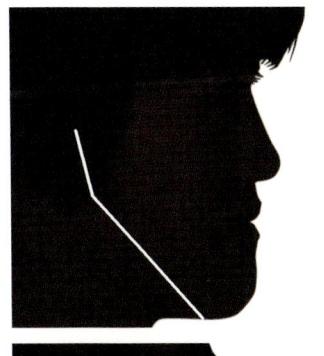

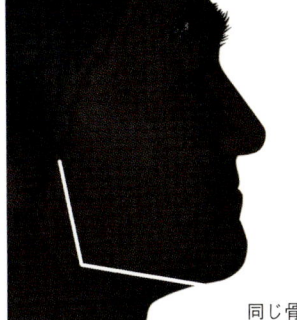

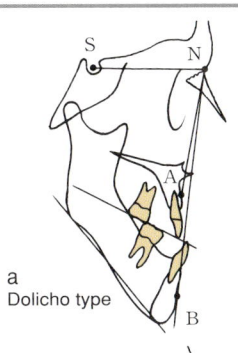

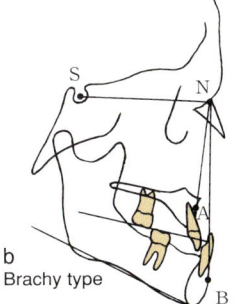

a Dolicho type

b Brachy type

同じ骨格性III級でも，垂直性の骨格パターンの違いによって開咬傾向がある場合（a）と過蓋咬合傾向がある場合（b）がある．

197

2) 機能性の分類

真性下顎前突

骨の成長パターンの異常によって生じた上下顎関係の前後的不正状態で，下顎骨の過成長または頭蓋底もしくは上顎骨の劣成長を伴う．骨格性の下顎前突と同義であり，治療は非常に困難である．

仮性下顎前突（機能性下顎前突）

前歯部の咬合干渉によって下顎が前方位を取る結果起こった反対咬合で，いわば機能性の下顎前突というべきものである．このタイプの下顎前突は，下顎の前方誘導とオーバークロージャーがあり，安静位では切端咬合より後方の下顎後退位（構成咬合位）をとれることが特徴である．骨格性下顎前突の場合には構成咬合位での関節窩に対する下顎頭の位置が咬合嵌合位と比べてほとんど変化していないが，機能性下顎前突の場合は，咬合嵌合位の下顎頭はより前方に変化している（図 10-7）．

骨格性下顎前突と機能性下顎前突の咬合位

骨格性下顎前突では，下顎頭の位置は構成咬合位と咬頭嵌合位でほとんど変化がない（a）が，機能性下顎前突では，咬頭嵌合位の下顎頭はより前方位にある（b）．

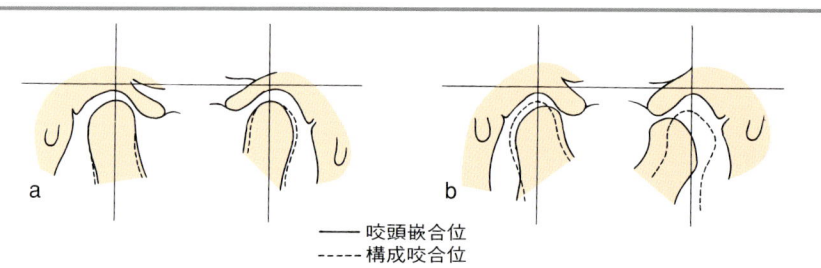

―― 咬頭嵌合位
----- 構成咬合位

図 10-7　骨格性下顎前突

滝本和男監修『歯科矯正臨床シリーズ1　反対咬合　その基礎と臨床』（医歯薬出版）より

3) その他

切歯の反対対咬（図 10-8）

乳切歯の晩期残存や萌出余地不足によって上顎切歯が舌側に傾斜し，見かけ上逆被蓋を呈している症例は，個々の歯の位置異常として叢生に分類されるべきもので，通常反対咬合とはいわない．このようなケースでは，歯を移動させるスペースがあるならば治療は容易である．

乳切歯残存による切歯の反対対咬

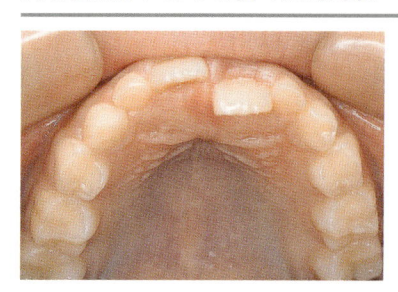

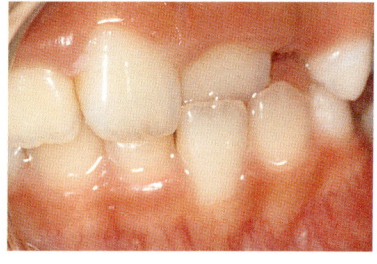

図 10-8　|1 の舌側傾斜による反対対咬．同部の乳切歯が残存したため，後継永久歯が萌出異常となった．|1 は咬合性外傷性咬合となっていて歯肉の退縮がみられる．できるだけ早期に改善する必要がある．

複数の臼歯部のクロスバイトを伴う場合（図 10-9）

前歯部だけでなく臼歯部にも逆被蓋が認められる症例は，骨格性の下顎前突であると考えられる．下顎骨の幅径のほうが上顎骨のそれよりも大きく，

上下顎の幅径の不調和に起因している．このような症例では，すでに下顎臼歯は舌側傾斜，上顎臼歯は頰側傾斜していることが多いので，これをさらに増悪するような歯の移動は避けなければならない．包括的矯正治療でも非常に難しい治療となり，外科矯正が必要な場合もある．

臼歯の逆被蓋を示す骨格性下顎前突

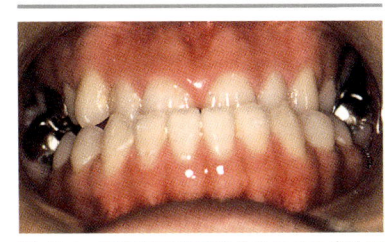

図10-9 臼歯部の交叉咬合を示す骨格性下顎前突症例．上顎歯列は叢生を示すが，下顎歯列には大きな叢生がないことから分かるように，明らかに上顎が劣成長で小さい．

前歯部反対咬合の鑑別と難易度

▶骨格性，機能性，歯性の鑑別方法
▶限局矯正の適応症の目安

　反対咬合は治療の困難な症例が多いので，最も重要なことはその難易性を予測することである（表10-3）．大まかに言って骨格性の反対咬合は難しく，機能性や歯性は比較的容易である．もちろんその他の条件の違いによって難易度が異なることを忘れてはならない．成人では臨床的に骨格性と機能性をはっきり分けることは難しいが，全く機能性の要因を持たない症例は限局矯正の対象ではなく，包括的矯正治療でも妥協的な治療となり，外科矯正の適応症とすべきことも少なくない．しかし，成長による変化を考慮する必要がないので現在の顎態から判定できるという点では，小児の治療よりも診断は容易である．
　骨格性，機能性，歯性の鑑別方法についてまとめた（表10-4）．

表10-3　前歯反対咬合の治療難易度

	難易度	
アングルⅠ級反対咬合	＜	アングルⅢ級
機能性（仮性）反対咬合	＜	骨格性（真性）
切歯（歯性）反対咬合	＜	臼歯部のクロスバイト
過蓋咬合	＜	開咬

ただし，ほとんどの症例に複数の要因が混在する

1）骨格性，機能性，歯性の鑑別方法

　機能性の反対咬合は，手指によって軽く下顎を誘導しながら閉口運動を行った際，まず切端咬合を示し，その後は上顎切歯切端が下顎切歯舌面に接触しながら誘導されて，下顎が前方へ導かれ前歯部反対咬合になる．
　骨格性の要因が強いと鑑別される場合は，難易度が高いと考えてよい．表10-5に難易度の判定を示す．

2）限局矯正の適応症の目安

　前歯部反対咬合の治療は審美性が重視されるので，限局矯正の適応症となるかどうかを判定するには，反対咬合の治療基準だけでなく，適切な歯の排列と被蓋関係の獲得などスペースコントロールが容易か否かをも判定しなければならない（6章参照）．
　表10-5のような条件を満たす反対咬合は，限局矯正治療の適応となる．
　このためセットアップ模型を用いた被蓋改善後の予測が有用である（図10-15）．セットアップ模型により，被蓋改善後のディスクレパンシー（前歯

10 前歯部反対咬合の改善

表 10-4 骨格性，機能性，歯性の鑑別

	骨格性	機能性	歯性
上下顎骨の大きさ（セファロ分析による）	平均値より下顎骨が大きいまたは／かつ上顎骨が小さい	ほぼ正常	ほぼ正常
下顎骨形態（図10-6）	下顎角が大きく（130～140度）開咬または，下顎角が小さく過蓋咬合	下顎角は，骨格性と比較すると小さい（約120度）	一定の特徴はない
切歯歯軸 　上顎前歯 　下顎前歯	唇側傾斜 舌側傾斜 平均値より上顎が唇側傾斜しているまたは／かつ下顎が舌側傾斜している	上下ともほぼ正常か，上顎が舌側傾斜している	舌側傾斜 唇側傾斜 上顎が舌側傾斜しているか，下顎が唇側傾斜している

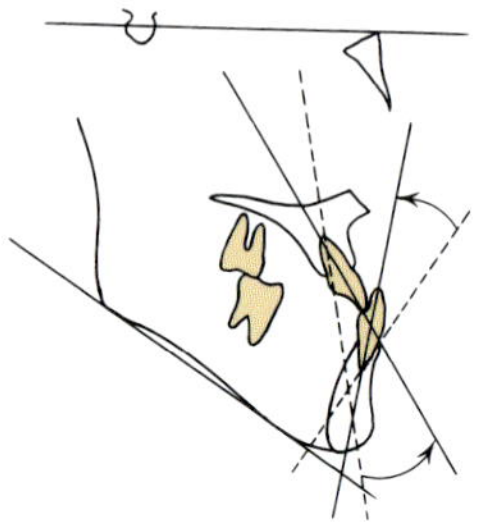

図 10-10a　骨格性下顎前突にみられる歯性の代償的傾斜．上下切歯がコンタクトを求めて上顎はより唇側に，下顎はより舌側に傾斜する．

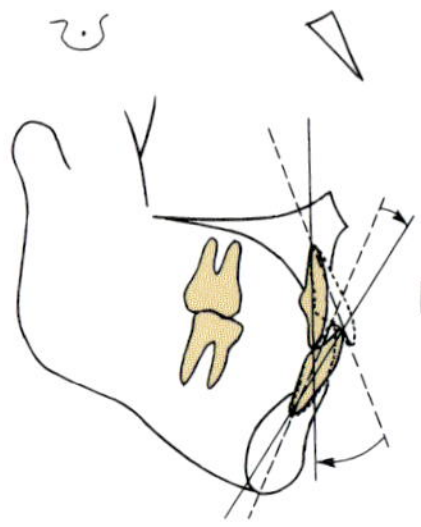

図 10-10b　機能性もしくは歯性の反対咬合では，骨格性とは逆に上顎切歯が舌側に，下顎切歯が唇側に傾斜することが多い．

―― 代償的な歯の傾斜
---- 本来の正常な歯軸

図10-10，10-11は『歯科矯正臨床シリーズ1　反対咬合　その基礎と臨床』（医歯薬出版）より改変引用

下顎の閉口運動	前後的に滑らかなカーブを描く	切歯が接触する前後で，カーブが反転し下顎が前方に動く（術者の手指によって下顎を誘導すると切端咬合位かそれ以上に後退させることができる．構成咬合位の採得）	ロックされていることがある

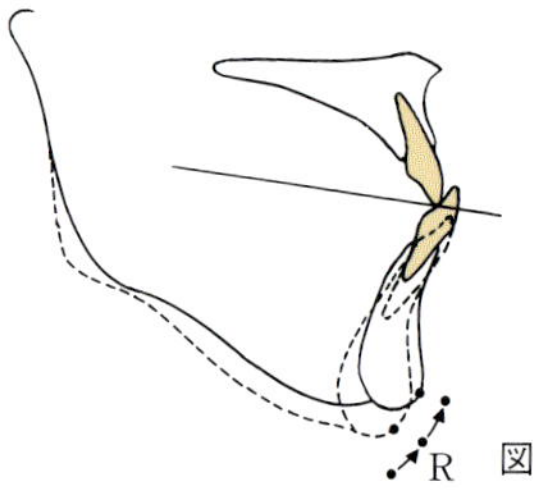

図 10-11a　動きは一定で滑らかなカーブを示す．

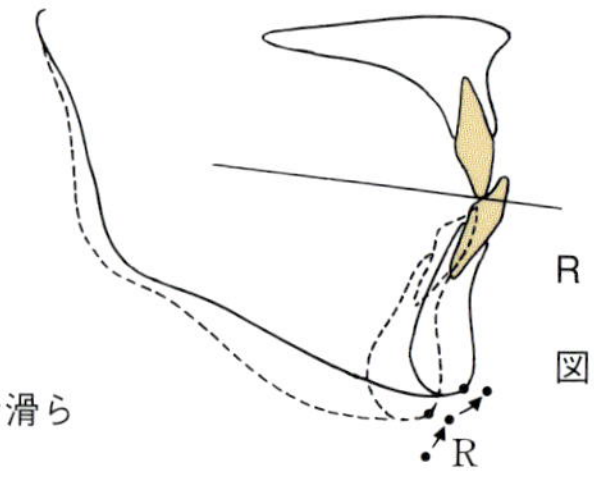

R＝下顎安静位

図 10-11b　切歯が接触する前後で閉口運動の動きが変化する．

臼歯関係 　歯列弓関係 　顎関係	Ⅲ級 Ⅲ級 安静位でも咬合位でも明らかにⅢ級	Ⅲ級 Ⅲ級 咬合位ではⅢ級 安静位ではⅠ級	Ⅰ級 Ⅰ級 安静位でも咬合位でもⅠ級を示すことが多い
前歯被蓋	通常浅い（brachy typeでは例外もある）	オーバークロージャーの状態で被蓋は深く，安静位空隙が大きい	一定の傾向はない
犬歯関係	上顎犬歯が逆被蓋		

表 10-5 限局矯正治療の適応となる反対咬合

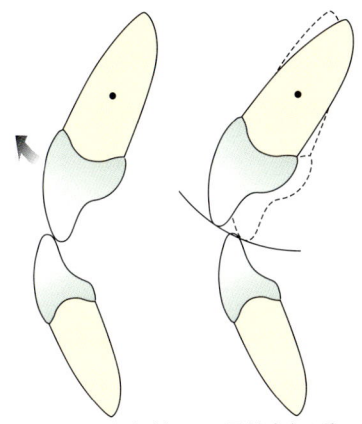

図 10-12 唇側傾斜による反対咬合の改善は，被蓋が浅くなるので位置が安定しにくい．

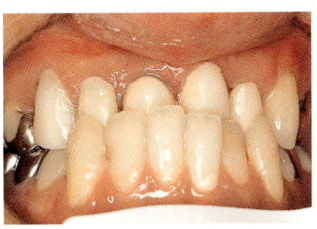

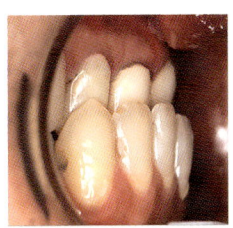

図 10-13 被蓋が深い骨格性反対咬合症例．治療は比較的容易である．

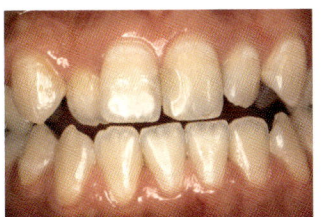

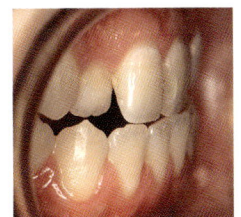

図 10-14 被蓋が浅く開咬の反対咬合症例．治療は難しい．

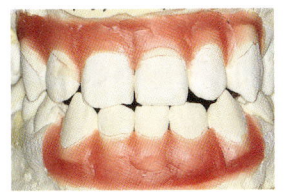

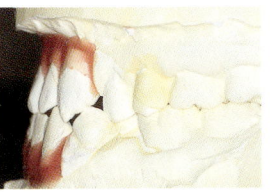

図 10-15 セットアップモデルにより排列予測

- **構成咬合位をとることができる**
  構成咬合位をとることができ，構成咬合位において，上顎前歯（犬歯を含む）歯槽基底部が下顎歯槽基底部の外側にある．

- **犬歯が逆被蓋でない**
  犬歯が逆被蓋を呈している場合，限局矯正治療で改善することは難しい．犬歯間幅径を変化させることは後戻りにつながる．ただ，犬歯関係がⅠ級（下顎犬歯と第一小臼歯の隣接面部に上顎犬歯の咬頭がきて被蓋改善時に大きな干渉がない場合）は，犬歯誘導を確立する程度の唇側移動が可能であることが多い．

- **上下前歯歯軸傾斜が正常の範囲にある**
  上顎前歯が舌側傾斜，下顎前歯が唇側傾斜している症例は，歯性または機能性の反対咬合であり，治療は比較的容易である．それに対して正常の範囲を逸脱して上顎前歯が唇側傾斜または下顎前歯が舌側傾斜している症例は，骨格性の異常が強いことを予想させる．また，治療によって傾斜を増悪させるだけでなく，被蓋が浅くなってバーティカルストップが得られないことも起こるので注意が必要である（図 10-12）．

- **オーバーバイトが大きい．**
  前歯部被蓋が大きいケース（図 10-13）はオーバークロージャーである可能性が高いので，機能性下顎前突と考えられ治療は比較的容易であり，予後も安定しやすい．反対に被蓋が浅い症例（図 10-4）は，上顎前歯の唇側傾斜によってさらにオーバーバイトが小さくなるので，後戻りしやすい．

- **臼歯部は正常咬合**
  臼歯部にクロスバイトや叢生がある場合は，骨格性の異常が強いだけでなく治療後の咬合の安定に問題があるので後戻りしやすく治療は難しい．臼歯部咬合関係がⅢ級の場合も同じである．

- **顔貌が著明な受け口でない**
  顔貌の受け口が著明な場合は，骨格性の下顎前突であることが多い．

- **上顎 4 前歯のうち少なくとも 1 歯は歯軸が正常で正常被蓋を示す**
  4 前歯が逆被蓋の場合は，骨格性異常であることを予想させる．また，1歯は正常被蓋を示す症例でも，それが強い唇側傾斜を示す場合は骨格性異常の可能性が高い．また，骨格性でない症例でも，多くの歯を唇側移動させるためには強固な固定源が必要である．

- **被蓋改善後の前歯部におけるボルトンインデックスが標準範囲である**
  適切な被蓋関係を完成させるためには，セットアップモデルによる排列予測を行う必要がある（図 10-15）．

- **被蓋改善後の前歯部におけるディスクレパンシーがない**
  セットアップモデルによる排列予測を行い（図 10-15），ディスクレパンシー（歯槽基底の長さとそこに排列されるべき歯の歯冠幅径の和との差）を予測する必要がある．大きな不調和がある場合は，歯冠修復やストリッピングなどの空隙の調節が必要になる．

- **前歯部に補綴治療を予定している**
  被蓋改善後には歯間空隙ができることが多い．また，ディスクレパンシーやボルトンインデックスに問題がある場合も補綴治療によってスペースコントロールが容易になる．

被蓋関係）を予測してそれに対する処置を考慮することができる．また，審美性や補綴治療の要不要を予測してインフォームドコンセントを得ることができる．

前歯部反対咬合の治療方法

成人の前歯部反対咬合は，機能性か骨格性かあるいは歯性かによって対処方法が異なる（表10-4）．

1）機能性（仮性）反対咬合の改善

小児期の機能性（仮性）反対咬合は，その後の上下顎の発育や筋，神経組織に影響を及ぼし，成人では骨格性（真性）に移行することが多いが，成人でも機能性の要素を持っている症例がある．その場合は歯性の改善によって治療は比較的容易である．ただし臼歯部で咬合挙上が必要になる症例が多い．

2）骨格性（真性）の下顎前突の改善

成人患者では，骨格性の下顎前突に対して根本的な治療を行うことは外科矯正を行わないかぎり不可能である．妥協的に歯性の改善で，被蓋を変えるためには，下顎切歯を歯軸傾斜の限界内で舌側に移動させる．そのために下顎小臼歯もしくは前歯の便宜抜去によって舌側移動のスペースを獲得する場合が多い．アングルⅢ級症例では臼歯の咬頭嵌合を得るために上顎小臼歯を抜歯することがある．

3）限局矯正による治療

長期間にわたって早期接触による前方誘導がある機能性反対咬合のケースでは，咬耗によって前歯の歯冠が異常な形態になり，あるいは歯冠修復が行われている場合が多く，補綴治療と限局矯正治療の組み合わせで対処しうる．
　限局矯正による前歯部反対咬合の治療は歯軸の唇舌側傾斜によって行う．上顎前歯を唇側移動するか下顎前歯を舌側移動するか，もしくはその両者である．

（1）リンガルアーチによる上顎前歯の唇側移動（Case 10-1）

上顎切歯が舌側傾斜している症例では，唇側への傾斜移動によって治療することができるので，リンガルアーチの適応となる．床装置でも同様に治療できるが，成人にとって違和感が大きいことと可撤式装置であるがゆえの不確実さが欠点である．リンガルアーチの最も優れている点は矯正装置が見えないことである．装置は技工室で作製するが，調節はチェアサイドの操作となりやや時間と熟練を要する．歯の移動は単純な唇側への傾斜移動なので，被蓋改善後に近遠心的な位置異常を改善する必要がある場合は，セクショナルアーチによる排列に切り替える（Case 10-2）．補綴治療を予定している症例は，リンガルアーチのみで治療可能な場合もある．リンガルアーチの使用上の注意点は二つある．前歯被蓋の浅い反対咬合では，傾斜移動によって被蓋改善と共に開咬になることがある．エッジワイズ装置によってある程度は

▶ 機能性（仮性）反対咬合の改善
▶ 骨格性（真性）の下顎前突の改善
▶ 限局矯正による治療
　・リンガルアーチによる上顎前歯の唇側移動
　・セクショナルアーチによる上顎前歯の唇側移動
　・セクショナルアーチによる下顎前歯の舌側移動
　・咬合挙上板の使用
▶ 治療上の注意
　・歯周組織の問題
　・保定
　・顎関節に対する注意
　・インフォームドコンセント

表10-6　リンガルアーチの特徴

・唇側への傾斜移動
・大まかな近遠心的な位置異常の改善
・前歯被蓋の浅い反対咬合
　➡ 被蓋改善に伴って開咬に
・大臼歯（固定源）への反作用
　➡ 臼歯部に空隙発現

挺出させることができるが，このような症例はもともと開咬傾向があるので，それにも限界はある．もう一つは固定源である左右大臼歯の位置の変化である．特に被蓋改善に時間がかかった場合は，大臼歯の遠心傾斜が起こり臼歯部に空隙が発現することがある．多くの症例では，リンガルアーチ撤去後に自然に大臼歯の位置が元の状態に回復してくるが，空隙が残る場合は，成人ではフードインパクションによって歯周病のリスクファクターとなるので，被蓋改善後にこの空隙を閉鎖しなければならない．その場合は，臼歯部を含めたエッジワイズ装置が必要になる．

(2) セクショナルアーチによる上顎前歯の唇側移動

ユーティリティーアーチかスペースオープニングループを用いて上顎前歯の唇側移動を行う．被蓋改善後に排列の調節が必要な場合もそのまま移行できる点が有利であるが，上顎の唇側歯肉歯槽骨の厚みに限界があるので，理想的なトルクコントロールはできないことが多い．治療前の被蓋が深い症例では，下顎切歯と接触してブラケットが上顎前歯の正しい位置に装着できないことがある．そのような場合は，初めはリンガルアーチを使用したほうがよい．固定源は，リンガルアーチやホールディングアーチを使用して加強固定をするべきであるが，固定源が変化する危険性がある．

(3) セクショナルアーチによる下顎前歯の舌側移動（Case 10-3）

下顎前歯歯軸傾斜が正常の範囲内の場合は，下顎前歯の舌側傾斜と上顎前歯の唇側移動を併用することによって被蓋改善が容易になる．舌側移動を行うには歯間に空隙が必要なので，ストリッピングや前歯1歯抜去（three incisor）を行う場合もある．しかし，下顎前歯が正常値よりも舌側傾斜している場合には，それ以上の舌側移動を行ってはならない．

(4) 咬合挙上板の使用

小児や若年者では，フリーウェイスペースを使ってスムーズに被蓋改善が行われる．しかし，成人では，上顎前歯が被蓋を越えるときの早期接触は，短期間といえども極力避けるべきであり，そのために下顎に咬合挙上板を装着する（図10-16）．このプレートは，歯の挺出を防ぐために下顎の全ての歯の咬合面を覆い，前歯以外の対合歯を接触させる必要がある．患者には食事とブラッシングの時以外の常時装着を指示しておく．オーバークロージャーがあり，安静位空隙の大きい症例では，成人にとっても挙上板の装着はそれほど苦痛ではない．

咬合挙上板の使用

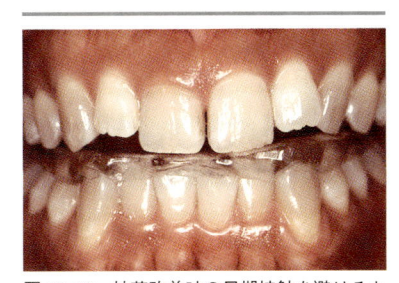

図10-16 被蓋改善時の早期接触を避けるために下顎に咬合挙上板（バイトプレート）を装着する．

4) 治療上の注意

歯周組織の問題

機能性の反対咬合では咬合性外傷によって上下前歯部の歯槽骨が吸収している場合がある．そのような症例では傾斜移動によってさらに上顎唇側の骨

が失われる可能性があるが，それでも咬合性の因子を改善するためには被蓋の改善が必要である．唇側歯肉の退縮を防ぐために付着歯肉を前もって増大しておくことも考慮する．

保定
被蓋が深ければ咬合力によって前歯の位置が維持されるので逆被蓋への後戻りは少ない．しかし，被蓋改善後に歯間空隙が残る場合は，近遠心的な位置が不安定になるので補綴治療による永久保定が必要である．

顎関節に対する注意
成人に対して，チンキャップ，アクチベーターなどを用いてはならない．いずれも下顎頭を関節窩内に押し込むことになるので，顎関節にとって非常に為害性が大きい．同様に，反対咬合の治療を行って前歯の被蓋が改善されることで下顎の後退が引き起こされる可能性があるので，被蓋改善後は顎関節の状態を注意深く観察する必要がある．

また，被蓋改善後に上顎前歯部に歯間空隙ができた場合，それを舌側移動によって閉鎖することには注意を要する．歯間空隙がある場合は，歯の近遠心移動によって調節するか補綴治療によって改善したほうがよい．被蓋改善後または保定中に，中心咬合時に上下切歯の接触が非常に強い場合や前歯の動揺が収まらない場合は，下顎骨の前進による咬合干渉を疑わなければならない．安易に上顎前歯に連結冠による永久保定やスプリンティングを行うと顎関節の障害を引き起こす可能性がある．

インフォームドコンセント
成人の反対咬合は患者の審美的な要求が強いので，被蓋改善だけでは満足させられないことが多い．リンガルアーチは，治療中の審美性は高いが歯軸や排列のバランスなどの調整には限界がある．そのために，最終的に唇側にエッジワイズ装置を用いることや治療後に補綴治療が必要になる場合もあること，またその治療に要する期間などについて，治療前に説明しておく．

反対咬合は歯周組織や咬合に障害となりやすい，それだけでなく，反対咬合患者の多くは特有の顔貌を呈するが，多くの人はある程度の年齢になるとたとえ内心気にしていても治療をあきらめている．しかし，顔貌が人生に及ぼす影響は否定できない．そのために，前歯反対咬合の改善は大きな意味を持つと考えられる．成人にとって治療上の大きな問題は，治療に要する時間や装置であろう．包括的矯正治療や外科矯正が必要な場合も多いが，症例によっては，限局矯正治療によってできるだけ短期間で患者にとって大きな改善が得られる場合もある．小児だけでなく若年者では専門医による根本的な治療を行うべきであるが，特に補綴治療が必要な場合などは一般臨床医による限局矯正治療も重要なオプションであると考えられる．

10 前歯部反対咬合の改善

Case 10-*1* 4前歯の反対咬合（骨格性 III 級）

初診時年齢 29 歳 4 ヵ月，女性
1. 切端咬合の構成咬合位がとれる
2. 犬歯被蓋は正常
3. 上下切歯歯軸は不正
4. オーバーバイトは不正
5. 臼歯部被蓋は正常
6. 顔貌は強い受け口様でない
7. 4前歯がクロスバイトを示す

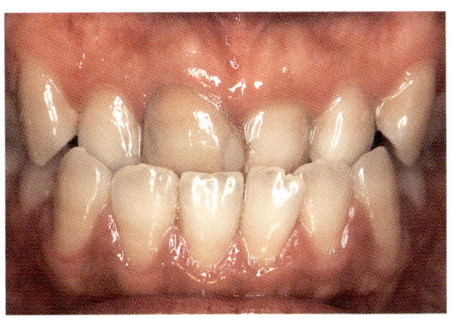

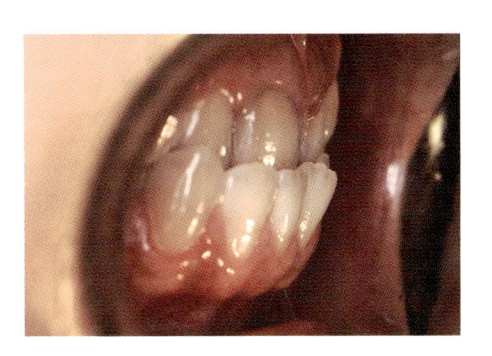

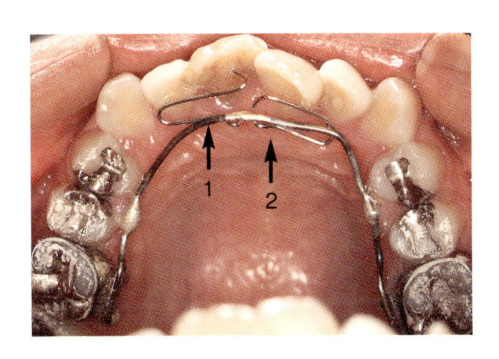

a 初診時．上顎4前歯がクロスバイトを呈している．

b リンガルアーチの装着後，弾線を用いて，まず，2|1 を唇側移動してから，次に |1 2 を唇側移動した．

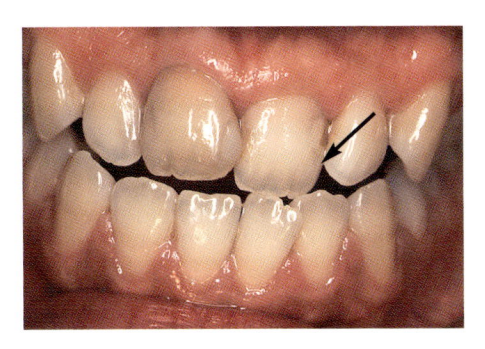

c リンガルアーチによる被蓋改善途中．|1 の唇側移動中で被蓋を越えるところで早期接触している．

205

10　前歯部反対咬合の改善

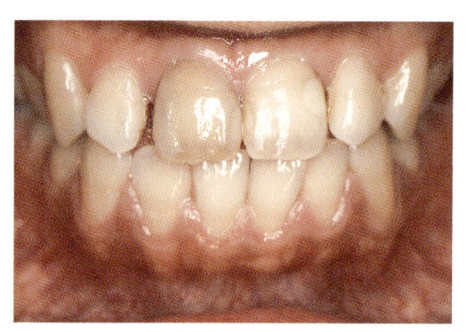

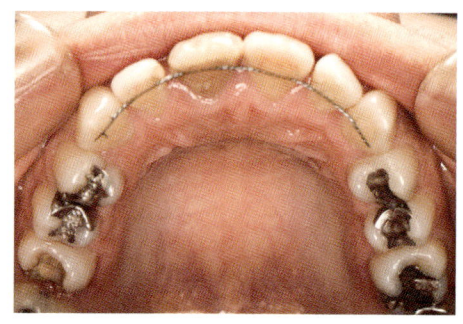

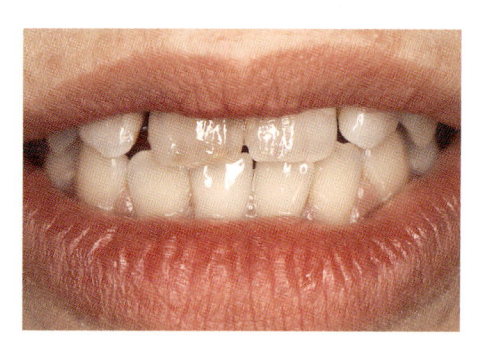

d　動的治療期間7ヵ月で4前歯の被蓋を改善した後，マルチストランドワイヤーで保定した．ボルトンインデックスの不調和によって，1̲|と|2̲の間に約0.5mmのスペースが残った．

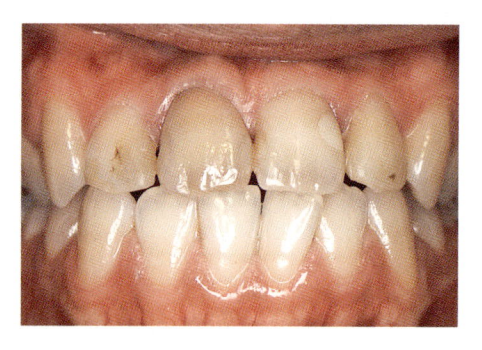

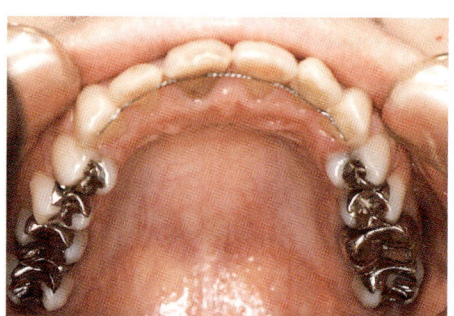

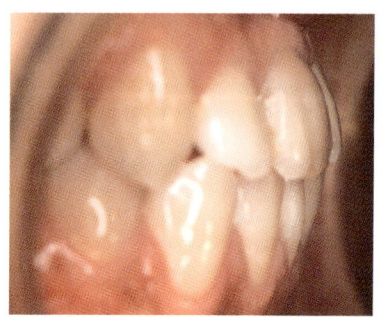

e　上顎に残った空隙は隣接面にレジンを添加して閉鎖した．

Case 10-2 前歯・臼歯の部分的な反対咬合

1. 切端咬合の構成咬合位がとれる
2. 犬歯被蓋は右側がクロスバイトで左側は正常
3. 上下切歯歯軸は不正
4. オーバーバイトはやや浅い
5. 臼歯部は一部でクロスバイト
6. 顔貌は強い受け口様ではない
7. 3前歯がクロスバイト

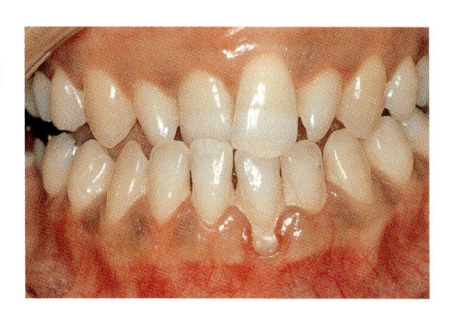

a 初診時．$\frac{2|1}{2|1}$，犬歯より遠心の右側は咬頭対咬頭の関係を示す．下顎前歯部に歯石やプラークの付着が多く，特に，$\overline{1|}$部歯肉に著しい炎症が認められる．
上顎右側前歯部は舌側傾斜や捻転が認められ叢生状態である．$\overline{|1}$の唇側切端部に咬耗による斜面が認められることから機能性が疑われる．
上顎が叢生を示すのに対して下顎の歯間には空隙が認められることから，下顎骨の過大すなわち骨格性下顎前突が疑われる．歯冠幅径はやや小さい．

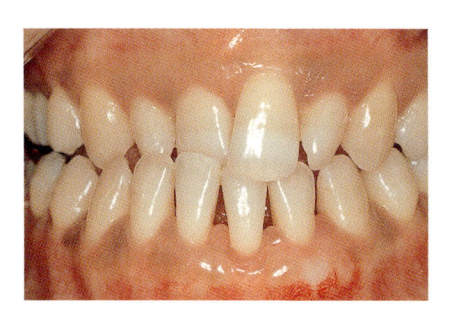

b 初期治療終了時には下顎前歯の炎症が改善している．

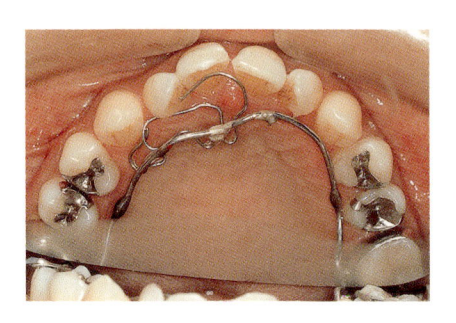

c 機能性因子を有する骨格性下顎前突と診断した．主訴である審美性の問題だけでなく，歯周組織の改善のためにも反対咬合を改善することが重要である．リンガルアーチに鑞着した弾線によって右側切歯を唇側移動した．

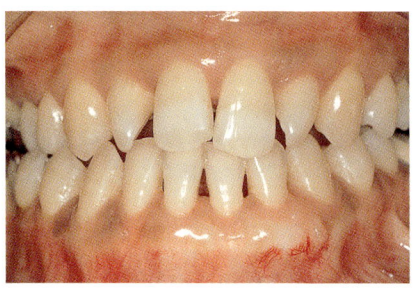

d 右側3前歯の正常被蓋が得られた．

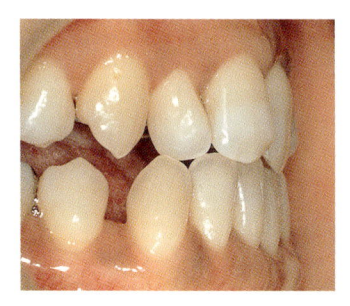

10 前歯部反対咬合の改善

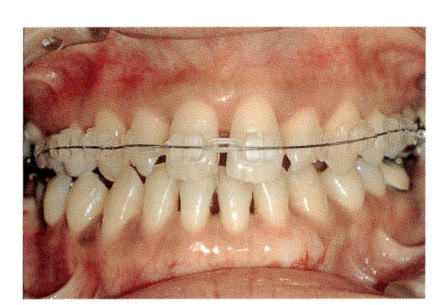

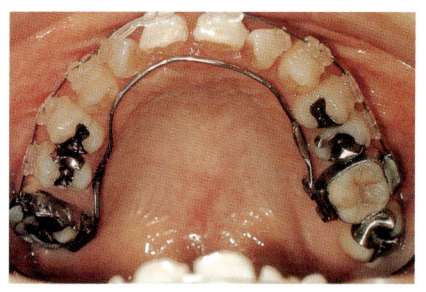

e 捻転などの排列を改善するためにエッジワイズ装置を装着した．被蓋改善が得られると，患者の協力が得られやすくなる．
リンガルアーチの主線を歯の舌側面に接触させて，移動した前歯が舌側に後戻りしないようにした．この時点では前歯の唇側移動の反作用によってリンガルアーチの固定源の大臼歯が遠心移動し，臼歯部に歯間空隙ができている．

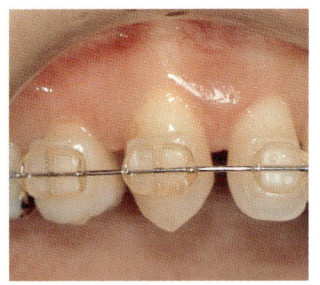

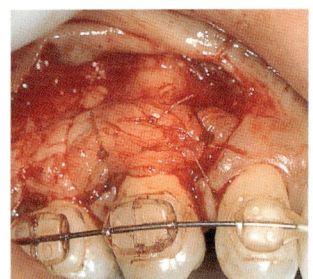

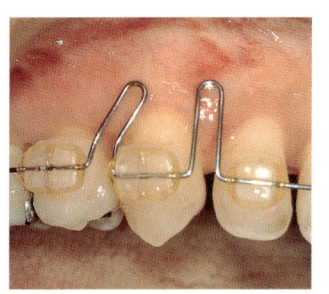

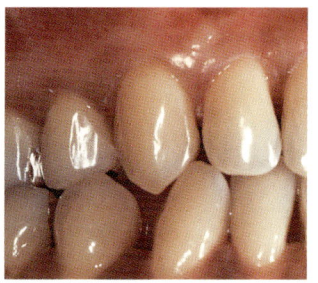

f 犬歯誘導を得るために上顎右側犬歯をさらに唇側移動させる必要があったが，付着歯肉が少ないので歯肉退縮の危険性があった．そこで，結合組織移植を行った．その後ダブルバーティカルループを用いてわずかに唇側移動した．

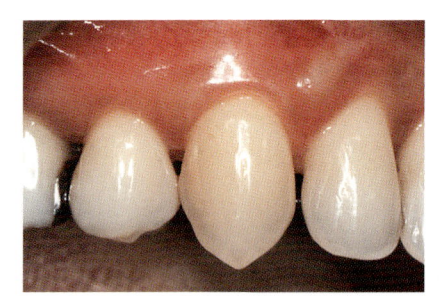

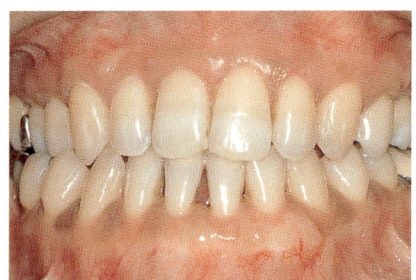

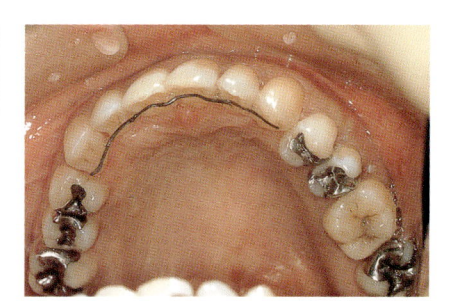

g 動的治療終了時．3|の歯肉退縮はない．同咬合面観．リンガルリテーナーを接着して保定した．臼歯部の歯間空隙は閉鎖されている．

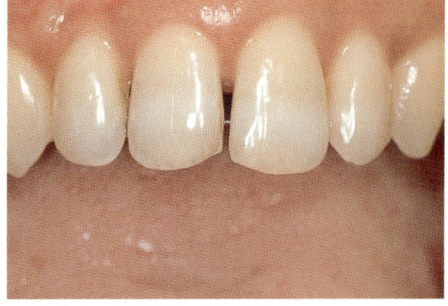

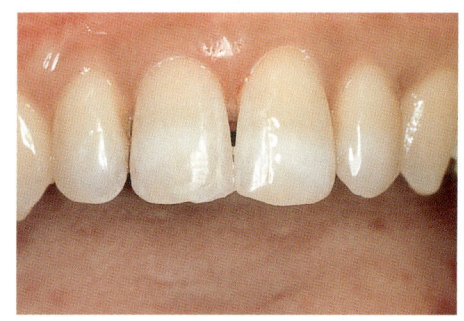

6 保定中に正中離開が認められたので，レジン接着にて空隙を改善した．このような空隙を後戻りとして舌側移動によって閉鎖してはならない．

Case 10-3　上顎4前歯の欠損補綴を伴う前歯の反対咬合の改善

初診時 19歳5ヵ月，男性
事故にて上顎4前歯を喪失
1. 犬歯被蓋は正常
2. 下切歯歯軸はほぼ正常
3. 臼歯部被蓋は正常
4. 顔貌は受け口様

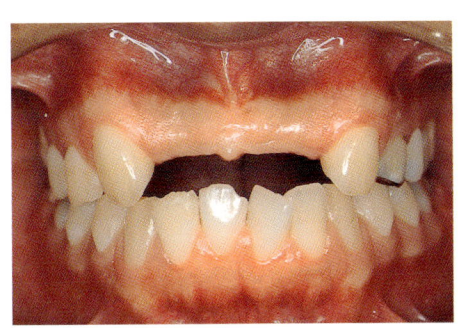

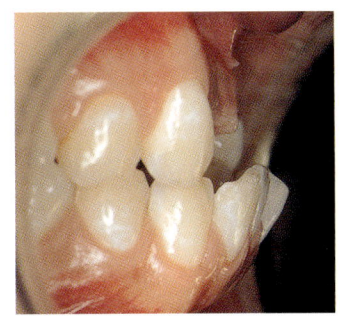

a　初診時．事故により上顎4切歯が失われている．下顎切歯は叢生があるとともに唇側傾斜しており，現状の被蓋では適切な補綴治療を行うことができない．

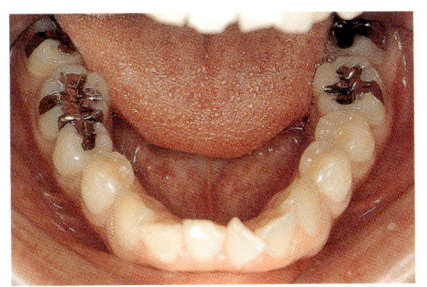

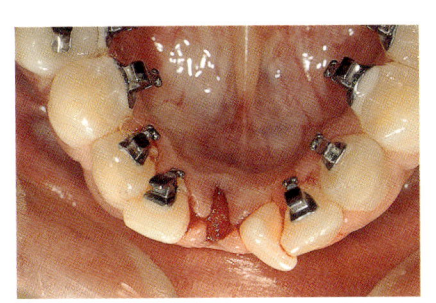

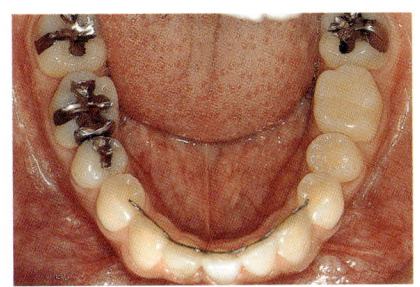

b　下顎切歯を1本抜歯して three incisor にて叢生を改善し，同時に前歯の舌側移動を行った．本人の希望により下顎歯列舌側矯正を行った．

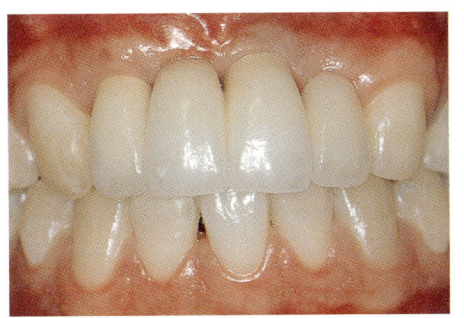

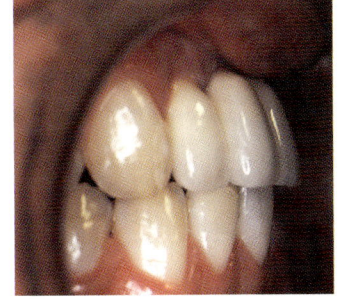

c　上顎はインプラントにより欠損部が補綴されている．

11 フレアアウトの改善

　フレアアウトとは，歯周病により歯槽骨の支持が失われて歯が移動し，前歯部が唇側傾斜，挺出，空隙を示す状態である．まず初めに歯周治療が必要であるが，歯周治療のみで歯列の状態がそのままでは，機能的および審美的に問題が残るだけでなく予後が不安定である．補綴治療をするにも適切な治療ができないことが多い．そのために，病的な移動を起こしている歯列を矯正治療によって改善することが必要になる．

　フレアアウトの状態や程度はさまざまで，その原因となっている歯周病の状態や程度との関連も一様でなく，また，咬合様式や軟組織の圧力などが複雑に関与している．治療に際しては，現症を把握して難易度を見極めなければならない．また，重篤な歯周病や咬合の崩壊に対処しなければならない症例が多いので，歯周治療，補綴治療，矯正治療などを包括した治療が必要であり，そのために現実的で綿密な治療計画を立てて行うことが重要である．

病的な歯の移動とその診断

1）フレアアウトと病的な歯の移動

　萌出後の歯の移動には，病的な移動と生理的な移動がある．このうち生理的な移動はドリフト（physiological migration または drift）と呼ばれ，口腔内の生理的な圧力のバランスの変化によって起こる．

　病的な歯の移動（pathological migration）＊は，「頭蓋を基準にした正常な歯の位置に歯を保持する力が破壊された結果起こる，歯の位置の変化」と定義されている．歯周病患者に高い確率で認められ，外見を大きく損なうので歯科治療を受診する動機になることも多い．症状は，進行性の唇側傾斜，歯間離開，挺出，捻転や近遠心傾斜などの歯軸異常などで，中程度から重度の歯周病患者の約 30 ～ 50 ％にみられるという報告がある．症例報告や臨床所見から，病因は多様複雑で，付着の喪失，組織の炎症，咬合因子，習癖，補綴されない歯の欠損，頬小帯，医原性疾患などが考えられている．さらに，ブラキシズム，舌癖，口唇癖，指しゃぶり，管楽器の演奏などの特殊な要因の関連も指摘されている．これらの病因とパソロジカルマイグレーションの関係またはそれらの相対的な重要性についての科学的なデータはほとんどなく，また，診断，予防法，治療法についても正確にはあまり知られていない．

▶フレアアウトと病的な歯の移動
▶フレアアウトの問題点
　・歯列
　・歯周組織
　・顔貌
　・軟組織
▶フレアアウトの発現の仕組み
▶フレアアウトの診断と分類
　・顎態による影響

＊日本では，pathological migration はあまり使われず，ほぼ同義語であるフレアアウト（flare out）がよく用いられる．

フレアアウト flare out

一般的に上下前歯の唇側傾斜および臼歯の頬側傾斜をフレアアウトと呼ぶ．

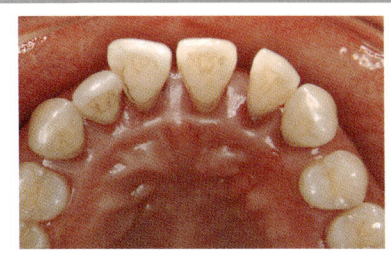

図 11-1　上顎切歯が唇側に傾斜し歯間に空隙が発現している．

pathological migration	
唇側へのフレア	90.9 %
正中離開	88.6 %
捻転	72.7 %
挺出	68.2 %
傾斜	13.6 %

Towfighi; 1997 より引用

ドリフト physiological migration(drift)

生理的な歯の移動．歯の近心移動傾向や歯が欠損した部位への隣在歯の移動など．

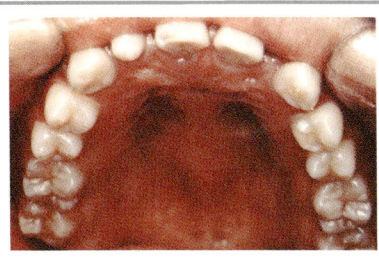

図 11-2　2|2 が先天欠如しており，歯がドリフトしてその空隙が分散している．

2) フレアアウトの問題点

(1) 歯列

　前歯部に唇側傾斜や挺出が起こり，その結果過蓋咬合になっていることが多い．歯間空隙や叢生がみられる場合もある．前歯は，挺出を阻止するための咬合力による抵抗がない上に，前後的なコンタクトが多い．すなわち咬合力は，歯軸に対して前方および側方に優勢に働くので病的な移動を起こしやすい．特にオーバージェットが大きい場合は，唇側傾斜や挺出に対する抵抗力が極めて乏しい．また，骨欠損が進み，歯の抵抗中心が根尖側に移動するにつれて，より大きなモーメントが生じて傾斜しやすくなる（図 11-3）．

　フレアアウト症例は，臼歯部に歯の欠損や傾斜が生じていることが多い．そのために臼歯部の咬合高径の低下，スピーカーブの増大が認められる．

骨欠損が進むとより大きなモーメントが生ずる

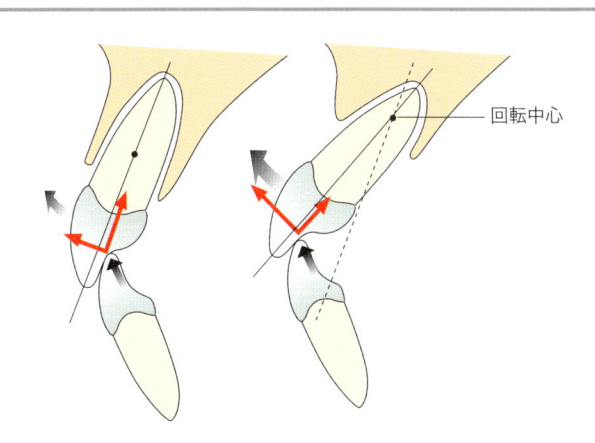

回転中心

図 11-3　上顎切歯では咬合力が歯軸に対して前方に働くので，唇側傾斜や挺出が生じやすい．オーバージェットが大きくなると，下顎切歯による突き上げでさらに悪化する．

(2) 歯周組織

フレアアウトしている前歯には，骨支持の低下が認められる．そのような吸収は，局所的にみられる場合と全顎にわたって認められる場合がある．たとえば，侵襲性歯周炎では，骨欠損が特異的に切歯と第一大臼歯に発症するが，その場合，年齢に合致しない歯槽骨の吸収と同時にフレアアウトが前歯に認められることがある．フレアアウトと歯周病との関係またはそれらの相対的な重要性については，多くの症例報告や臨床所見があるが，科学的なデータはほとんどない．

歯列のコンタクトを維持するには，歯根膜や歯周線維が重要な意味を持っているといわれている．この線維が唇頬側の筋肉からの圧とともに舌圧に対抗して歯列の安定性を維持している．歯根膜や歯周線維が消失して歯と歯および歯と歯槽骨をつなぎとめている作用が弱くなっている上に，異常な咬合圧や軟組織圧が加わると，歯は本来の位置から移動する．

(3) 顔貌

前歯の大きな挺出や唇側傾斜によって，歯が常に口元から露出し，口唇が突出することがあり大きな審美的障害となる．また，口唇閉鎖が困難となって，口腔内が乾燥しやすくなることは歯周病を増悪させる要因と考えられる．

口唇の突出感が強いフレアアウトの側貌

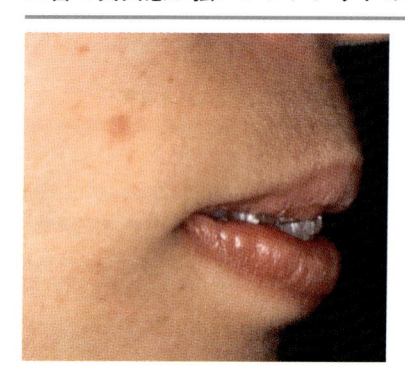

図11-4 フレアアウトの側貌．上顎切歯の唇側傾斜によって口唇の突出感が強い．

(4) 軟組織

フレアアウトの多くの症例では，舌圧の増加（弄舌癖），下口唇を咬む（咬唇癖），口唇圧の減少などの軟組織の機能異常が認められる．これらはフレアアウトが起こる原因と考えられているが，同時にフレアアウトした結果としてこのような軟組織の異常が発現し，その結果さらに症状が悪化すると考えられる．

3）フレアアウトの発現の仕組み

歯槽骨が吸収しても常にフレアアウトが起こるとは限らない．フレアアウトには，さまざまな要因の複合的な関与が指摘されている．

フレアアウト発現の機序（1）臼歯部咬合高径の低下など

臼歯部において歯周病が進行すると，歯槽骨による歯の支持力が低下し歯の動揺や歯軸の傾斜が起こる．その結果，臼歯部咬合高径が低下すると，下顎骨が反時計回りに回転してオーバークロージャーの状態になる．そうなると，下顎前歯がそれまでも増して上顎前歯を突き上げるように働くが，前歯部においても歯周組織の破壊が進行している場合には上顎前歯が唇側に押し出され傾斜や挺出が起こる．大臼歯部に歯の欠損がある場合には，この過程が促進される．

フレアアウト発現の機序（2）舌圧など

歯槽骨の垂直的吸収が前歯部に限局している症例では，炎症性肉芽組織や舌圧が原因と考えられる．すなわち，上顎前歯部の歯周組織に炎症が起こると，ポケット内に増殖した肉芽組織および滲出液や膿瘍などの圧によって歯がソケットから押し出されて，前歯が唇側に移動してフレアアウトすることが考えられる．さらに，歯肉の腫脹や違和感があるので無意識に弄舌癖が生じる．その舌の圧力によって前歯が唇側に移動することも一因になる可能性がある．

また，上顎前歯が大きく唇側に傾斜すると，上下前歯の間に下唇が挟まれるかたちとなり，挟まれた下唇によってさらに唇側傾斜や挺出が増悪することがある．口輪筋が弱く口唇圧が小さい場合や口呼吸のある症例では切歯が前突しやすい．早期接触やブラキシズムも増悪因子となる．

フレアアウト発現の機序（3）咬合干渉など

フレアアウトの発現にはThielemannの対角線の法則（図8-9）から引き起こす仕組みも考えられる．すなわち，下顎大臼歯の抜去後に，その空隙が補綴されずに長期間放置されて隣接する歯が傾斜すると，側方運動時に早期接触が起こる．その早期接触を避けるために下顎が健側に偏位する．その結果，抜歯空隙と対角線をなす部位の上顎前歯部に咬合干渉が生じて歯の唇側傾斜や歯肉退縮が起こる．

4）フレアアウトの診断と分類（表11-1，11-2）

フレアアウト症例では前歯部のオープンコンタクトが高い確率で認められる．この点で，歯周病以外の要因で発症する空隙歯列との鑑別が必要である．

フレアアウトは，歯の位置異常や歯周病の程度およびその広がりなどによってさまざまな病態を示す．矯正治療の適用に関しても，比較的治療の容易な症例から非常に難しく妥協的な治療しかできない症例まで多様で複雑である．

筆者は，多くのフレアアウト症例を治療した経験から，その病態を治療の難易度という観点で三つに分類している．ただしこの分類は，その患者本来の顎態に極端な異常がない場合の前歯部の病的な移動を基準にしたものである．近遠心的もしくは垂直的な顎態の異常が大きい症例では，さらに難易度

フレアアウト発症の機序（1）

歯周病による歯槽骨の全顎的な喪失
↓
歯の動揺や傾斜の増加
↓
臼歯部咬合高径の低下
↓
オーバークロージャー
↓
下顎前歯が上顎前歯を押上げる
↓
上顎前歯の唇側傾斜や挺出

フレアアウト発現の機序（2）

前歯部での歯周組織の炎症
↓
弄舌癖による舌圧
↓
上顎前歯の唇側移動
↓
下唇が上下前歯間にはいる
↓
上下前歯の挺出と
さらなる上顎前歯の唇側傾斜

フレアアウト発現の機序（3）

下顎大臼歯の抜歯空隙を長期間放置
↓
隣在歯の傾斜
↓
側方運動時に早期接触
↓
早期接触を避けるために
下顎が健側に変位
↓
抜歯空隙と対角線をなす
部位の前歯の前突が起こる

11 フレアアウトの改善

表 11-1　フレアアウトと他の空隙歯列の鑑別

		フレアアウト	生理的な異常	骨格性空隙歯列
歯槽骨の吸収	垂直吸収 水平吸収	中〜重度	なし	なし あり
切歯歯軸傾斜		異常な唇側傾斜 および挺出	ほぼ正常	ほぼ正常 （舌圧が大きい場合は唇側傾斜）
前歯部の被蓋	オーバーバイト オーバージェット	非常に大きい	ほぼ正常	ほぼ正常
空隙量の変化		成人以降に空隙が大きくなり進行している	成長期よりあり	成長期よりあり
その他		異常な傾斜・捻転	解剖学的形態異常 （先天欠如／矮小歯， 小帯付着異常など）	歯冠幅径過小 上下顎骨過大 舌の影響が大

生理的な異常による空隙

生理的な異常による空隙には2種がある．何らかの原因で歯列内に空隙が生じてオープンコンタクトの状態になり，咬合や軟組織の圧によって歯が移動したもの．たとえば先天的な歯の欠損または歯冠形態異常（矮小歯）があると，その空隙に向かって歯が移動して多くの歯間に異常な空隙が生じることがある（図9-28）．また，抜歯した後に補綴治療を行わなかったような場合にもこのような空隙の異常が生じる．また，先天的な解剖学的な異常によるものである．たとえば上唇小帯付着異常，正中過剰歯，正中部癒合不全などがあると歯間に空隙が生じる（図9-30）．

このような歯間空隙の改善は，9章にまとめた．

骨格性空隙歯列

骨格性空隙歯列には，歯槽骨が異常に大きすぎる症例と歯冠幅径が異常に小さすぎる症例，そして，舌が大きすぎるか舌圧の異常を有する症例がある（図9-32）．これらの治療には，外科矯正や補綴治療の併用が必要である．

が高くなると考えている．

顎態による影響

上下顎の骨格性の異常を有する症例には，大きく分けて近遠心関係の異常と垂直的関係の異常がある．近遠心的位置関係にはアングルのⅠ級，Ⅱ級，Ⅲ級があり，それぞれ正常，上顎前突傾向，下顎前突傾向がある．垂直的関係には，標準，ブラキオフェイシャルタイプ，ドリコフェイシャルタイプがあり，それぞれ標準的な咬合，過蓋咬合傾向，開咬傾向がある．

セファロ分析による顎態診断を用いた研究によると，Ⅱ級関係の骨格を有する患者に前歯部の大きな歯槽骨の欠損と病的な歯の移動が多いと報告されている．

表 11-2　フレアアウトの分類

	Type-A	Type-B	Type-C
	上顎前歯が唇側傾斜し空隙ができているが下顎前歯の歯軸傾斜は正常で，オーバージェットが大きくオーバーバイトは小さい．すなわち，前歯被蓋が水平的なオープンバイトになっている．臼歯部歯軸は正常で咬合高径の低下はない．歯周組織の状態は，上顎前歯部に付着の喪失や骨欠損があり，臼歯部や下顎前歯部には大きな異常が認められない．軟組織の状態は，舌圧が大きく上口唇圧が弱い．さらに，下口唇を上下前歯の間に挟む習癖（trapped lower lip）を認める．	上下顎前歯ともに唇側傾斜や空隙があり，オーバージェット，オーバーバイトともに小さい．臼歯部咬合高径が低下していることが多い．歯周組織は，上下顎前歯部および臼歯部の歯槽骨レベルが低下している．軟組織の状態は，上下ともに口唇圧が弱く舌圧が大きい．	上顎前歯が唇側傾斜しているが，下顎前歯の歯軸傾斜は正常か舌側傾斜しており，オーバージェットおよびオーバーバイトともに大きい．上顎前歯もしくは上下前歯ともに挺出して被蓋が非常に深くなっている．前歯部の咬合性外傷が強い．下顎切歯が口蓋歯肉に嚙み込んだ直接的な歯肉の損傷もみられる場合がある．臼歯部も近心傾斜や捻転，オープンコンタクトなどの異常があり，咬合高径の低下が大きい症例である．スピーカーブが大きく臼歯の欠損がある場合も多い．歯周組織の状態は，全顎的に付着の喪失や骨欠損が認められる．また上下前歯の間に下口唇が入って，上顎前歯を唇側，下顎前歯を舌側に圧迫していることがある．

咬合状態

	Type-A	Type-B	Type-C
上顎前歯	唇側傾斜	唇側傾斜	唇側傾斜，挺出
下顎前歯	正常	唇側傾斜	正常か舌側傾斜，挺出
オーバージェット	大きい	小さい	大きい
オーバーバイト	小さい	小さい	大きい
臼歯部咬合	排列や高径は正常（低下なし）	コンタクトのずれや高径の低下	コンタクトのずれや高径の低下

軟組織の状態

	Type-A	Type-B	Type-C
舌圧	大きい	大きい	小さい
上口唇圧	小さい	小さい	小さい
下口唇	上下前歯の間にはいっていることがある	小さい	上下前歯の間にはいっていることが多い

歯槽骨の状態

	Type-A	Type-B	Type-C
上顎前歯部歯槽骨レベル	低下	低下	低下
下顎前歯部歯槽骨レベル	正常	低下	低下
臼歯部歯槽骨レベル	正常	低下	低下

フレアアウトの治療計画

▶治療計画
　・歯周治療
　・補綴治療
　・矯正治療計画
▶難易度の判定
　・治療の難易度を判定する要素
　・タイプ別の難易

1）治療計画

　フレアアウト症例の治療は，進行した歯周病や咬合崩壊に対処しなければならない場合が多いので，① 歯周治療による初診時の炎症の改善，矯正治療中のプラークコントロール，治療後のメインテナンス，② 矯正治療によるフレアアウトの改善，③ 補綴治療による咬合の再構築と維持，の 3 条件がそろわないと治療はできない．そのために包括的な治療が必要であり，現実的で綿密な治療計画を立てる必要がある．

（1）歯周治療

矯正治療前の歯周治療

　フレアアウトの治療でまず必要なことは歯周治療である．前歯部の不正咬合が重篤であればあるほど患者は早急な審美的改善を希望するが，適切な歯周治療が行われ，歯周組織が安定した状態にならない限り矯正治療を行ってはならない．

　フレアアウトを起こしている歯は付着が喪失し，骨縁下ポケットがあるので，少なくとも直視下でのスケーリング，ルートプレーニングが必要である．そして，深いポケットと炎症症状が改善され，プラークコントロールが確実に行われていることを確認して初めて矯正治療が可能となる．

表 11-3　矯正治療開始時の歯周組織の目安

* プロービング時の出血がないこと
* 歯周ポケットの深さが 3mm 以下であること
* 歯肉の退縮が 2mm 以下であること
* 付着歯肉の不足がないこと
* X 線写真で垂直性の骨吸収像がないこと

小野善弘：成人矯正における歯周病学的配慮．日本成人矯正歯科学会雑誌，1999．

歯周治療によるフレアアウトの改善

　病的に移動した歯が，歯周治療によって自然に歯列内の元の位置に戻る現象は臨床医にはよく知られている．

　歯周治療は主にスケーリング，ルートプレーニングおよび直視下における廓清（debridement）で，その変化は，初めは急速に，それからゆっくりと 1 ヵ月以内に元の位置に戻ることが多い．歯の移動方向は，歯周組織が最もひどく破壊されたほうへ向かうことが観察されている．その治癒のメカニズムにはいろいろな説がある．その一つは，歯周治療によって病的な肉芽組織が除去されたことによるという説で，皮膚の傷の治療に関する生理学的データを元に，組織の傷が治癒によって収縮した結果，この部位に歯を牽引する力が働くという仮説が導かれる．

もう一つは，歯周線維によって生み出される歯の近接力の再生によるという説である．歯周治療によって歯槽頂上歯肉組織が治癒することから組織のリモデリングが起こり，歯を近接させる作用が回復した結果，歯が歯列の元の位置に戻ると考えられている．

このフレアアウトの自然改善は，歯周病が軽度であるほど起こりやすく，研究によれば対象症例の 50 〜 70 ％に何らかの改善が認められたと報告されている．

この結果から，矯正治療を行う前にフレアアウトの状態や変化をよく観察し初診時と比較することが必要である．

矯正治療中の歯周治療

矯正治療中は，家庭におけるブラッシングなどのプラークコントロールの励行だけでなく，1ヵ月に1〜2回の定期的なプロフェッショナルトゥースクリーニングが必要である．治療中に歯周組織の炎症などが生じた場合は，移動を中断して歯周治療を行う．

矯正治療後の歯周治療

矯正治療後の確定的な歯肉歯槽骨整形術は，矯正治療終了後6ヵ月以上保定してから行う．また，治療後のメインテナンスとして定期的な治療を続ける必要がある．

(2) 補綴治療

矯正治療前の補綴治療

矯正治療前の補綴治療には，前処置としてプロビジョナルの製作，連結冠の分離もしくは作成が必要な場合がある．この場合のプロビジョナルは，審美性や咬合機能を改善するだけでなくスプリンティングの目的をもつ．さらに，固定源を強化するためにも必要な場合が多い．

矯正治療後の補綴治療

フレアアウトの矯正治療後には，咬合の再構築やスプリンティングのために補綴治療が必要になることが多い．矯正治療の結果によって補綴治療の範囲や方法が変わってくることがあるので，いろいろな可能性を考慮した計画を立案してインフォームドコンセントを得なければならない．また，咬合機能の改善だけでなく審美性の改善（審美補綴）が必要な場合も多い．

(3) 矯正治療計画

矯正治療を行うには，診断を元にして具体的な治療目的を定め，それを実行するために必要なフォースシステムを考える．フレアアウトの治療の目的は，歯列不正の改善そのものよりも将来にわたって咬合機能と審美性を安定して確保しメインテナンスできることである．そして，フォースシステムは，

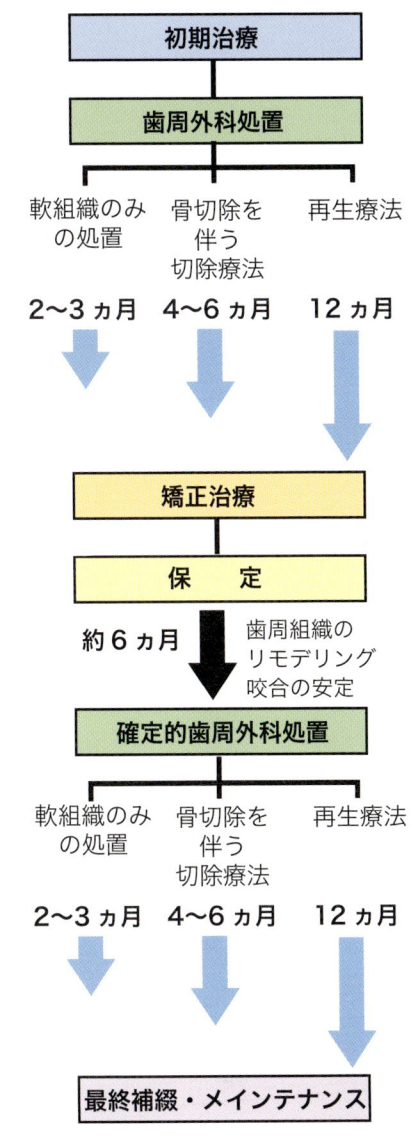

正常ではない口腔内の組織（硬組織，軟組織ともに）に大きな負担を与えず効果的に働かなければならない．

このようなことを考慮すると，フレアアウト症例に通常の全顎的な矯正治療を行うことは，十分な慎重さが要求される．治療中の咬合干渉に対して咬合性外傷にならないようにするにはどうするべきか，歯の移動に伴うリモデリングは順調か，治療後の歯列の安定をどのように確保するべきかなど，若年者や歯周組織が健全な場合の治療とは比べものにならない問題があるからである．これが限局矯正治療の役割が大きいと考えるゆえんである．

2）難易度の判定

(1) 治療の難易度を判定する要素

フレアアウト症例では，前歯の位置異常や歯間空隙がさまざまな程度で起こっている．不正咬合の程度が軽度であればあるほど治療の難易度は低いと言える．これらの程度が小さいほど，歯周治療のみでフレアアウトが自然に改善する確率も高いのである．

フレアアウトは前歯の不正咬合なので，多くの症例にはディスクレパンシーがあるだけでなく，前歯被蓋のバランス（適切なオーバージェットとオーバーバイトとの関係）が不良で，特に被蓋の深い症例が多い．

すなわち，前歯が適切に排列できるかどうかが難易度を左右する．

次に，予後の安定を確保する問題がある．このような症例は，きちんとコンタクトを保って排列されたうえで適切な被蓋関係を得た咬合を獲得しない限り，安定した咬合を維持することはない．骨欠損によって歯の支持力が低下しているので，為害性の強い側方圧を排除し適切な咬合力と歯の長軸の関係を確保しなければフレアアウトの再発につながるからである．そして，支持力の低下はなんらかのスプリンティングが必要になることを意味する．すなわち，このような症例では連結補綴による永久保定が必要になることが多い．ゆえに，治療前に，最終的な補綴治療に対してもインフォームドコンセントを得てから治療開始するべきである．もし，補綴治療に対して患者の同意が得られない場合は，安易に矯正治療を行うことは好ましくない．

(2) タイプ別の難易度

フレアアウトの分類（表 11-2）に従って治療の難易度を考えてみる．Type-A は容易であり，C は非常に難しい（表 11-3）．

難易度を判定する要素

・歯列不正の程度
・前歯排列の問題
・予後の安定の確保

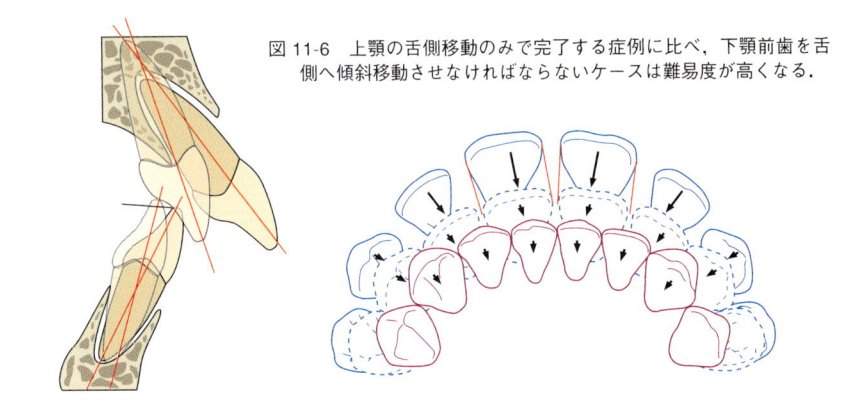

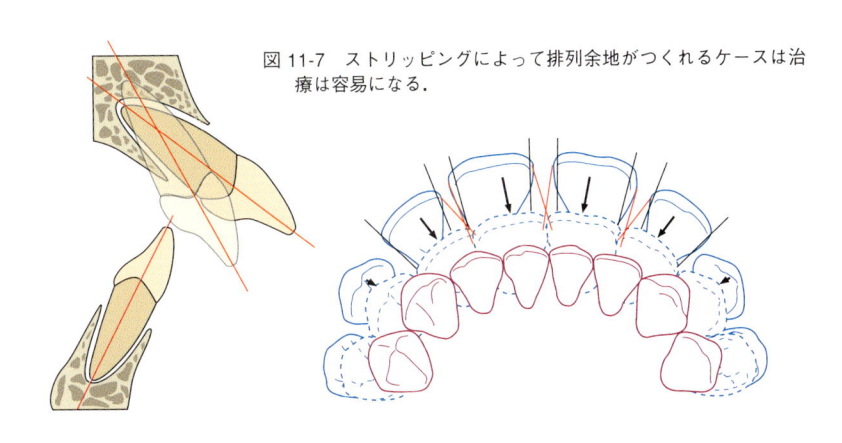

表11-3 フレアアウトの分類と難易度

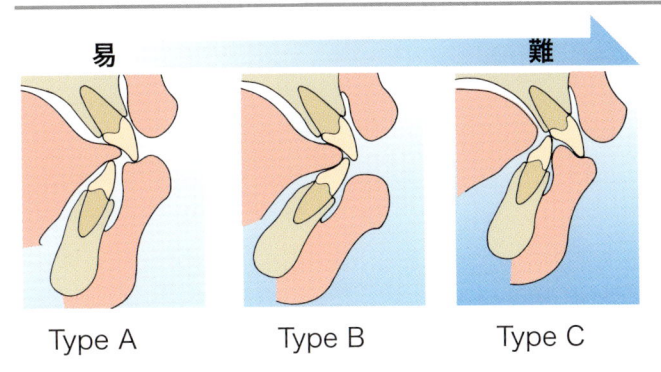

図11-5 オーバージェットとオーバーバイトがいずれも大きなフレアアウト（Type-C）は治療が難しい．

Type-A（Case 11-1）

① 上顎切歯の唇側移動による発症が原因の症例で，上顎前歯部の舌側移動のみによって，唇側傾斜と歯間空隙が改善され，同時に下顎の前歯との間で適切なオーバージェット，オーバーバイトが形成されるならば，矯正治療は容易である．しかし，このような症例は少ない．逆にディスクレパンシーや前歯被蓋のバランスが不良な症例が多く，たいていは排列余地の過不足がある．つまり，歯間空隙がなくなってもまだオーバージェットが残っているか，逆に，オーバージェットがなくなったにもかかわらず歯間空隙が残る．そのような場合は，保定またはスプリンティングの方法を含めた治療目標をどこに設定するかを術前に決定しておく必要がある．

② 上顎前歯の舌側移動だけでは空隙閉鎖することができない場合は，下顎前歯の舌側移動か切端削合を行ってから上顎を舌側移動して空隙を閉鎖する，あるいは，空隙を分散させるように上顎前歯を移動してから，バランスのよい歯冠幅径で歯冠修復する．歯の移動範囲が大きくなり，また近遠心移動が必要になるので，治療としては難しくなる（図11-6）．

③ 上顎前歯の唇側傾斜が大きく歯間空隙が少ない症例は，舌側傾斜するための排列余地が不足するので，前歯のストリッピングなどが必要である．最終的に前歯の歯冠修復を予定しているならば幅径を小さくして排列余地を作ることが容易である（図11-7）．

図11-6 上顎の舌側移動のみで完了する症例に比べ，下顎前歯を舌側へ傾斜移動させなければならないケースは難易度が高くなる．

図11-7 ストリッピングによって排列余地がつくれるケースは治療は容易になる．

表 11-3 フレアアウトの分類と難易度（つづき）

④ 唇側への傾斜度が非常に大きい症例を舌側への傾斜移動のみによって改善すると，挺出量が大きくなるのでオーバーバイトが深くなり過ぎる場合がある．その場合は，歯を圧下するか，切端を削合して歯冠修復する．歯の圧下については後述するが，歯周治療としても矯正治療として難しくなる．補綴治療による場合は，歯間部にブラックトライアングルが生じやすくなる（図 11-8）．

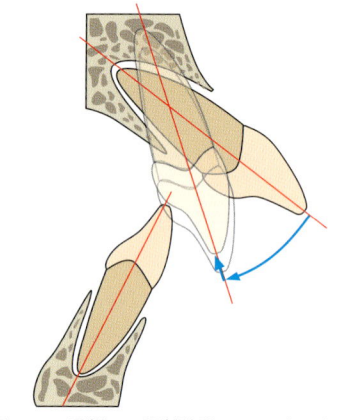

図 11-8 舌側への傾斜移動でオーバーバイトが深くなりすぎることがある．

⑤ 上下前歯の間に下口唇が入っている状態は，オーバージェットが減少すれば自然に改善することが多い．先に上顎前歯が唇側傾斜した結果，下唇がはさまれてしまうからである．元からある異常習癖によるものであれば，まずその習癖を改善しなければならない．長期的な安定を考えると筋機能訓練が必要になる．

Type-B

① 主に上下前歯の唇側移動による発症，上下切歯の舌側移動によって空隙は閉鎖され，適切なオーバーバイトとオーバージェットが獲得されるならば，Type-A と同様に比較的容易である（図 11-9）．ディスクレパンシーや前歯被蓋のバランスとの関係によって難易度が変わる．

② 上下前歯の傾斜移動によって必ず被蓋が深くなるので，その程度によっては前歯の圧下か臼歯部の咬合挙上が必要になる．臼歯部の補綴が予定されている症例で安静位空隙が大きい場合は，補綴処置によって咬合挙上を行うことで被蓋の問題が解決できるので，前歯の舌側移動は容易になる．矯正治療によって臼歯部を整直することで咬合挙上させることができる場合もあるが，治療としては難易度が高くまた治療期間が長期になる．特に臼歯部咬合高径の低下が著しい場合は，矯正治療による咬合挙上は困難である（図 11-10）．

③ 舌圧が大きい場合は症状の再発が起こりやすいので，保定を強固にして舌圧を緩和する処置が必要となる．

Type-C

臼歯部の咬合挙上か前歯の圧下を行わない限り歯の移動は不可能である（図 11-11）．咬合挙上については Type-B と同じであるが，いずれにせよ治療の範囲が広くなり治療期間も長くなるのでコントロールが難しい．前歯の圧下は，トルクを要し，力のコントロールが難しい．歯周組織がそのような力により破壊されるおそれのない場合にのみ行うことができる．

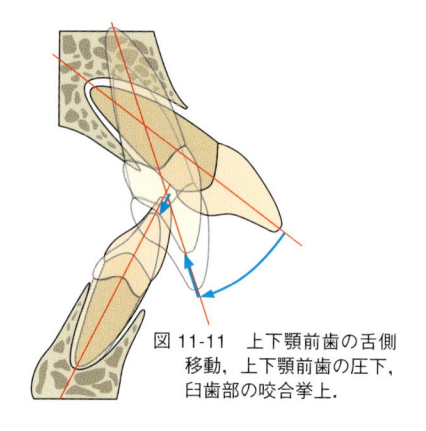

図 11-11 上下顎前歯の舌側移動，上下顎前歯の圧下，臼歯部の咬合挙上．

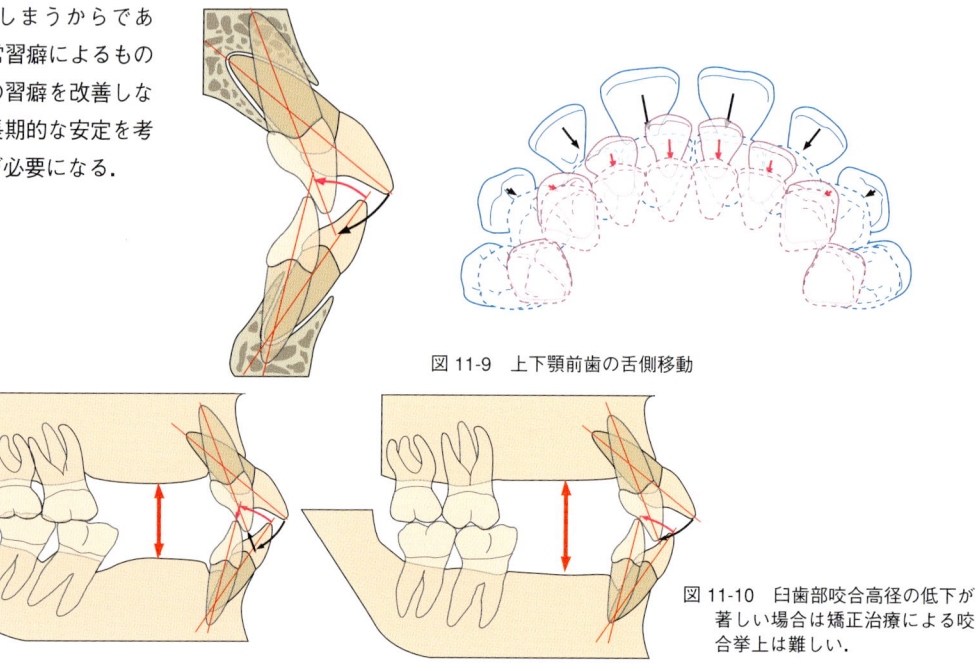

図 11-9 上下顎前歯の舌側移動

図 11-10 臼歯部咬合高径の低下が著しい場合は矯正治療による咬合挙上は難しい．

フレアアウトの治療方法

▶治療方法
　・Type-A と Type-B の治療
　・Type-C の治療
▶治療上の注意
▶フレアアウト症例の歯周組織の改善
　・包括的矯正治療と限局矯正
　・フレアアウト症例と再生療法
　・挺出による矯正的抜歯

1）治療方法

　フレアアウトを治療するには，歯周治療の効果が上がっていることが必要である．それには患者のプラークコントロールが不可欠であることを忘れてはならない．

　フレアアウトを改善するための矯正治療は，①前歯の舌側移動（上顎前歯および下顎前歯），②前歯の圧下（上顎前歯および下顎前歯），③臼歯部の咬合挙上を行う．

（1）Type-A と Type-B の治療（前歯の舌側移動）

　Type-A および Type-B は，前歯の舌側への傾斜移動によって治療することが可能である．矯正治療後にディスクレパンシーや前歯被蓋の問題がなく，あるいは問題が歯冠修復で解決できるならば，可撤式装置でも治療できる．しかし，フレアアウトしている歯を舌側移動すると矯正治療後前歯被蓋が深くなるので，垂直方向のコントロールにも注意しなければならない．精密な歯間空隙の調節などが必要であればエッジワイズ装置が必要である．

可撤式（床）装置

　傾斜移動によって改善できる場合は可撤式装置でも有効である．特に，歯の欠損がある症例など固定源に粘膜負担が必要な場合が適応症といえる．

　ホーレータイプのリテーナーは，製作，調整，患者の使用方法など最も簡単な方法である（図 11-12）．

ホーレータイプの床装置

咬合挙上が必要な症例でも，ホーレータイプのリテーナーを咬合挙上板として用いることができる．移動様式は間歇力によるもので，患者の理解と協力に左右される．歯の捻転や近遠心的傾斜がある症例は可撤式装置だけでは改善することができないので，その場合は補綴治療を組み合わせて改善することが前提である．

床装置の特徴
フォースシステム
　●エラスティックス
　●補助弾線など
固定源
　●粘膜負担
　●接触している全ての歯
利点
　●バイトプレートとしての機能により咬合干渉を避けることができる
　●プレートで覆われた粘膜面が大きな固定源となるので強い固定となる
　●清掃性がよい
欠点
　●患者の協力に左右される

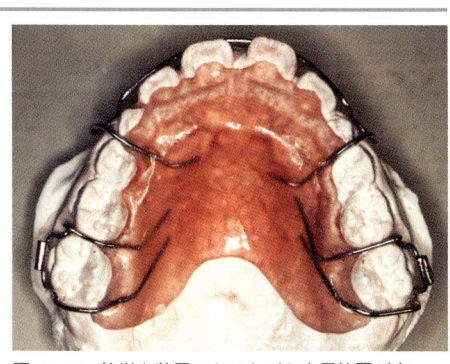

図 11-12　簡単な装置でありながら応用範囲が広い．

ホーレータイプの床装置の調整方法

① プレートの唇側線の圧によって前歯を舌側移動させる．唇側線に曲げこんだループを収縮させて活性化する（図 11-13）．
② 前歯舌側面が接触するレジンを削合して歯の移動余地を確保しておく（図 11-14）．
③ 1ヵ月で約 1mm 以内の空隙閉鎖が目安である
④ 装着の方法を患者に練習させる
⑤ 食事とブラッシング時以外終日の装着を指示する

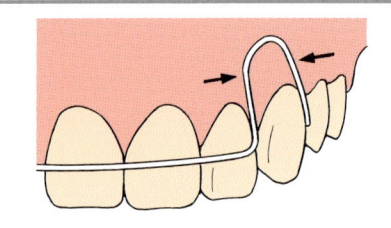

図 11-13 プレートの唇側線の圧によって前歯を舌側移動させる．唇側線に曲げこんだループを収縮させて活性化する．

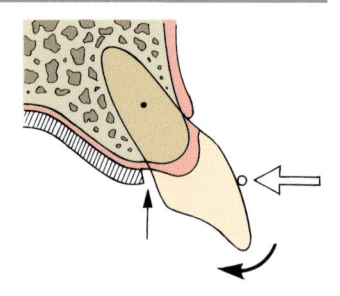

図 11-14 前歯舌側面が接触するレジンを削合して歯の移動余地を確保しておく．

エラスティックス

歯間空隙の量がわずかな場合は，前歯唇面にエラスティックスを張って舌側移動（傾斜移動）させる方法が最も簡単である．審美性もよいので患者の協力が得られやすい．犬歯もしくは小臼歯より遠心の歯を 0.9mm ワイヤーで接着固定して，エラスティックスのフックと同時にアンカーにする．エラスティックスの使用は，唇側線と違って前歯部歯列弓が平たんになる危険性があるので，歯間空隙の量が大きい場合には適さない．

エラスティックス調整方法

① 唇面にレジンの滑り止めを接着し，エラスティックスが歯頸側に滑らないようにする
② 装着の方法を患者に練習させる
③ 毎日食事とブラッシング時以外の持続的装着を指示する
④ 口腔内のエラスティックスは劣化するので毎日新しいエラスティックスに交換する
⑤ 装着中に切れることがある．その旨を患者に理解してもらい，切れた時はすぐ装着し直す
⑥ テンションゲージを用いて最も突出した歯の唇面で測定し，歯にかかる圧力が 20〜50g になるような大きさのエラスティックスを選択する．

エッジワイズ装置

骨欠損を伴う症例では，固定式装置を使用して厳密な力のコントロールの下で歯の移動を行うべきである．特に，歯の捻転や近遠心的傾斜を改善する場合は，ブラケットを装着してエッジワイズ装置で治療する必要がある（Case 11-2）．しかし，エッジワイズ装置を用いると主線が細いラウンドワイヤーでも歯に複雑な力が作用することになるので，骨の支持力が低下している場合は注意が必要である．近遠心的な平行移動を行う症例や，トルクコントロールもしくは精密な歯軸のコントロールが必要な症例（圧下，歯肉ラインの調整）は，熟練を要する．

エッジワイズ装置調整方法

① 強固な固定源が必要である．
  ● 臼歯部をすべて連結する
  ● 左右大臼歯間をホールディングアーチかパラタルアーチで連結固定する
    インプラント固定の使用などで加強固定する
② ブラケットポジションは，歯の抵抗中心から離れるほど傾斜のモーメントが大きくなり挺出しやすくなるので，歯頸部寄りとする．
③ ワイヤーシークエンスは，弾性の高いワイヤーから徐々に剛性の高いワイヤーに換える．
④ 空隙が小さい場合はチェーンタイプのエラスティックスが簡便であるが，空隙が大きい場合はクロージングループを用いる．トルクコントロールを要する場合はレクタンギュラーワイヤーが必要である．

(2) Type-C の治療（上下顎前歯の舌側移動，上下顎前歯の圧下，臼歯部の咬合挙上）

Type-C は単純に上顎切歯を舌側移動させることができない．上下前歯を圧下するか臼歯部で咬合挙上をすることによって舌側移動のクリアランスを獲得しなければならない．前歯の圧下は難易度の高い治療であり，エッジワイズ装置によるトルクコントロールが必要である．エッジワイズ装置による臼歯の咬合挙上は難しい治療であるが，咬合挙上板が有効な症例や補綴により臼歯の歯冠高径を大きくすることができる症例は，Type-C から Type-A に移行するので治療は容易になる．

前歯の圧下（図 11-15）

前歯圧下装置

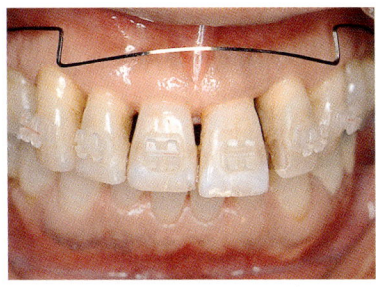

図 11-15a　前歯圧下装置．前歯ブラケットに挿入する前は，アーチが歯肉側にある．

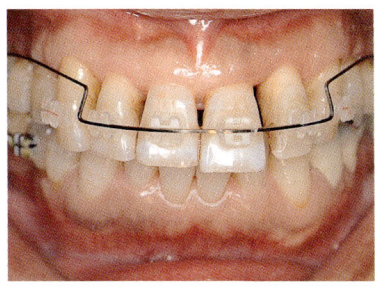

図 11-15b　TMA ワイヤーを装着．

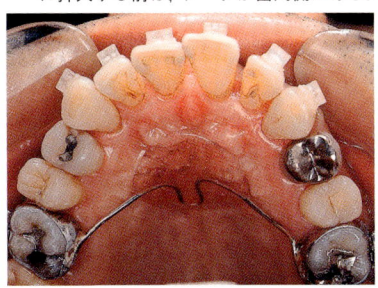

図 11-15c　固定源である 6|6 はホールディングアーチで加強固定した．アンカーロスの危険があるが，歯冠修復によって調整できると判断した．

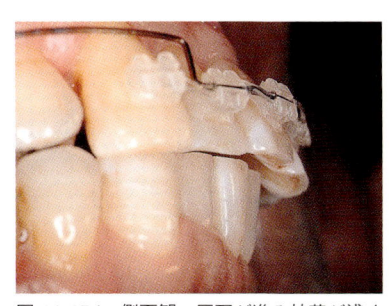

図 11-15d　側面観．圧下が進み被蓋が浅くなっている．

前歯圧下装置の調整方法

① 10～25g の持続力を歯の抵抗中心にかけることが必要である．歯の抵抗中心に力をかけられないと歯が傾斜する．
② レクタンギュラーワイヤーによるトルクコントロールが必要である．Ricketts によるユーティリティーアーチとハイプル HG を用いる方法や Burstone によるベースアーチが用いられる．
③ 強い固定源を設定する必要がある．固定源には矯正力の反作用として挺出させる力が働くので注意を要する．
④ 歯周治療後すぐに移動を開始する（外科的処置の7～10日後）．

圧下は，歯槽窩内の根尖に向かう歯体移動であるが，歯根膜線維の走行は圧下に抵抗するので，移動は難しく強固な固定源が必要である．固定が足りないと目的の歯が圧下されるよりも固定源の相対的な挺出が起こる．また，圧下は歯根吸収の危険性が高いといわれる．

さらに，圧下は歯周病を悪化させるリスクが高い．圧下によって付着の位置は下がるが，汚染された根面が歯肉縁下深くに位置することになると，骨縁下ポケットを形成する危険性がある．

歯を圧下させた後は長い上皮付着が形成されるとする報告が多いが，圧下によって歯肉結合組織由来の歯根膜線維細胞による結合組織付着が形成されたとする報告もある．圧下は臨床的，審美的に有用であるが，口腔清掃とメインテナンスの患者の理解が必須である．

再生療法を併用した圧下

かつては，骨欠損部への歯の移動は骨の吸収を引き起こすといわれ，禁忌であったが，再生療法の進歩とともに歯周治療と矯正治療の新しい局面が開かれようとしている．組織学的な研究はまだ非常に少なく，臨床所見やエックス線所見による評価がほとんどであるが，ポケットが減少し骨レベルの高さが回復したという報告がある．

フレアアウトした歯の骨欠損部に対しても，自家骨または骨様物質の移植やエナメルマトリックスデリバティブなどによる再生療法の後に，歯を圧下した症例が報告されている．それらによると，GTR後8～12ヵ月して歯周組織の再生をみた後，10～20gの力をかけて根尖方向に圧下することで，歯周組織の改善が得られている．

臼歯部の咬合挙上

咬合挙上するには，臼歯部を挺出させるかあるいは，臼歯部の歯冠高径を大きくする必要がある．

咬合挙上板の使用による自然挺出

通常，安静位では，2～4mmの安静空隙がある．歯周病によって臼歯の傾斜や捻転があり咬合高径が低下している症例では，これよりも大きい安静空隙を示し前歯のオーバークロージャーを生じていることが多い．そのような症例では，咬合挙上板などの使用によって臼歯部に加わる咬合力を減少させると，咬合負荷の軽減によって臼歯が自然に整直し，その結果，咬合が挙上される．咬合挙上板によるこのような反応は，本来成長期にある患者に効果的であるが，成人においても有効な場合がある．

また，咬合挙上板は，下顎切歯の長軸に対して咬合力が正しく働くようにする効果がある．さらに，オーバークロージャーによる下顎頭の後上方への転位を防止して，顎関節の異常を改善する．

歯周病によって骨の支持が低下している場合は，咬合挙上板の使用を中止するとすぐ低位に戻ろうとするので，スプリンティングが必要になるだけで

なく，挙上板を長期間（少なくとも夜間）使用するかあるいは別のスプリントを用いる必要がある．

挙上板を長期間使用する場合は，咬合力によって上顎前歯が唇側に圧迫されるので，唇側線を付けるか，切端を越えてレジン床を唇側面にまで延長しておく．唇側線は，前述したようにループの活性によって前歯の舌側移動にも有効であり，床の維持力も増す．

咬合挙上の量は，下顎切端が挙上板に接触したときの上下臼歯部の離開が1mm程度になるように調節し，臼歯が自然挺出して対合するようになればさらに同じ程度挙上させる．適正な安静位空隙を越えた咬合挙上を行ってはならない．

補綴治療による咬合挙上

全顎的な咬合再構成を行うために左右臼歯部に補綴治療が必要な症例で，安静空隙が大きい場合は，臼歯の歯冠長を大きくすることで咬合高径を増加させることができる．プロビジョナルの咬合面にレジンを追加していく方法がよく行われる．その場合でも，急激に高径を挙上すると下顎の開閉口運動を司る神経－筋機構が適応しないので，患者の反応を観察しながらわずかずつ挙上していく必要がある．また，レジン製のプロビジョナルは摩耗が早く比較的短期間に咬合が低下してくるので，頻繁に調整しなければならない．

咬合の挙上は，安静位を越えて行ってはならない．また，歯冠歯根比が悪くなるので歯の連結が必要になることが多い．

エッジワイズ法による咬合挙上

歯槽骨の吸収が軽度であれば，臼歯部の整直によって咬合挙上が可能である．歯槽骨吸収が大きい症例では，整直が難しいだけでなく，その後の安定が得られないので，矯正治療後にスプリンティングや咬合負荷軽減のためのスプリント（ナイトガード）が必要になる．

2) 治療上の注意

① 矯正力の適用と歯の移動状況
- 最も弱い力（10〜20g）で移動を開始する．
- 舌側移動に伴う挺出と対合歯とのコンタクトに注意する．強い歯の動揺がある場合は早期接触によってジグリングを生じている可能性がある．
- 空隙が閉鎖されるか，下顎前歯と接触する状態になったら再診断を行う．

② 歯周組織の状態
- プラークコントロール（ブラッシング，含嗽）の十分な動機付け
- PMTC（少なくとも1ヵ月に1〜2回）
- 途中で急性の炎症が起こった場合は，咬合性外傷がないことを確認してから歯を固定し，移動を中止し歯周治療を行う

③ 保定
- 恒久的かつ強固な保定が必要な場合は，歯冠修復物による連結固定（永久保定）を行う

- 暫間的な保定が可能な場合は暫間保定する
    - リンガルリテーナー(舌面をワイヤーによって接着固定)／A-スプリント／メリーランドブリッジ
- プレートによる保定では不十分である．

④ インフォームドコンセント

審美的な要求の強い部分なので治療のゴールについて患者側と術者側が一致していることが重要である．
- 装置の審美性／期間／補綴治療／メインテナンスとしての歯周治療／費用

3）フレアアウト症例の歯周組織の改善

(1) 包括的矯正治療と限局矯正

フレアアウト症例は中程度から重度の歯周組織の破壊が起こっているので，わずかな矯正力といえども歯周組織の破壊に悪影響を与える可能性があり矯正治療は慎重に行わなければならない．また，固定源を十分確保することが難しい場合も多い．

筆者は，限局矯正治療によって，歯列の大部分をそのままの位置で維持することで咬合力を負担させることができ，その結果，歯の位置の変化による早期接触や咬合性外傷を防ぐことができると考えている．それに対して，不正咬合が全顎にわたって存在しているか，できるだけ天然歯でメインテナンスしたい若年者症例では，包括的矯正治療を行っている（Case 11-2）．

(2) フレアアウト症例と再生療法

フレアアウト症例に対して再生療法を行う機会が増加している．しかし，再生療法によって歯周組織が改善しても審美性の問題は残る．また，切歯の挺出や前突による咬合異常や口唇閉鎖不全があれば治療の予知性は低くなる．そこで，フレアアウト症例では再生療法と矯正治療を組み合わせることが多くなってきた．

診断で重要な点は，保存価値があるかどうかということであろう．再生療法と矯正治療の組み合わせの順序や時期が重要だが，通常は，先に再生治療を行い，9〜12ヵ月の治癒期間を待って矯正治療を行う．保定終了後の歯周外科を行う時に再度再生療法を行う場合もある．

(3) 挺出による矯正的抜歯

1歯に顕著な骨吸収が認められるフレアアウト症例で再生療法の効果が思わしくない場合は，歯の保存に固執するのではなく歯槽骨や歯肉の保存を積極的に行うことを意図して矯正的抜歯を行うことがある．矯正的抜歯は，歯を抜歯に至るまで矯正的に挺出して，歯槽骨や歯肉の増生を図る方法である（7章参照）．

Case 11-1 叢生を伴う部分的な唇側転位に対してストリッピングと舌側移動の後，補綴処置で対処した症例*

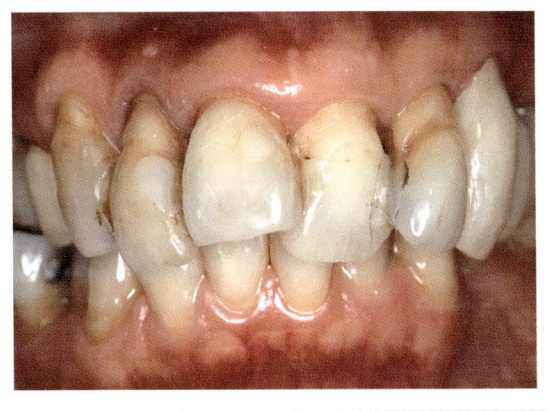

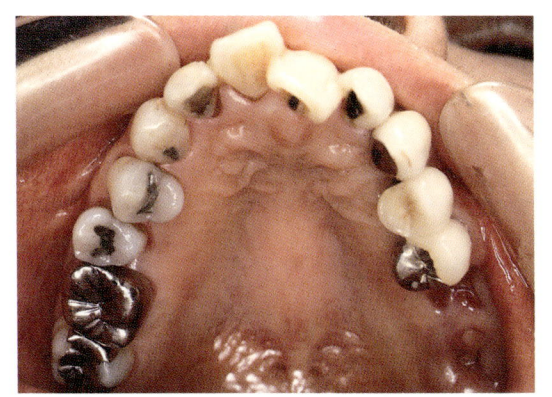

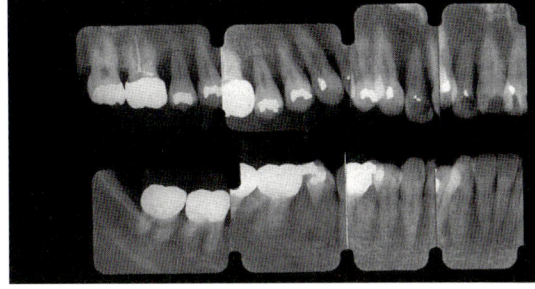

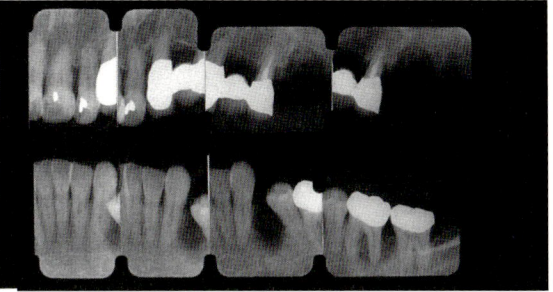

a 全顎に中程度以上の骨吸収が認められる．1｣は大きく唇側傾斜，｜1は挺出していて，十分に口唇閉鎖ができない状態である．

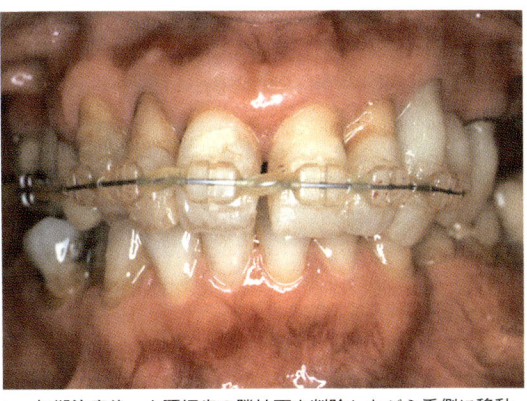

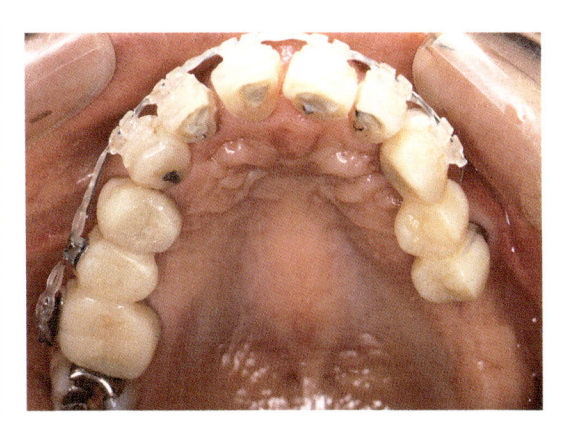

b 初期治療後，上顎切歯の隣接面を削除しながら舌側に移動．

* Quintessence International, 2007. 9 に case report として掲載予定．

11 フレアアウトの改善

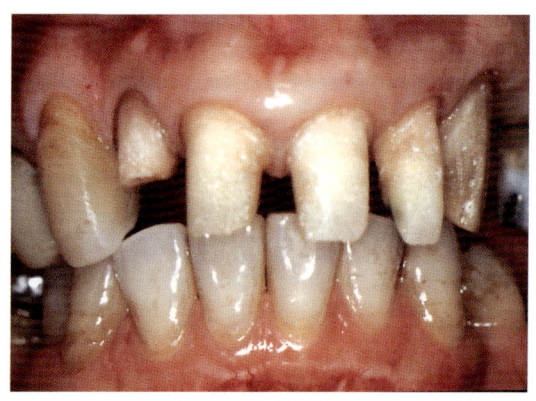

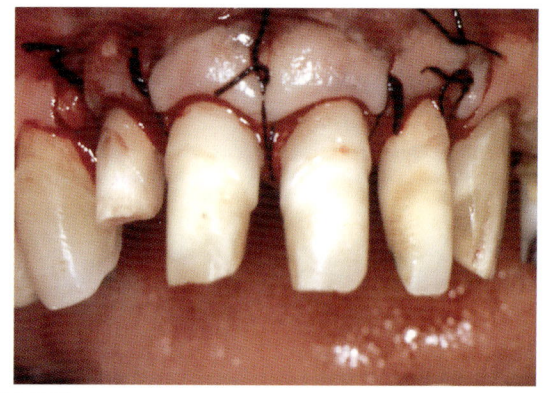

c 矯正治療後に支台歯形成後，歯肉根尖側移動術（結合組織移植を伴う）．

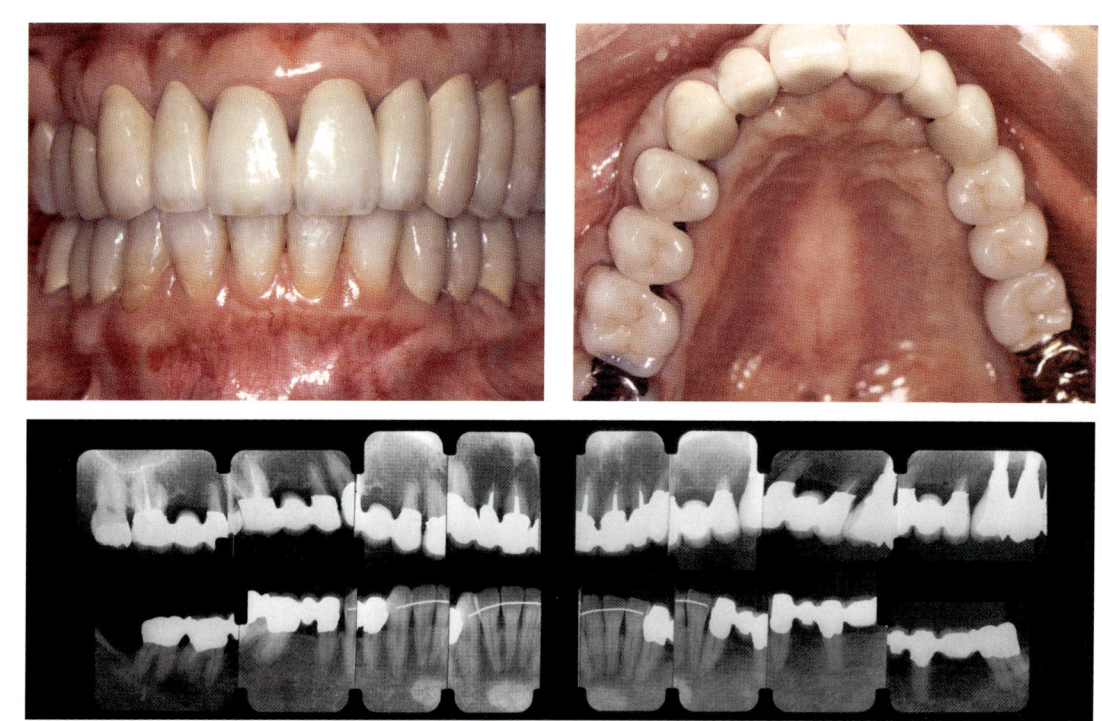

d 補綴処置終了時．下顎叢生に対しても矯正治療を行っている．

Case 11-2 叢生と唇側転位を伴う限局性侵襲性歯周炎に対して包括的矯正治療を応用した症例 *

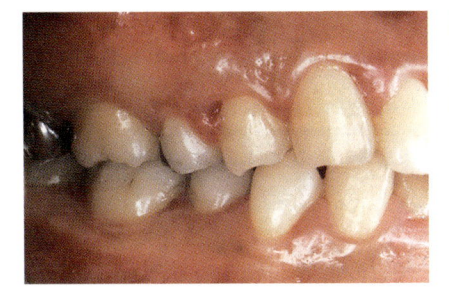

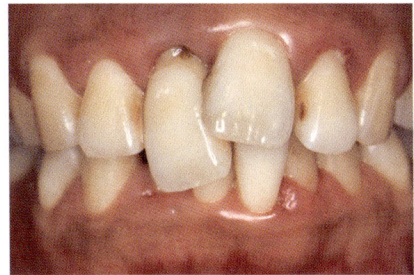

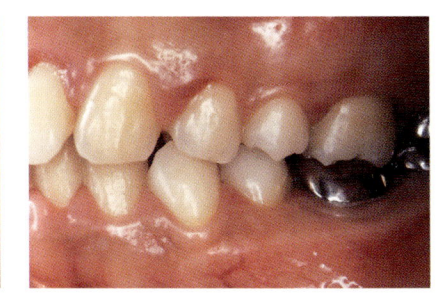

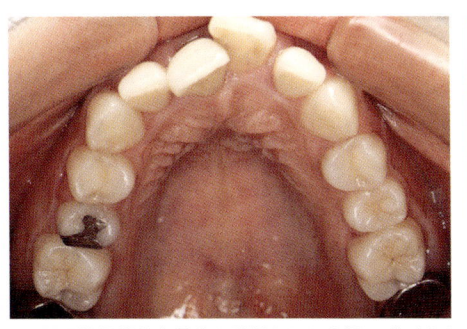

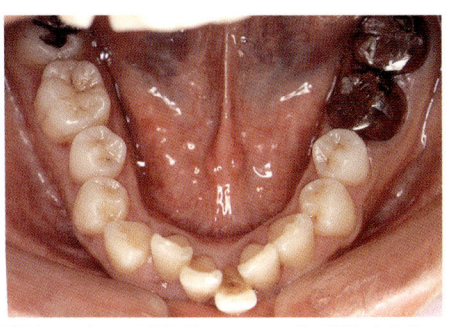

a 限局性侵襲性歯周炎と診断された症例．1̲が大きく挺出し，1̲は唇側傾斜していた．上下顎とも臼歯の近心傾斜があり，下顎前歯に叢生が認められ，口唇閉鎖が困難である．

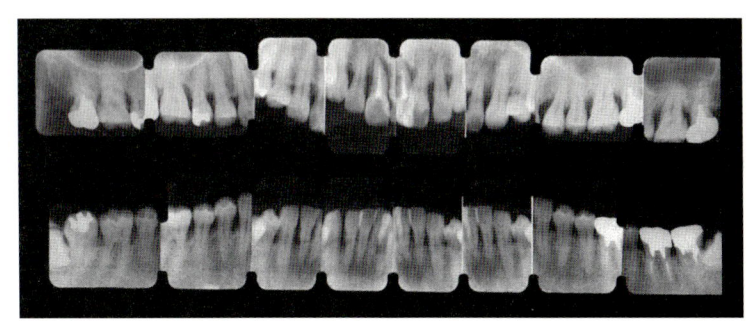

b 全顎的に骨吸収が認められるが，特に上下切歯および第一大臼歯部に大きな骨吸収が認められる．

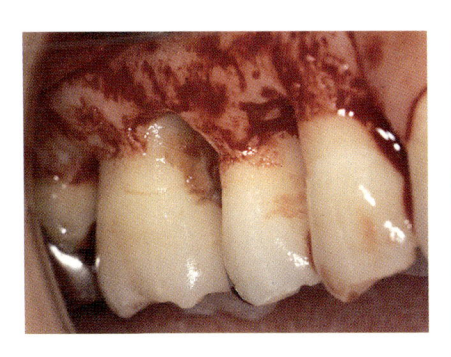

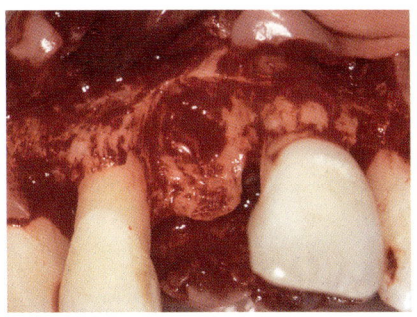

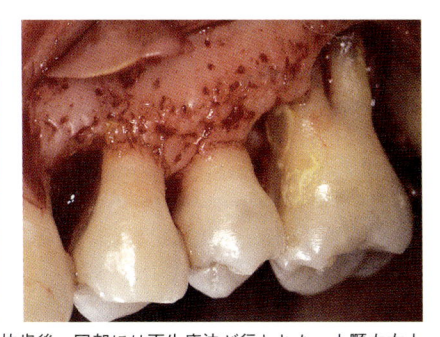

c 1̲は根尖近くまで骨吸収が進んでいたので，抜歯後，同部には再生療法が行われた．上顎左右大臼歯部には骨吸収が認められ，6̲は根分岐部を越えて吸収が及んでいる．

* Am J Orthod Dentofacial Orthop, 127: 374-384, 2005.

11 フレアアウトの改善

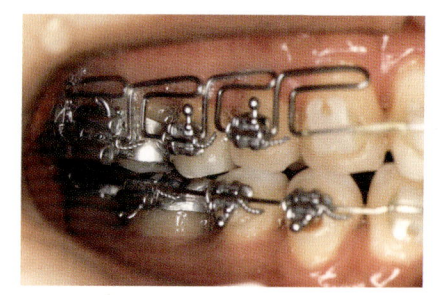

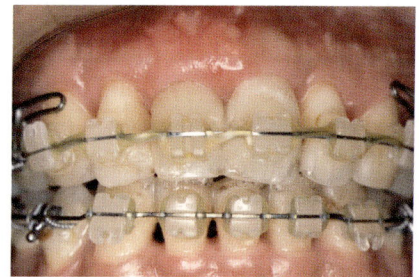

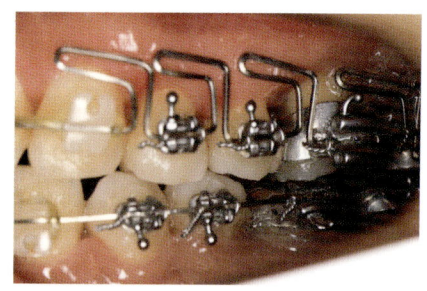

d ７｜を抜去して矯正治療を行った．臼歯部の整直により叢生を改善し，上下顎前歯を舌側移動した．

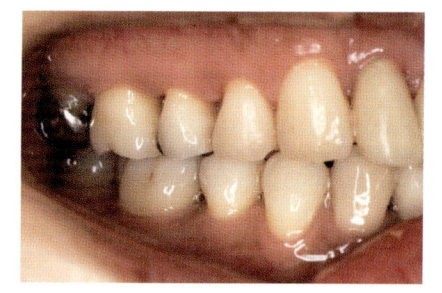

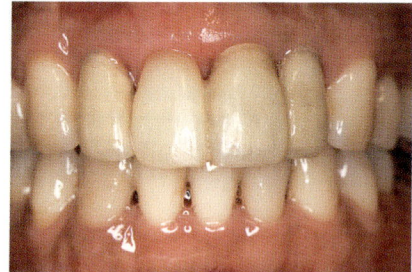

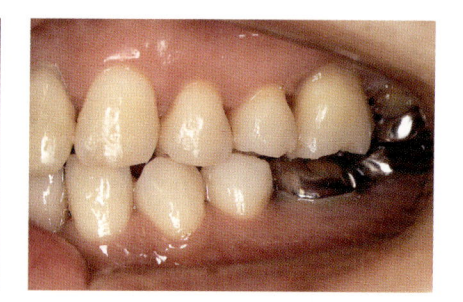

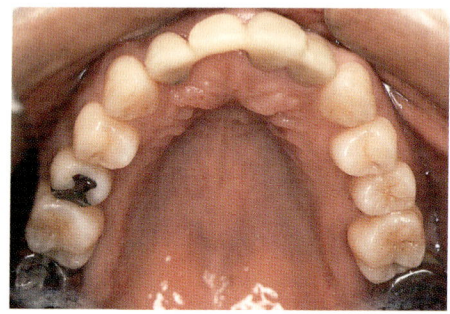

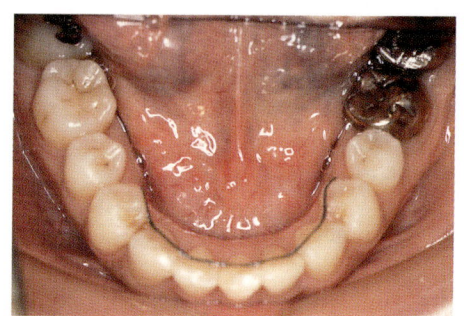

e 矯正治療後．不正咬合が改善され口唇閉鎖が可能となった．

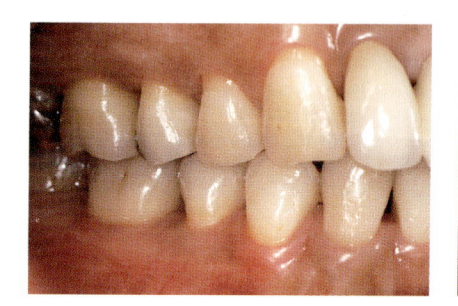

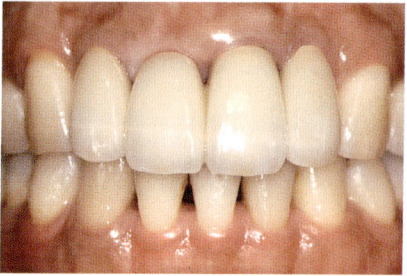

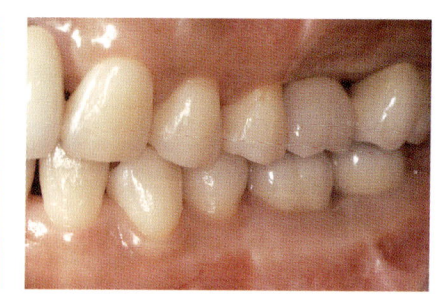

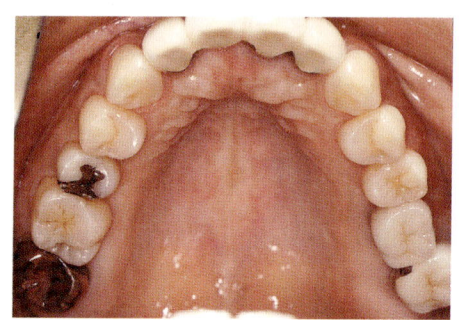

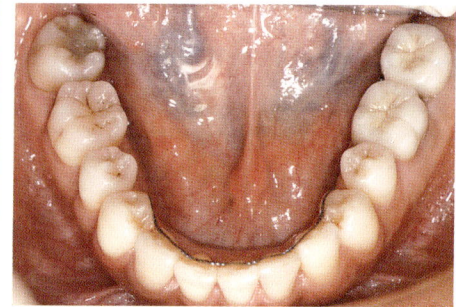

f 補綴治療後3年経過．上顎前歯はブリッジにより，下顎前歯はリンガルリテーナーによって保定している．｜6 は歯根分割され，口蓋根が残っている．

11 フレアアウトの改善

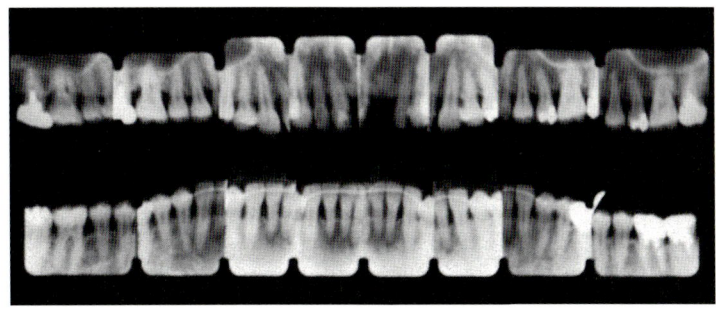

g 矯正治療終了時のデンタルエックス線写真．歯列の改善とともに，歯槽骨レベルの平坦化が認められる．

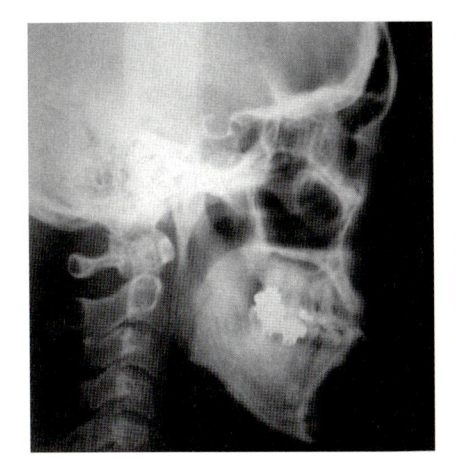

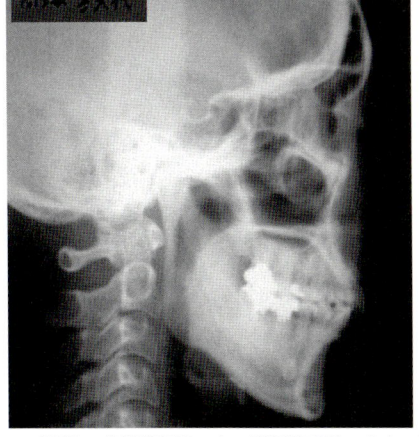

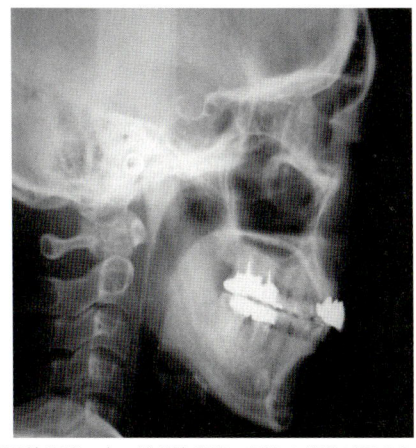

h 頭部 X 線規格写真．左：矯正治療前．中央：矯正治療後．右：補綴治療後．切歯の後退が認められる．

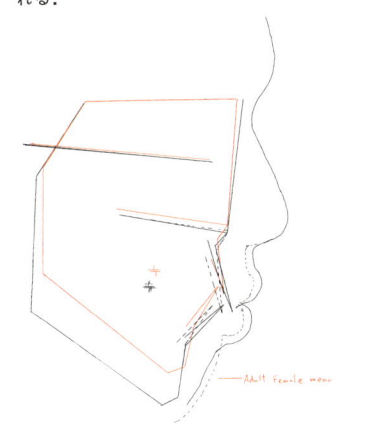

i 成人女子のプロフィログラムの重ね合わせ．開咬傾向のある顎態である．

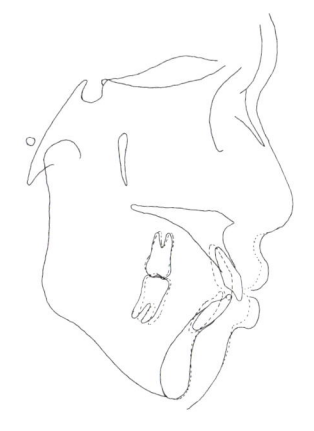

j 頭部 X 線規格写真の治療前後の重ね合わせ．上下切歯歯軸の改善が認められる．

Pretreatment pocket depth and bleeding on probing

upper teeth	7	6	5	4	3	2	1	1	2	3	4	5	6	7
pocket depth(labial)	223	439	525	563	326	526	888	625	668	423	823	323	768	323
bleeding on probing		＊＊	＊＊＊	＊＊＊	＊	＊＊＊	＊＊＊	＊＊	＊＊＊	＊＊	＊	＊＊＊	＊＊＊	＊＊
pocket depth(lingal)	333	326	323	313	325	334	628	635	626	323	823	323	623	335
bleeding on probing	＊	＊＊＊	＊＊＊	＊	＊＊＊	＊＊＊	＊＊＊	＊＊＊	＊ ＊	＊ ＊	＊		＊＊	

Posttreatment pocket depth and bleeding on probing

upper teeth	7	6	5	4	3	2	1	1	2	3	4	5	6	7
pocket depth(labial)	112	223	311	312	212	222			211	112	212	312	212	123	211
bleeding on probing		＊				＊＊＊					＊	＊		
pocket depth(lingal)	332	112	212	222	222	112			322	222	222	222	222	122	222
bleeding on probing		＊			＊	＊	＊＊			＊＊＊	＊		＊	＊	＊

k 治療前後のポケットの深さとプロービング時の出血の有無．歯周組織の状態は大きく改善している．

231

参考文献

Ackerman JL & Proffit WR: Soft tissue limitations in orthodontics: Treatment planning guidelines. Angle Orthod, 67: 327-336, 1997.

Alexander AG & Tipnis AK: The effect of irregularity of teeth and the degree of overbite and overjet on the gingival health. A study of 400 subjects. Brit Dent J, 128: 539-544, 1970.

Alexander SA: Effects of orthodontic attachments on the gingival health of permanent second molars. Am J Orthod Dentofacial Orthop, 100: 337-340, 1991.

Allais D & Melsen B: Does labial movement of lower incisors influence the level of the gingival margin? A case-control study of adult orthodontic patients. Eur J Orthod, 25: 343-352, 2003.

Alstad S & Zachrisson BU: Longitudinal study of periodontal condition associated with orthodontic treatment in adolescents. Am J Orthod, 76: 277-286, 1979.

Andrews LF: The six keys to normal occlusion. Am J Orthod, 62: 296-309, 1972.

Aquirre-Zorzano LA, Bayona JM, Remolina A, Castaños J, Diez R & Estefania E: Postorthodontic stability of the new attachment achieved by guided tissue regeneration following orthodontic movement: report of 2 cases. Quintessence Int, 30: 769-774, 1999.

Araújo MG, Carmagnola D, Berglundh T, Thilander B & Lindhe J: Orthodontic movement in bone defects augmented with Bio-Oss. An experimental study in dogs. J Clin Periodontol, 28: 73-80, 2001.

Arbuckle GR, Nelson CL & Roberts WE: Osseointegrated implants and orthodontics. Oral Maxillofac Surg Clin Nrth Am, 3: 903-919, 1991.

Årtun J: Caries and periodontal reactions associated with long-term use of different types of bonded lingual retainers. Am J Orthod, 86(2): 112-118, 1984.

Årtun J & Krogstad O: Periodontal status of mandibular incisors following excessive proclination. Am J Orthod Dentofacial Orthop, 91: 225-232, 1987.

Årtun J & Osterberg SK: Periodontal status of teeth facing extraction sites long-term after orthodontic treatment. J Periodontol, 58: 24-29, 1987.

Årtun J & Urbye KS: The effect of orthodontic treatment on periodontal bone support in patients with advanced loss of marginal periodontium. Am J Orthod Dentofacial Orthop, 93(2): 143-148, 1988.

Årtun J. & Grobéty D: Periodontal status of mandibular incisors after pronounced orthodontic advancement during adolescence: A follow-up evaluation. Am J Orthod Dentofacial Orthop, 119: 2-10, 2001.

Ash MM, Gitlin BN & Smith WA: Correlation between plaque and gingivitis. J Periodontol, 35: 424-429, 1964.

Baer PN & Coccaro PJ: Gingival enlargement coincident with orthodontic therapy. J Periodontol, 35: 436-439, 1964.

Basdra EK, Mayer T & Komposch G: Guided tissue regeneration precedes tooth movement and crossbite correction. Angle Orthod, 65: 307-310, 1995.

Batenhorst KF, Bowers GM & Williams JE Jr: Tissue changes resulting from facial tipping and extrusion in monkeys. J Periodontol, 45: 660-668, 1974.

Beagrie GS & James GA: The association of posterior tooth irregularity and periodontal disease. Brit Dent J, 113: 239-243, 1962.

Bednar JR & Wise RJ: A practical clinical approach to the treatment and management of patients experiencing root resorption during and after orthodontic therapy. Biological Mechanisms of Tooth Eruption, Resorption and Replacement by Implants. Edited by Bond JA: The child versus the adult. Dent Clin North Am, 16: 401-412, 1972.

Behlfelt K, Ericsson L, Jacobsson L & Linder-Aronson S: The occurrence of plaque and gingivitis and its relationship to tooth alignment within the dental arches. J Clin Periodontol, 8: 329-337, 1981.

Berglundh T, Marinello C, Lindhe J, Thilander B & Liljenberg B: Periodontal tissue reactions to orthodontic extrusion, an experimental study in the dog. J Clin Periodontol, 18: 330-336, 1991.

Bernstein M: Orthodontics in periodontal and prosthetic therapy. J Periodontol, 40: 577-587, 1969.

Binder RE: Retention and post-treatment stability in the adult dentition. Dent Clin North Am, 32: 621-641, 1988.

Block MS & Hoffman DR: A new device for absolute anchorage for orthodontics. Am J Orthod Dentofacial Orthop, 107: 251-258, 1995.

Bloom RH & Brown LR: A study of the effects of orthodontic appliances on the oral microbial flora. J Oral Surg Oral Med Oral Pathology, 17: 658-667, 1964.

Bond JA: The child versus the adult. Dent Clin North Am, 16: 401-412, 1972.

Bondevik O: Tissue changes in the rat molar periodontium following application of intrusive forces. Eur J Orthod, 2: 41-49, 1980.

Bowers GM, Moffitt WC & Williams JE Jr: Tooth position and the periodontium. Dent Clin North Am, 16: 597-602, 1972.

Boyd RL: Mucogingival considerations and their relationship to orthodontics. J Periodontol, 49(2): 67-76, 1978.

Boyd RL, Leggott PJ, Quinn RS, Eakle WS & Chambers D: Periodontal implications of orthodontic treatment in adults with reduced or normal periodontal tissues versus those of adolescents. Am J Orthod Dentofacial Orthop, 96: 191-199, 1989.

Boyd RL & Baumrind S: Periondontal considerations in the use of bonds or bands on molars in adolescents and adults. Angle Orthod, 62: 117-126, 1992.

Brägger U & Lang NP: The significance of bone in periodontal disease. Semin Orthod. 2: 31-38. 1998.

Braun S & Marcotte MR: Rationale of the segmented approach to orthodontic treatment. Am J Orthod Dentofacial Orthop, 108: 1-8, 1995.

Brown S: The effect of orthodontic therapy on certain types of periodontal defects (I). J Periodontol, 44: 742-756, 1973.

Brezniak N & Wasserstein A: Orthodontically induced inframmatory root resorption. Part I: The basic science aspects. Angle Orthod, 72: 175-179, 2002.

Brezniak N & Wasserstein A: Orthodontically induced inframmatory root resorption. Part II: The clinical aspects. Angle Orthod, 72: 180-184, 2002.

Brudvik P & Rygh P: The initial phase of orthodontic root resorption incident to local compression of the periodontal ligament. Eur J Orthod, 15: 249-263, 1993.

Buckley LA: The relation between irregularity teeth, plaque, calculus and gingival disease. Brit Dent J, 148: 67-69, 1980.

Burch JG, Bagci B, Sabulski D & Landrum C: Periodontal changes in furcations resulting from orthodontic uprighting of mandibular molars. Quintessence Int, 23: 509-513, 1992.

Burstone CR: Deep overbite correction by intrusion. Am J Orthod, 72: 1-22, 1977.

Canut JA: Mandibular incisor extraction: indications and long-term evaluation. Eur J Orthod, 18: 485-489, 1996.

Cardaropoli D, Re S, Corrente G & Abundo R: Intrusion of migrated incisors with infrabony defects in adult periodontal patients. Am J Orthod Dentofacial Orthop, 120(6): 671-675, 2001.

Cardaropoli D, Re S, Corrente G & Abundo R: Reconstruction of the maxillary midline papilla following a combined orthodontic-periodontic treatment in adult periodontal patients. J Clin Peiodontol, 31: 79-84, 2004.

Carmen M, Marcella P, Giuseppe C & Roberto A: Periodontal evaluation in patients undergoing maxillary expansion. J Craniofac Surg, 11: 491-494, 2000.

Caton J & Zander H: Osseous repair of an infrabony pocket without new attachment of connective tissue. J Clin Periodontol, 3: 54-58, 1976.

Chasens AI: Indications and contraindications for adult tooth movement. Dent Clin North Am , 6(3): 423-437, 1972.

Cheng YM: Dynamics of dental implants and orthodontics in today's periodontal prosthesis. Compend Contin Educ Dent, 21:191-206, 2000.

Chiche GJ & Pinault A: Esthetics of anterior fixed prosthodontics. Chicago: Quintessence, 1994.

Cobo J, Sicilia A, Argüelles J, Suáre, D & Vijande M: Initial stress induced in periodontal tissue with diverse degrees of bone loss by an orthodontic force: Tridimensional analysis by means of the finite element method. Am J Orthod Dentofacial Orthop, 104: 448-454, 1993.

Coctoam GW, Behrents RG & Bissada NF: The width of keratinized gingiva during orthodontic treatment. Its significance and impact on periodontal status. J Periodontol, 52: 307-313, 1981.

Collet AR & Fletcher B: Orthodontic tooth movement after extraction of previously autotransplanted maxillary canines and ridge augmentation. Am J Orthod Dentofacial Orthop, 118: 699-704, 2000.

Corrente G, Vergnano L, Re S, Cardaropoli D & Abundo R: Resin-bonded fixed partial dentures and splints in periodontally compromised patients: A 10-year follow-up. Int J Periodontics Restorative Dent, 20: 629-636, 2000.

Corrente G, Abundo R, Re S, Cardaropoli D & Cardaropoli G: Orthodontic movement into infrabony defects in patients with advanced periodontal disease: a clinical and radiological study. J periodontol, 74: 1104-1109, 2003.

Counts A: Orthodontic movement through a repaired buccal alveolar fracture: a case report. Compend Contin Educ Dent, 16: 1124, 1126, 1128, 1130, 1995.

Creekmore TD & Eklund MK: The possibility of skeletal anchorage. J Clin Orthod, 17(4): 266-269, 1983.

Daskalogiannakis J, Van der Linden FPGM, Miethke RR & McNamara JA Jr, eds: Glossary of orthodontic terms. Chicago: Quintessence, 2000.

Davidovitch Z & Mah J, eds: Biological Mechanisms of Tooth Eruption, Resorption and Replacement by Implants. Boston: Harvard Society for the Advancement of Orthodontics, 394-414, 1998.

Diamanti-Kipioti A, Gusberti FA & Lang NP: Clinical and microbiological effects of fixed orthodontic appliances. J Clin Periodontol, 14: 326-333, 1987.

Diedrich P: Guided tissue regeneration associated with orthodontic therapy. Semin Orthod, 2: 39-45, 1996.

Diedrich P, Fritz U, Kinzinger G & Angelakis J: Movement of periodontally affected teeth after guided tissue regeneration(GTR)-an experimental pilot study in animals. J Orofac Orthop, 64: 214-227, 2003.

Dorfman HS: Mucogingival changes resulting from mandibular incisor tooth movement. Am J Orthod, 74: 286-297, 1978.

Dorfman HS, Kennedy JE & Bird WC: Longitudinal evaluation of free autogenous gingival grafts. J Clin Periodontol, 7: 316-324, 1980.

Dorfman HS, Kennedy JE & Bird WC: Longitudinal evaluation of free gingival grafts. J Periodontol, 53: 349-352, 1982.

Edwards JG: A surgical procedure to eliminate rotational relapse. Am J Orthod, 57: 35-46, 1970.

Edwards JG: A long-term prospective evaluation of the circumferential supracrestal fiberotomy in alleviating orthodontic relapse. Am J Orthod Dentofacial Orthop, 93: 380-387, 1988.

Eliasson LÅ, Hugoson A, Kurol J & Siwe H: The effects of orthodontic treatment on periodontal tissues in patients with reduced periodontal support. Eur J Orthod 4: 1-9. 1982.

Emslie R: The incisal relationship and periodotal disease. Parodontologie, 12: 15-22, 1958.

Ericsson I, Thilander B, Lindhe J & Okamoto H: The effect of orthodontic tilting movements on the periodontal tissues of infected and non-infected dentitions in dogs. J Clin Periodontol, 4: 278-293, 1977.

Ericsson I & Thilander B: Orthodontic forces and recurrence of periodontal disease. Am J Orthod, 74: 41-50, 1978.

Ericsson I, Thilander B & Lindhe J: Periodontal conditions after orthodontic tooth movement in the dog. Angle Orthod, 48: 210-218, 1978.

Ericsson I & Thilander B: Orthodontic relapse in dentitions with reduced periodontal support: An experimental study in dog. Eur J Orthod, 2: 51-57, 1980.

Ericsson I & Lindhe J: Effect of longstanding jiggling on experimental marginal periodontitis in the beagle dog. J Clin Periodontol, 9: 497-503, 1982.

Ericsson I: The combined effects of plaque and physical stress on periodontal tissues. J Clin Periodontol, 13: 918-922, 1986.

Everett FG & Baer PN: A preliminary report on the treatment of the osseous defect in periodontosis. J Periodontol, 35: 429-435, 1964.

参考文献

Folio J, Rams TE & Keyes PH: Orthodontic therapy in patients with juvenile periodontitis: Clinical and microbiologic effects. Am J Orthod, 87: 421-431, 1985.

Foushee DG, Moriarty JD & Simpson DM: Effects of mandibular orthognathic treatment on mucogingival tissue. J Periodontol, 56: 727-733, 1985.

Garber DA: Vertical distance from the crest of bone to the height of the interproximal papilla between adjacent implants. J Periodontol, 74(12): 1785-1788, 2003.

Gaumet PE, Brunsvold MI & McMahan CA: Spontaneous repositioning of pathologically migrated teeth. J Periodontol, 70: 1177-1184, 1999.

Gegauff AG: Effect of crown lengthening and ferrule placement on static load failure of cemented cast post-cores and crown. J Prosthet Dent, 84(2): 169-179, 2000.

Geiger AM: Occlusal studies in188 consecutive cases of periodontal disease. Am J Orthod, 48: 330-360, 1962.

Geiger AM, Wasserman BH, Thompson RH & Turgeon LR: Relationship of occlusion and periodontal disease. part V.-relationship of classification of occlusion to periodontal status and gingival inflammation. J Periodontol, 43(9): 554-560. 1972.

Geiger AM, Wasserman BH & Turgeon LR: Relationship of occlusion and periodontal disease. part VIII-relationship of crowding and spacing to periodontal destruction and gingival inflammation. J Periodontol, 45: 43-49, 1974.

Geiger A & Hirschfeld L, 石川純監訳, 加藤煕訳: 一般臨床における Minor Tooth Movement, 第 3 版. 東京: 医歯薬出版, 1977.

Geraci TF, Nevins M, Crossetti HW, Drizen K & Ruben MP: Reattachment of the periodontium after tooth movement into an osseous defect ina monkey. Part I. Int J Periodontics Restorative Dent, 10: 185-197, 1990.

Gianelly AA: Diagnosis, case selection and treatment planning. Dent Clin North Am, 16: 413-422, 1972.

Glickman I: Inflammation and trauma from occlusin, Co-Destructive factors in chronic periodontal disease. J Periodontol, 34: 5-10, 1963.

Goldberg PV, Higginbottom FL & Wilson TG Jr: Periodontal considerations in restorative and implant therapy. Periodontol 2000, 25: 100-109, 2001.

Goldstein MC: Adult orthodontics. Am J Orthod, 39: 400-424, 1953.

Goldstein MC & Fritz ME: Treatment of periodontosis by combined orthodontic and periodontal approach: report of case. J Am Dent Assoc, 93: 985-990, 1976.

Gould MS & Picton DC: The relation between irregularities of teeth and periodontal disease. Brit Dent J, 121: 20-23, 1966.

Goultschin J & Zilberman Y: Gingival response to removable orthodontic appliances. Am J Orthod, 81(2):147-149, 1982.

Graber TM, 中後忠男, TJ 青葉, 松本光生, 吉田建美, 浅井保彦訳: グレーバーの歯科矯正学, 第 3 版. 東京: 医歯薬出版, 1976.

Gragg KL, Shugar DA, Bader JD, Elter JR & White BA: Movement of teeth adjacent to posterior bounded edentulous spaces. J Dent Res, 80(11): 2021-2024, 2001.

Grassi M, Tellenbach R & Lang NP: Periodontal conditions of teeth adjacent to extraction sites. J Clin Periodontol, 14: 334-339, 1987.

Gray JB, Steen ME, King GJ & Clark AE: Studies on the efficacy of implants as orthodontic anchorage. Am J Orthod, 83: 311-317, 1983.

Greene CS: Orthodontics and temporomandibular disorders. Dent Clin North Am, 32: 529-538, 1988.

Griffiths GS & Addy M: Effects of malalignment of teeth in the anterior segments on plaque accumulation. J Clin Periodontol, 8: 481-490, 1981.

Grossi SG, Genco RJ, Machtei EE, Ho AW, Koch G, Zambon JJ & Hausmann E: Assessment of risk for periodontal disease. II. Risk indicators for alveolar bone loss. J Periodontol, 66: 23-29, 1995.

Guilford HJ, Grubb TA & Pence DL: Vertical extrusion: A standardized technique. Compend Contin Educ Dent, 5: 562-567, 1984.

Haanaes HR, Stenvik A, Beyer-Olsen ES, Tryti T & Faehn O: The efficacy of two-stage titanium implants as orthodontic anchorage in the pre-prosthodontic correction of third molars in adults-a report of three cases. Eur J Orthod, 13: 287-292, 1991.

Hamilton RS & Gutmann JL: Endodontic-orthodontic relationships: A review of integrated treatment planning challenges. Int Endod J, 1999.

Hamp SE, Lundström F & Nyman S: Periodontal conditions in adolescents subjected to multiband orthodontic treatment with controlled oral hygiene. Eur J Orthod, 4: 77-86, 1982.

Hangorsky U & Bissada NF: Clinical assessment of free gingival graft effectiveness on the maintenance of periodontal health. J Periodontol 51: 274-278, 1980.

Harris EF & Baker WC: Loss of root length and crestal bone height before and during treatment in adolescent and adult orthodontic patients. Am J Orthod Dentofacial Orthop, 98: 463-469, 1990.

Higuchi KW & Slack JM: The use of titanium fixtures for intraoral anchorage to facilitate orthodontic tooth movement. Int J Oral Maxillofac Implants, 6(3): 338-344, 1991.

Hirshfeld I: The individual missing tooth. J Am Dent Assoc, 24: 67-82, 1937.

Hollende L, Rönnerman A & Thilander B: Root resorption, marginal bone support and clinical crown length in orthodontically treated patients. Eur J Orthod, 2: 197-205, 1980.

Huser MC, Baehni PC & Lang R: Effects of orthodontic bands on microbiologic and clinical parameters. Am J Orthod Dentofacial Orthop, 97: 213-218, 1990.

Ingber JS: Forced eruption. Part I. A method of treating isolated one and two wall infrabony osseous defects-rationale and case report. J Periodontol, 45: 199-206, 1974.

Ingber JS: Forced eruption. Part II. A method of treating nonrestorable teeth-Periodontal and restorative considerations. J Periodontol, 47: 203-216, 1976.

Ingervall B, Jacobsson U & Nyman S: A clinical study of the relationship between crowding of teeth, plaque and gingival condition. J Clin Periodontol 4: 214-222, 1977.

Jenkins WMM & Papapanou PN: Epidemiology of periodontal disease in children and adolescents. Periodontol 2000, 26: 16-32, 2001.

Karring T, Nyman S, Thilander B & Magnusson I: Bone regeneration in orthodontically produced alveolar bone dehisciences. J Periodontal Res, 17: 309-315, 1982.

Katona TR, Payder NH, Akay HU & Roberts WE: Stress analysis of bone modeling response to rat molar orthodontics. J Periodontol, 28: 27-38, 1995.

Kaufman H, Carranza FA Jr, Endres B, Newman MG & Murphy N: The influence of trauma from occlusion on the bacterial repopulation of periodontal pockets in dogs. J Periodontol, 55: 86-92, 1984.

Keim RG: Aesthetics in clinical orthodontic-periodontic interactions. Periodontol 2000, 27: 59-71, 2001.

Kepic TJ & O'Leary TJ: Role of marginal ridge relationships as an etiologic factor in periodontal disease. J Periodontol, 49: 570-575, 1978.

Kessler SJ & Zweig JM: Adult orthodontics and mouth reconstruction. J Am Dent Assoc, 69: 572-577, 1964.

Kessler M: Interrelationships between orthodontics and periodontics. Am J Orthod, 70: 154-172, 1976.

Kim SH, Tramontina V & Passanezi E: A new approach using the surgical extrusion procedure as an alternative for the reestablishment of biological width. Int J Periodontics Restorative Dent, 24: 39-45, 2004.

Kim CS, Choi SH, Chai JK, Kim CK & Cho KS: Surgical extrusion technique for clinical crown lengthning: Report of three cases. Int J Periodontics Restorative Dent, 24: 412-421 2004.

Kinane DF: Periodontal disease in childen and adolescents: introduction and classification. Periodontol 2000, 26: 7-15, 2001.

Kloehn JS & Pfeifer JS: The effect of orthodontic treatment on the periodontium. Angle Orthod, 44: 127-134, 1974.

Kokich VG & Shapiro PA: Lower incisor extraction in orthodontic treatment. Four clinical reports. Angle Orthod, 54: 139-153, 1984.

Kokich VG: Estheics: the orthodontic-periodontic restorative connection. Semin Orthod, 2: 21-30, 1996.

Kokich VG & Spear FM: Guidelines for managing the orthodontic-restorative patient. Semin Orthod, 3(1): 3-20, 1997.

Kokich VG: Esthetics and vertical tooth position: Orthodontic possibilities. Compend Contin Educ Dent, 18(12): 1225-1231, 1997.

Kokich VO: Treatment of a Class I malocclusion with a carious mandibular incisor and no Bolton discrepancy. Am J Orthod Dentomfacial Orthop, 118: 107-113, 2000.

Kozlovaky A, Tal H & Lieberman M: Forced eruption combined with gingival fiberoctomy. J Clin Periodontol, 15: 534-538, 1988.

Kraal JH, Digiancinto JJ, Dail RA, Lemmerman K & Peden JW: Periodontal conditions in patients after molar uprighting. J Prosthet Dent, 43(2): 156-162, 1980.

Kuhlberg AJ & Glynn E: Treatment planning considerations for adult patients. Dent Clin North Am, 41: 17-26, 1997.

Kurol J, Rönnerman A & Heyden G: Long-term gingival conditions after orthodontic closure of extraction sites. Histological and histochemical studies. Eur J Orthod, 4: 87-92, 1982.

Lang NP & Löe H: The relationship between the width of keratinized gingiva and gingival health. J Periodontol, 43: 623-627, 1972.

LaSota EP: Orthodontic considerations in prosthetic and restorative dentistry. Dent Clin North Am, 32: 447-456, 1988.

Leggott PJ, Boyd RL, Quinn RS, Eakle WS & Chambers DW: Gingival disease patterns during fixed orthodontic therapy. J Dent Res, 309: 1245, 1984.

Lemon RR: Simplified esthetic root extrusion techniques. Oral Surg Oral Med Oral Pathol, 54: 93-99, 1982.

Levander E & Malmgren O: Long-term follow-up of maxillary incisors with severe apical root resorption. Eur J Orthod. 22: 85-92, 2000.

Levin MA: Postorthodontic maintenance in the adult patient. Dent Clin North Am, 16: 559-571, 1972.

Libman WJ & Nicholls JI: Load fatigue of teeth restored with cast posts and cores and complete crowns. Int J Prosthodont, 8: 155-161, 1995.

Lindhe J & Svanberg G: Influence of trauma from occlusion on progression of experimental periodontitis in the beagle dog. J Clin Periodontol, 1: 3-14, 1974.

Lindhe J & Nyman S: Alterations of the position of the marginal soft tissue following periodontal surgery. J Clin Periodontol, 7, 525-530, 1980.

Lindhe J & Ericsson I: The effects of elimination of jiggling forces on periodontally exposed teeth in the dog. J Periodontol, 53: 562-567, 1982.

Listgarten MA & Helldén L: Relative distribution of bacteria at clinically healthy and periodontally diseased sites in humans. J Clin Periodontol, 5: 115-132, 1978.

Löe H, Theilade E & Jensen SB: Experimental gingivitis in man. J Periodontol, 36: 177-187, 1965.

Löe H, Anerud A, Boysen H & Morrison E: Natural history of periodontal disease in man. Rapid, moderate and no loss of attachment in Sri Lankan laborers 14 to 46 years of age. J Clin Periodontol, 13: 431-440, 1986.

Macpherson LMD, MacFarlane TW & Stephen KW: An intra-oral appliance study of the plaque microflora associated with early enamel demineralization. J Dent Res, 69(11): 1712-1716, 1990.

Maeda S, Maeda Y, Ono Y, Nakamura K & Sasaki T: Interdisciplinary treatment of a patient with severe pathologic tooth migration caused by localized aggressive periodontitis. Am J Orthod Dentofacial Orthop, 127: 374-384, 2005.

Magnusson I & Lindhe J: Current concepts in diagnosis and treatment of periodontitis. Semin Orthod, 2: 13-20, 1997.

Mantzikos T. & Shamus I: Forced eruption and implant site development: Soft tissue response. Am J Orthod Dentofacial Orthop, 112: 596-606, 1997.

Mantzikos T & Shamus I: Case report: Forced eruption and implant site development. Angle Orthod, 68: 179-186, 1998.

Mathews DP & Kokich VG: Managing treatment for the orthodontic patient with periodontal problems. Semin Orthod, 3: 21-38, 1997.

Manor A, Kaffe I & Littner MM: "Spontaneous" repositioning of migrated teeth following periodontal surgery. J Clin Periodontol, 11: 540-545, 1984.

Margolis MJ: Esthetic considerations in orthodontic treatment of adults. Dent Clin North Am, 41: 29-48 1997.

Martinez-Canut P, Carrasquer A, Magán R, Lorca A: A study on factors associated with pathologic tooth migration. J Clin Periodontol, 24:492-497, 1997.

McKiernan EXF, McKiernan F & Jones ML: Psychological profiles and motives of adults seeking orthodontic treatment. Int J Adult Orthodon Orthognath Surg, 7: 187-198, 1992.

参考文献

Meistrell ME: Treatment objectives and planning in compromised adult cases. Dent Clin North Am, 32: 551-569, 1988.

Melsen B: Tissue reaction following application of extrusive and intrusive forces to teeth in adult monkeys. Am J Orthod, 89: 469-475, 1986.

Melsen B, Agerbak N, Eriksen J & Terp S: New attachment through periodontal treatment and orthodontic intrusion. Am J Orthod Dentofacial Orthop, 94(2): 104-116, 1988.

Melsen B, Agerbak N & Markenstam G: Intrusion of incisors in adult patients with marginal bone loss. Am J Orthod Dentofacial Orthop, 96(3): 232-241, 1989.

Melsen B & Agerbak N: Orthodontic as an adjunct to rehabilitation. Periodontol 2000, 4: 148-159, 1994.

Minsk L: Orthodontic tooth extrusion as an adjunct to periodontal therapy. Compend Contin Educ Dent, 21: 768-774, 2000.

Miyasato M, Crigger M & Egelberg J: Gingival condition in areas of minimal and appreciable width of keratinized gingiva. J Clin Periodontol, 4: 200-209, 1977.

Molly L, Willems G, van Steenberghe D & Quirynen M: Periodontal parameters around implants anchoring orthodontic appliances: a series of case reports. J Periodontol, 75: 176-181, 2004.

Morita M, Kimura M, Tanegae T, Ishikawa M & Watanabe A: Reasons for extraction of permanent teeth in Japan. Community Dent Oral Epidemiol, 22: 303-306, 1994.Morrison EC, Ramfjord SP, Burgett FG, Nissle RR & Shick RA: The significance of gingivitis during the maintenance phase of periodontal treatment. J Periodontol, 53: 31-34, 1982.

Moyers RE, 三浦不二夫監訳: モイヤースの歯科矯正ハンドブック, 第3版. 東京: 医歯薬出版, 1976.

Murakami T, Yokota S & Takahama Y: Periodontal changes after experimentally induced intrusion of the upper incisors in Macaca fuscata monkeys. Am J Orthod Dentofacial Orthop, 95: 115-126, 1989.

Naustadt E: The Orthodontists Responsibility in the Prevention of Peridental Disease. J Am Dent Assoc, 17: 1329-1334, 1930.

Nemcovsky C, Zubery Y, Artzi Z, & Lieberman MA: Orthodontic tooth movement following guided tissue regeneration: Report of three cases. Int J Adult Orthodon Orthognath Surg, 11: 347- 355, 1996.

Nevins M & Wise RJ: The use of orthodontic therapy to alter infrabony pockets. Part II. Int J Periodontics Restorative Dent, 10: 199-207, 1990.

Norton LA: The effect of aging cellular mechanisms on tooth movement. Dent Clin North Am, 32: 437-446, 1988.

Nozawa T, Sugiyama T, Yamaguchi S, Ramos T, Komatsu S, Enomoto H & Ito K: Buccal and coronal bone augmentation using forced eruption and buccal root torque: A case report. Int J Periodontics Restorative Dent, 23: 585-591, 2003.

Nyman S, Lindhe J & Ericsson I: The effect of progressive tooth mobility on destructive periodontitis in the dog. J Clin Periodontol, 5: 213-225, 1978.

Nyman S, Lindhe J, Karring T & Rylander H: New attachment following surgical treatment of human periodontal disease. J Clin Periodontol, 9: 290-296, 1982.

Nyman S, Karring T & Bergenholtz G: Bone regeneration in alveolar bone dehisciences produced by jiggling forces. J Periodontal Res, 17: 316-322, 1982.

Ödman J, Lekholm U, Jemt T Brånemark P-I & Thilander B: Osseointegrated titanium implants -a new approach in orthodontic treatment. Eur J Orthod, 10: 98-105, 1988.

Ödman J, Gröndahl K, Lekholm U & Thilander B: The effect of osseointegrated implants on the dento-alveolar development. A clinical and radiographic study in growing pigs. Eur J Orthod, 13: 279-286, 1991.

Ödman J, Lekholm U, Jemt T & Thilander B: Osseointegrated implants as orthodontic anchorage in the treatment of partially edentulous adult patients. Eur J Orthod, 16: 187-201, 1994.

Oesterle LJ & Cronin RJ Jr: Adult growth, aging and the single-tooth implant. Int J Oral Maxillofac Implants, 15: 252-260 2000.

Ong MA, Wang HL & Smith FN: Interrelationships between orthodontics and periodontics. J Clin Periodontol, 25: 271-277, 1998.

Ong MM & Wang HL: Periodontic and orthodontic treatment in adults. Am J Orthod Dentofacial Orthop, 122: 420-428, 2002.

Öwall B, Käyser AF & Carlsson GE: Prosthodontics: Principles and management strategies. London: Mosby, 1996.

Owman-Moll P & Kurol J: Root resorption after orthodontic treatment in high- and low- risk patients: analysis of allergy as a possible predisposing factor. Eur J Orthod , 22: 657-663, 2000.

Pameijer CH, 岩田健男, 村上 斎訳: パメヤーの歯冠補綴学－歯周組織と咬合を考慮したクラウンブリッジの臨床－. 東京: イワタオッセオインテグレーション研究所, 1992.

Papapanou PN, Wennström JL & Gröndahl K: A 10-year retrospective study of periodontal disease progression. J Clin Periodontol, 16: 403-411, 1989.

Pini Prato G, Baccetti T, Magnani C, Agudio G & Cortellini P: Mucogingival interceptive surgery of buccally-erupted premolars in patients scheduled for orthodontic treatment. I. A 7-year longitudinal study. J Periodontol, 71: 172-181, 2000.

Pini Prato G, Baccetti T, Giorgetti R, Agudio G & Cortellini P: Mucogingival interceptive surgery of buccally-erupted premolars in patients scheduled for orthodontic treatment. II. Surgically treated versus non-surgically treated cases. J Periodontol, 71: 182-187, 2000.

Polson AM, Meitner SW & Zander HA: Trauma and progression of marginal periodontitis in squirrel monkeys. III. Adaption of interproximal alveolar bone to repetitive injury. J Periodontal Res, 11: 279-289, 1976.

Polson AM, Meitner SW & Zander HA: Trauma and progression of marginal periodontitis in squirrel monkeys. IV. Reversibility of bone loss due to trauma alone and trauma superimposed upon periodontitis. J Periodontal Res, 11: 290-298, 1976.

Polson AM & Zander HA: Effects of periodontal trauma upon intrabony pockets. J Periodontol, 54: 586-591, 1983.

Polson AM & Reed BE: Long term effect of orthodontic treatment on crestal alveolar bone levels. J Periodontol, 55: 28-34, 1984.

Polson AM, Caton J, Polson A, Nyman S, Novak J & Reed B: Periodontal response after tooth movement into intrabony defects. J Periodontol, 55: 197-202, 1984.

Polson AM, Subtelny JD, Meitner SW, Polson AP, Sommers EW, Iker HP & Reed BE: Long-term periodontal status after orthodontic treatment. Am J Orthod Dentofacial Orthop, 93: 51-58, 1988.

Pontoriero R, Celenza F, Ricci G & Carnevale G: Rapid extrusion with fiber resection: a combined orthodontic-periodontic treatment modality.

Int J Periodontics Restorative Dent, 7: 31-43, 1987.

Potashnick SR & Rosenberg ES: Forced eruption: Principles in periodontics and restorative dentistry. J Periodontol, 48: 141-148, 1982.

Poulton DR & Aaronson SH: The relation between occlusion and periodontal status. Am J Orthod, 47:690-699, 1961.

Prato GP, Rotundo R, Cortellini P, Tinti C, Azzi R: Interdental papilla management: a review and classification of the therapeutic approaches. Int J Periodontics Restorative Dent, 24(3): 246-55, 2004.

Prichard JF: The effect of bicuspid extraction orthodontics on the periodontium. J Periodontol, 46(9): 534-542, 1975.

Proffit WR, 作田守監修, 高田健治訳: プロフィトの現代歯科矯正学. 東京: クインテッセンス出版, 1989.

Proffit WR, Fields HW & Moray LJ: Prevalence of malocclusion and orthodontic treatment need in the United States: Estimates from the NHANES III survey. Int Adult Orthod Orthognath Surg, 13(2): 97-106, 1998.

Prosterman B, Prosterman L, Fisher R & Gornitsky M: The use of implants for orthodontic correction of an open bite. Am J Orthod Dentofacial Orthop, 106: 245-250, 1994.

Quirynen M, Op Heij DG, Adriansens A, Opdebeeck HM, van Steenberghe D: Periodontal health of orthodontically extruded impacted teeth. A splint-mouth, long -term clinical evaluation. J periodontol, 71: 1708-1714, 2000.

Ramfjord SP & Ash MM Jr: Significance of occlusion in the etiologiy and treatment of early, moderate and advanced periodontitis. J Periodontol, 52(9): 511-517, 1981.

Ramfjord SP, Morrison EC, Burgett FG, Nissle RR, Shick RA, Zann GJ & Knowles JW: Oral hygiene and maintenance of periodontal support. J Periodontol, 53: 26-30, 1982.

Rasperini G, Ricci G & Silvestri M: Surgical technique for treatment of infrabony defects with enamel matrix derivative (Emdogain): 3 case reports. Int J Periodontics Restorative Dent, 19: 578-587, 1999.

Re S, Corrente G, Abundo R & Cardaropoli: Orthodontic treatment in periodontally compromised patients: 12-year report. Int J Periodontics Restorative Dent, 20: 31-39, 2000.

Re S, Corrente G, Abundo R & Cardaropoli D: Orthodontic movement into bone defects augmented with bovine bone mineral and fiblin sealer: A reentry case report. Int J Periodontics Restorative Dent, 22: 138-145, 2002.

Re S, Corrente G, Abundo R & Cardaropoli D: The use of orthodontic intrusive movement to reduce infrabony pockets in adult periodontal patients: A case report. Int J Periodontics Restorative Dent, 22: 365-371, 2002.

Re S, Cardaropoli D, Abundo R & Corrente G : Reduction of gingival recession following orthodontic intrusion on periodontally compromised patients. Orthod Craniofac Res, 7: 35-39, 2004.

Reed BE & Polsen AM: Relationship between bitewing and periapical radiographs in assessing crestal alveolar bone levels. J Periodontol, 55: 22-27, 1984.

Reed BE, Polsen AM & Subtelny JD: Long-term periodontal status of teeth moved into extraction sites. Am J Orthod, 88(3): 203-208, 1985.

Reiten K: Tissue rearrangement during retention of orthodontically rotated teeth. Angle Orthod, 29: 105-113, 1959.

Reiten K: Effects of force, magnitude and direction of tooth movement on different alveolar bone types. Angle Orthod, 34: 244-255, 1964.

Reiten K: Principle of retention and avoidance of post-treatment relapse. Am J Orthod, 55: 776-790, 1969.

Reitan K, Graber TM 編, 三浦不二夫, 井上直彦, 大坪淳造共訳: 歯科矯正における歯根吸収, 現代歯科矯正学（上巻）－概念と技術. 161-172, 1971.

Richardson ME: Late lower arch crowding: facial growth or forward drift? Eur J Orthod, 1: 219-225, 1979.

Riedel RA, Little RM & Bui TD: Mandibular incisor extraction - postretention evaluation of stability and relapse. Angle Orthod, 62: 103-116, 1992.

Roberts WE, Smith RK, Zilberman Y, Mozsary PG & Smith RS: Osseous adaptation to continuous loading of rigid endosseous implants. Am J Orthod, 86, 95-111, 1984.

Roberts WE, Helm FR, Marshall KJ & Gongloff RK: Rigid endosseous implants for orthodontic and orthopedic anchorage. Angle Orthod, 59: 247-256, 1989.

Roberts WE, Marshall KJ & Mozsary PG: Rigid endosseous implant utilized as anchorage to protract molars and close an atrophic extraction site. Angle Orhtod, 60: 135-152, 1990.

Roberts WE, Nelson CL & Goodacre CJ: Rigid implant anchorage to close a mandibular first molar extraction site. J Clin Orthod, 28: 693-704, 1994.

Roekel NV: The use of Brånemark system implants for orthodontic anchorage: report of a case. Int J Oral Maxillofac Implants, 4: 341-344, 1989.

Ronnerman A, Thilander B & Heyden G: Gingival tissue reactions to orthodontic closure of extraction sites. Histologic and histochemical studies. Am J Orthod, 77: 620-625, 1980.

Rufenacht CR: Fundamentals of esthetics. Chicago: Quintessence, 1990.

Sadowsky C & BeGole EA: Long-term effects of orthodontic treatment on periodontal health. Am J Orthod, 80: 156-172, 1981.

Salama H & Salama M: The role of orthodontic extrusive remodeling in the enhancement of soft and hard tissue profiles prior to implant placement: a systematic approach to the management of extraction site defects. Int J Periodontics Restorative Dent, 4: 312-333, 1993.

Salama H, Salama MA, Li T, Garber DA & Adar P: Development optimal peri-implant papillae within the esthetic zone: Guided soft tissue augmentation. J Esthet Dent, 7: 125-129, 1995.

Salama H, Salama M & Kelly J: The orthodontic-periodontal connection in implant site development. Pract Periodontics Aesthet Dent, 8(9): 923-32, 1996.

Salama H, Salama MA, Li T, Garber DA & Adar P: Treatment plannning 2000: An esthetically oriented revision of the original implant protocol. J Esthet Dent, 9: 55-67, 1997.

Salama H, Garber DA, Salama MA, Adar P & Rosenberg ES: Fifty years of interdisciplinary site development: Lessons and guidelines from periodontal prosthesis. J Esthet Dent, 10: 149-156, 1998.

Salama H, Salama MA, Garber D, Adar P: The interproximal height of bone: a guidepost to predictable aesthetic strategies and soft tissue contours in anterior tooth replacement. Pract Periodontics Aesthet Dent 10(9): 1131-41, 1998.

参考文献

Salzmann JA: Problems of the adult as an orthodontic patient. Am J Orthod, 57: 84-85, 1970.

Sato S, Ujiie H & Ito K: Spontaneous correction of pathologic tooth migration and reduced infrabony pockets following nonsurgical periodontal therapy: A case report. Int J Periodontics Restorative Dent, 24: 456-461, 2004.

Shapiro PA & Kokich VG: Uses of implants in orthodontics. Dent Clin North Am, 32: 539-550, 1988.

Silness J & Røynstrand, T: Effects on dental health of spacing of teeth in anterior segments. J Clin Periodontol, 11: 387-398, 1984.

Silness J & Røynstrand T: Relationship between alignment conditions of teeth in anterior segments and dental health. J Clin Periodontol, 12: 312-320, 1985.

Sjølien T & Zachrisson BU: Periodontal bone support and tooth length in orthodontically treated and untreated persons. Am J Orthod, 64: 28-37, 1973.

Smalley WM: Implants for tooth movement: Determining implant location and orientation. J Esthet Dent, 7: 62-72, 1995.

Smalley WM & Blanco A: Implants for tooth movement: A fablication and placement technique for provisional restorations. J Esthet Dent, 7: 150-154, 1995.

Smith RJ & Burstone CJ: Mechanism of tooth movement. Am J Orthod, 85: 294-307, 1984.

Sorensen JA & Engelman MJ: Ferrule design and fracture resistance of endodontically treated teeth. J Prosthet Dent, 63: 529-536, 1990.

Southard TE, Buckley MJ, Spivey JD, Krizan KE & Casko JS: Intrusion anchorage potential of teeth versus rigid endosseous implants: A clinical and radiographic evaluation. Am J Orthod Dentofacial Orthop, 107: 115-120, 1995.

Speer C, Petz K, Hopfenmuller W & Holtgrave EA: Investigation on the influencing of the subgingival microflora in chronic periodontitis. A study in adult patients during fixed appliance therapy. J Orofac Orthop, 65: 34-47, 2004

Steffensen B & Storey AT: Orthodontic intrusive forces in the treatment of periodontally compromised incisors: A case report. Int J Periodontics Restorative Dent, 13: 433-441, 1993.

Steiner GG, Pearson JK & Ainamo J: Changes of the marginal periodontium as a result of labial tooth movement in monkeys. J Periodontol, 52: 314-320, 1981.

Stelzel MJ & Flores-de-Jacoby L: Guided tissue regeneration in a combined periodontal & orthodontic treatment: a case report. Int J Periodontics Restorative Dent, 18: 189-195, 1998.

Suomi JD: Periodonatl disease and oral hygiene in an institutionalized population: Report of an epidemiological study. J Periodontol, 40: 5-10, 1969.

Tanne K, Inoue Y & Sakuda M: Biomechanical behavior of the periodontium before and after orthodontic tooth movement. Angle Orthod, 65(2): 123-128, 1995.

Tarnow D, Elian N, Fletcher P, Froum S, Magner A, Cho SC, Salama M, Salama H & Weiss RC: Physiology of adult tooth movement. Dent Clin North Am, 16: 449-457, 1972.

Tarnow DP, Magner AW, Fletcher P: The effect of the distance from the contact point to the crest of bone on the presence or absence of the interproximal dental papilla. J Periodontol, 63: 995-996, 1992.

Tarnow D, Elian N, Fletcher P, Froum S, Magner A, Cho SC, Salama M, Salama H & Garber DA: Vertical distance from the crest of bone to the height of the interproximal papilla between adjacent implants. J Periodontol, 74(12): 1785-8, 2003.

Thilander B: Indications for orthodontic treatment in adults. Eur J Orthod, 1: 227-241, 1979.

Thilander B: Infrabony pockets and reduced alveolar bone height in relation to orthodontic therapy. Semin Orthod, 2: 55-61, 1996.

Thilander B: Infrabony pockets and reduced alveolar bone height in relation to orthodontic therapy. Semin Orthod, 2: 55-61, 2000.

Thilander B, Odman J & Lekholm U: Orthodontic aspects of the use of oral implants in adolescents: a 10-year follow-up study. Eur J Orthod, 23: 715-731, 2001.

Thordarson A, Zachrisson BU & Mjör IA: Remodeling of canines to the shape of lateral incisors by grinding: A long-term clinical and radiographic evaluation. Am J Orthod Dentofacial Orthop, 100:123-132, 1991.

Thurow RC, 坂本敏彦校閲, 三谷英夫訳: アトラス歯科矯正学の基本理論. 東京: 書林, 1979.

Tirk TM, Guzman CA & Nalchajian R: Periodontal tissue response to orthodontic treatment studied by panoramix. Angle Orthod, 37: 94-103, 1967.

Towfighi PP, Brunsvold MA, Storey AT, Arnold RM, Willman DE & McMahan CA: Pathologic migration of anterior teeth in patients with moderate to severe periodontitis. J Periodontol, 68, 967-972, 1997.

Trossello VK & Gianelly AA: Orthodontic treatment and periodontal status. J Periodontol, 50: 665-671, 1979.

Turley PK: An American Board of Orthodontics case report: The surgical-orthodontic management of a class I malocclusion with excessive overbite and periodontal bone loss. Am J Orthod Dentofacial Orthop, 104: 402-410, 1993.

Valerón JF & Velázquez JF: Implants in the orthodontic and prosthetic rehabilitation of an adult patient. A case report. Int J Oral Maxillofac Implants, 11: 534-538, 1996.

Vanarsdall RL: Orthodontics, provisional restorations and appliances. Dent Clin North Am, 33: 479-496, 1989.

Van Roekel NB: The Use of Brånemark system implants for orthodontic anchorage: report of a case. Int J Oral Maxillofac Implants, 4: 341-344, 1989.

Van Venrooy JR & Yukna RA: Orthodontic extrusion of single-rooted teeth affected with advanced periodontal disease. Am J Orthod, 87: 67-74, 1985.

Viazis AD & Crawford LA: Orthodontic treatment of a case with minimum periodontal support. J Clin Orthod, 27: 323-325, 1993.

Wagenberg BD: Periodontal preparation of the adult patient prior to orthodontics. Dent Clin North Am, 32: 457-480, 1988.

Warrer K & Karring T: Guided tissue regeneration combined with osseous grafting in suprabony periodontal lesions. J Clin Periodontol, 19: 373-380, 1992.

Wehrbein H & Diedrich P: Endosseous titanium implants during and after orthodontic load: an experimental study in the dog. Clin Oral Implants Res, 4: 76-82, 1993.

Wehrbein H, Fuhrmann RAW & Diedrich PR: Human histologic tissue response after long-term orthodontic tooth movement. Am J Orthod Dentofacial Orthop, 107: 360-371, 1995.

Wehrbein H, Merz BR, Diedrich P & Glayzmaier J: The use of palatal implants for orthodontic anchorage. Clin Oral Implants Res, 7: 410-416, 1996.

Wehrbein H, Glatzmaier J, Mundwiller U & Diedrich P: The orthosystem—a new implant system for orthodontic anchorage in the palate. J Orofac Orthop, 57(3): 142-153, 1996.

Wehrbein H, Glanzmaier J & Yildirim M: Orthodontic anchorage capacity of short titanium screw implants in the maxilla. An experimental study in the dog. Clin Oral Implants Res, 8: 131-141, 1997.

Wehrbein H, Feifel H & Diedrich P: Palatal implant anchorage reinforcement of posterior teeth: A prospective study. Am J Orthod Dentofacial Orthop, 116: 678-686, 1999.

Wenntsröm JL, Lindhe J, Sinclair F & Thilander B: Some periodontal tissue reactions to orthodontic tooth movement on monkeys. J Clin Periodontol, 14: 121-129, 1987.

Wenntsröm JL, Stokland BL, Nyman S & Thilander B: Periodontal tissue response to orthodontic movement of teeth with infrabony pockets. Am J Orthod Dentofacial Orthop, 103: 313-319, 1993.

Wennström JL: Mucogingival considerations in orthodontic treatment. Semin Orthod, 2: 46-54, 1999.

Wickwire NA, McNeil MH, Norton LA & Duell RC: The effects of tooth movement upon endodontically treated teeth. Angle Orthod, 44: 235-242, 1974.

Williams S, Melsen B, Agerbaek N & Asboe V: The orthodontic treatment of malocclusion in patients with previous periodontal disease. Br J Othod, 9: 178-184, 1982.

Wingard CE & Bowers GM: The effects on facial bone from facial tipping of incisors in monkeys. J Periodontol, 47: 450-454, 1976.

Wise R & Kramer GM: Predetermination of osseous changes associated with uprighting tipped molars by probing. Int J Periodontics Restorative Dent, 3: 69-81, 1983.

Yeung SCH, Howell S & Fahey P: Oral hygiene program for orthodontic patients. Am J Orthod Dentofacial Orthop, 96: 208-213, 1989.

Zachrisson S & Zachrisson BU: Gingival condition associated with orthodontic treatment. Angle Orhtod, 42: 26-34, 1972.

Zachrisson BU & Alnaes L: Periodontal condition in orthodontically treated and untreated individuals. I. Loss of attachment, gingival pocket depth and clinical crown height. Angle Orthod, 43: 402-411, 1973.

Zachrisson BU & Alnaes L: Periodontal condition in orthodontically treated and untreated individuals. II. Alveolar bone loss: Radiographic findings. Angle Orthod, 44: 48-55, 1974.

Zachrisson BU: Cause and prevention of injuries to teeth and supporting structures during orthodontic treatment. Am J Orthod, 69: 285-300, 1976.

Zachrisson BU: Clinical implications of recent orthodontic-periodontic research findings. Semin Orthod, 2: 4-12, 1996.

Zander HA & Polson AM: Present status of occlusion and occlusal therapy in periondontics. J Periodontol, 48: 540-544, 1977.

Zernik: Maturation and aging of the alveolar bone-orthodontic implications. Dent Clin North Am: 41: 8-15, 1997.

篠倉均, 花田晃治, 柳村光寛, 原耕二: 矯正治療時の歯周組織の変化－矯正, 歯周治療を行った成人の4症例. 日矯歯誌, 46(2): 397-413, 1987.

小野善弘: 成人矯正における歯周病学的配慮. 日本成人矯正歯科学会雑誌, 6: 9-13, 1999.

小野善弘, 畠山善行, 宮本泰和, 松井徳雄: コンセプトをもった予知性の高い歯周外科処置. 東京: クインテッセンス出版, 1999.

歯周矯正
GPがすべき五つの矯正治療
―――――――――――――――――――――――――――――――

2007年8月10日　第1版第1刷発行

著　　　者　　前田 早智子
　　　　　　　まえだ　さちこ

発　行　人　　佐々木　一高

発　行　所　　クインテッセンス出版株式会社
　　　　　　　東京都文京区本郷3丁目2番6号　〒113-0033
　　　　　　　クイントハウスビル　電話(03)5842-2270(代表)
　　　　　　　　　　　　　　　　　(03)5842-2272(営業部)
　　　　　　　　　　　　　　　　　(03)5842-2279(書籍編集部)
　　　　　　　web page address　http://www.quint-j.co.jp/

印刷・製本　　サン美術印刷株式会社
―――――――――――――――――――――――――――――――
©2007　クインテッセンス出版株式会社　　　禁無断転載・複写
Printed in Japan　　　　　　　　落丁本・乱丁本はお取り替えします
　　　　　　　　　　ISBN978-4-87417-969-7　C3047

定価はカバーに表示してあります